阮士怡·主审
张军平·主编

国医大师 阮士怡手稿集

阮士怡，国医大师。通达古今，学贯中西。
悬壶济民，仁德备至。期颐之年，孜孜不辍。
修身育人，一代儒医。

全国名老中医传承系列丛书

U0278565

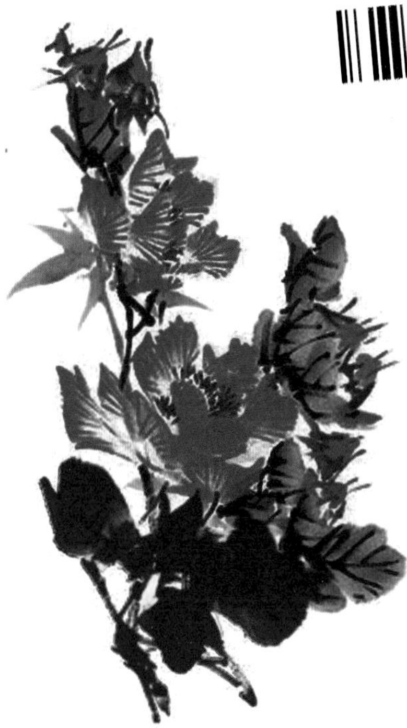

華夏出版社
HUAXIA PUBLISHING HOUSE

《国医大师阮士怡手稿集》
编委会

主　审　阮士怡

主　编　张军平

副主编　谢盈彧

编　委（按姓氏笔画排序）

方子寒　刘　琪　李　明　李渊芳

施　琦　耿晓娟　程　坤

大师风采

阮士怡教授是我国著名中医、中西医结合专家，第二届国医大师，第五批全国老中医药专家学术经验继承工作指导老师，国家中医药管理局第一批传承博士后合作导师，天津市名中医，享受国务院政府特殊津贴。阮士怡教授从事中医、中西医结合内科工作七十余年，至今仍然工作在临床第一线，他是我国现代中医医院的奠基者，是我国中西医结合领域的开拓者，他推动了天津中医、中西医结合学科的分化与发展，创建了天津中医、中西医结合的心血管病学科、老年病学科。

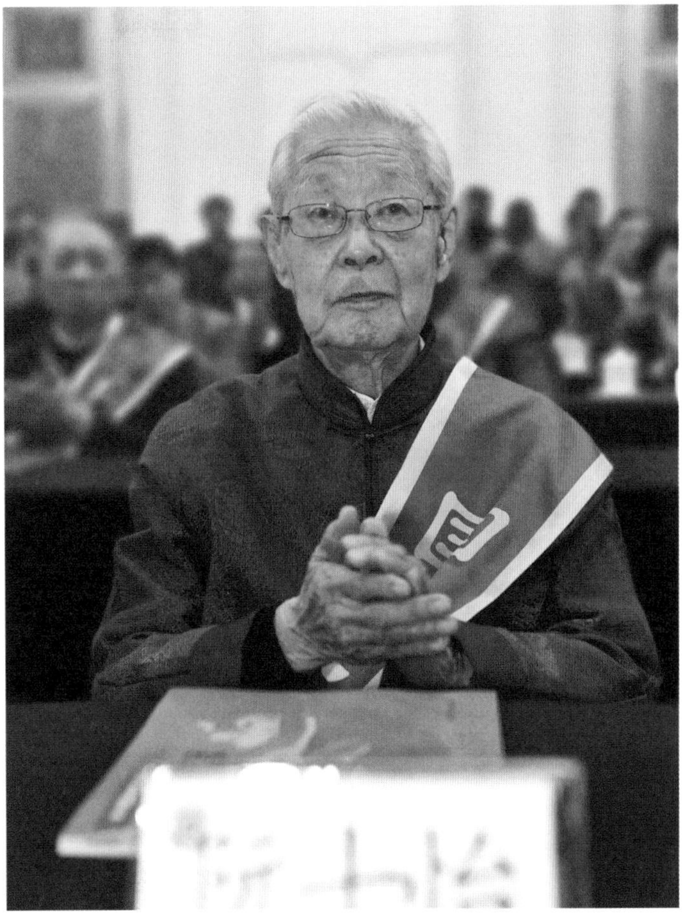

阮士怡教授在人民大会堂出席第二届国医大师表彰大会

阮士怡教授学贯中西，理论联系实际，不仅运用中医辨证论治，也借助现代科学手段穷究病因，审因论治，中西结合，临床疗效显著。他提出“心—脾—肾三脏一体”的整体观，防治心血管及老年内科疾病，采用益气养阴法治疗冠心病，创造性地提出“益肾健脾、软坚散结”法保护血管、干预动脉粥样硬化进程的策略。他带领研究团队，取得一项又一项丰硕成果：①“益气养阴”法方药可有效缓解冠心病心绞痛，清除自由基，拮抗炎症反应，对缺氧损伤的心肌细胞具有明显的保护作用；研发了新药——通脉养心丸，上市30余年，疗效肯定。相关研究成果于1981年荣获天津市科学技术进步二等奖。②从血脂水平、病理形态、炎症反应及氧化应激方面进行观察，探讨了“益肾健脾、软坚散结”法方药保护血管、延缓动脉粥样硬化进程的机理；研制了补肾抗衰片、降脂软脉灵Ⅰ～Ⅳ号、粘滞饮等治疗老年病、心血管疾病的系列方药。相关研究成果先后荣获1991年和2004年天津市科学技术进步二等奖、2005年中华中医药学会科技进步三等奖等。③“软坚涤痰强心”法治疗慢性心力衰竭，疗效肯定，开辟了心衰治疗的新途径。相关研究成果荣获1991年天津市科学技术进步三等奖，推动了中医药治疗慢性心衰的发展。《全国中医药防治慢性心力衰竭指南》采纳了以上研究成果。此外，新生脉散片也获得了“重大新药创制”科技重大专项的支撑——中药新生脉散片治疗心力衰竭（气虚血瘀水停证）临床前研究（编号2010ZX09102-202；资助经费230.00万元）。

阮士怡教授始终恪守严谨的从医治学精神，重视人才的培养与传承工作，奉行“将毕生之所学授予好学求知之才”的理念及“学术放任、鼓励实践”的教学方式，授业解惑。他因材施教，传承有道，倡导学术自由并鼓励技术创新。

阮士怡教授虽已进入期颐之年，但仍笔耕不辍，先后在《中老年时报》《开卷有益·求医问药》《家庭中医药》等刊物上发表科普文章，传授了疾病预防的具体方法，使中医“治未病”的理念深入人心。

七十余年来，阮士怡教授编撰、出版学术专著5部，发表学术论文34篇，科普文章65篇；先后获得省部级科学技术进步二等奖3次、三等奖5次，市卫生局医学科技进步一等奖3次；研制中药制剂8种、上市品种1种，惠及了广大患者，创造了巨大的社会效益。

回首百年，岁月如歌。阮士怡教授半世心系岐黄，一生济世为民，终成一代国医大师，深受广大患者及同道后学的尊敬与爱戴。他医术精湛，医德高尚，宅心仁厚，宁静致远。虽已百岁高龄，依旧思路清晰，睿智过人，临证不辍，著书立说，教书育人，无时无刻不竭尽所能为中医药事业的传承、发展、创新发挥着自己的余热。

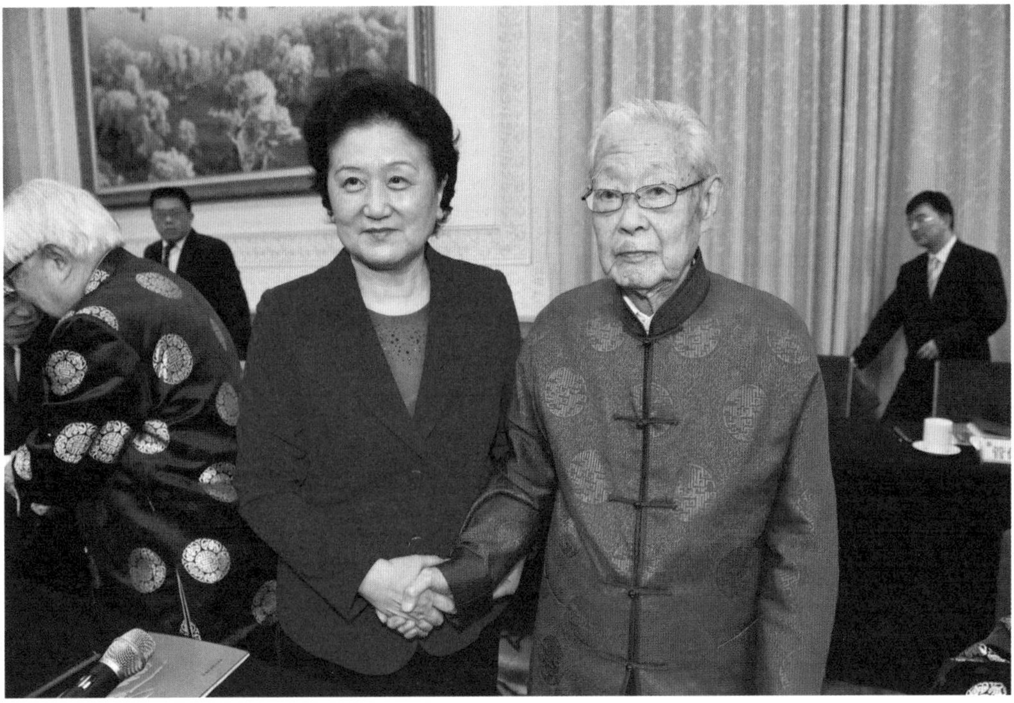

刘延东副总理亲切会见阮士怡教授

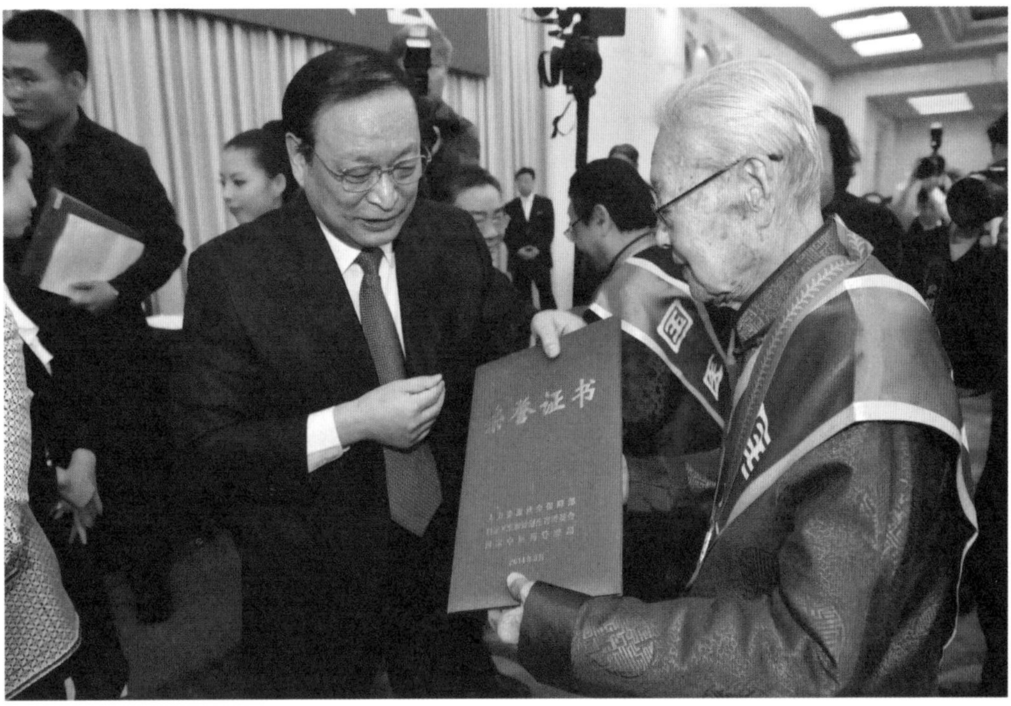

王国强局长为阮士怡教授颁发证书

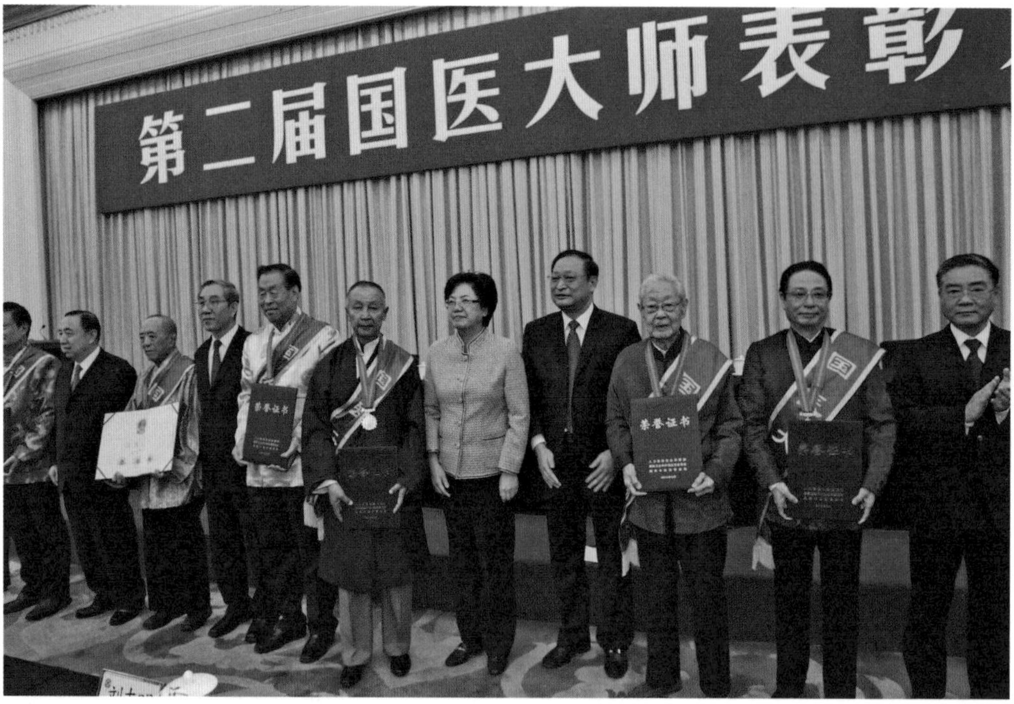

阮士怡教授在人民大会堂获国医大师表彰（右三）

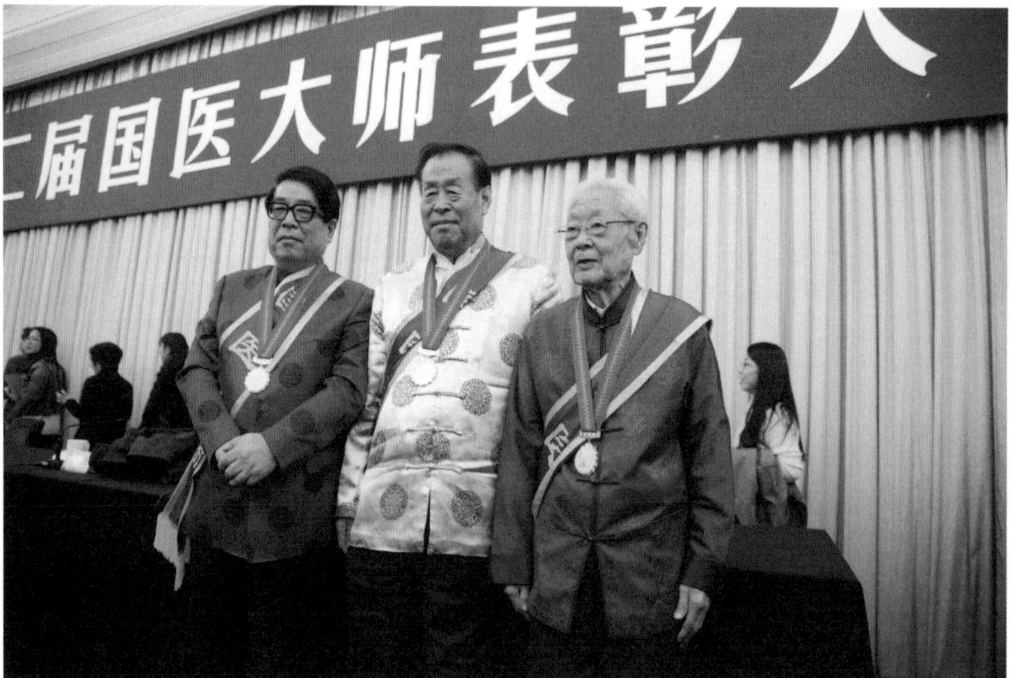

第二届国医大师天津专家合影（右一）

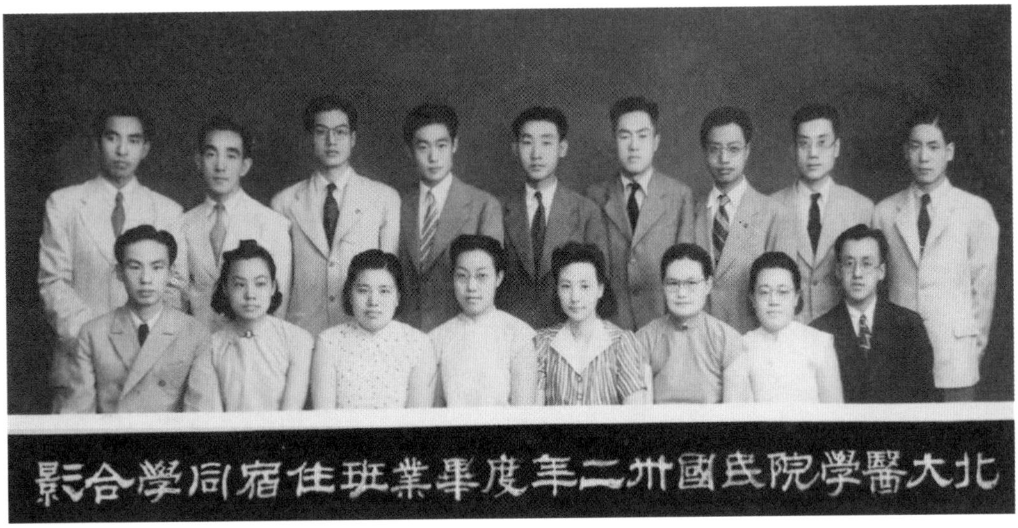

北大医学院民国三十二年度毕业班住宿同学合影（后排左四）

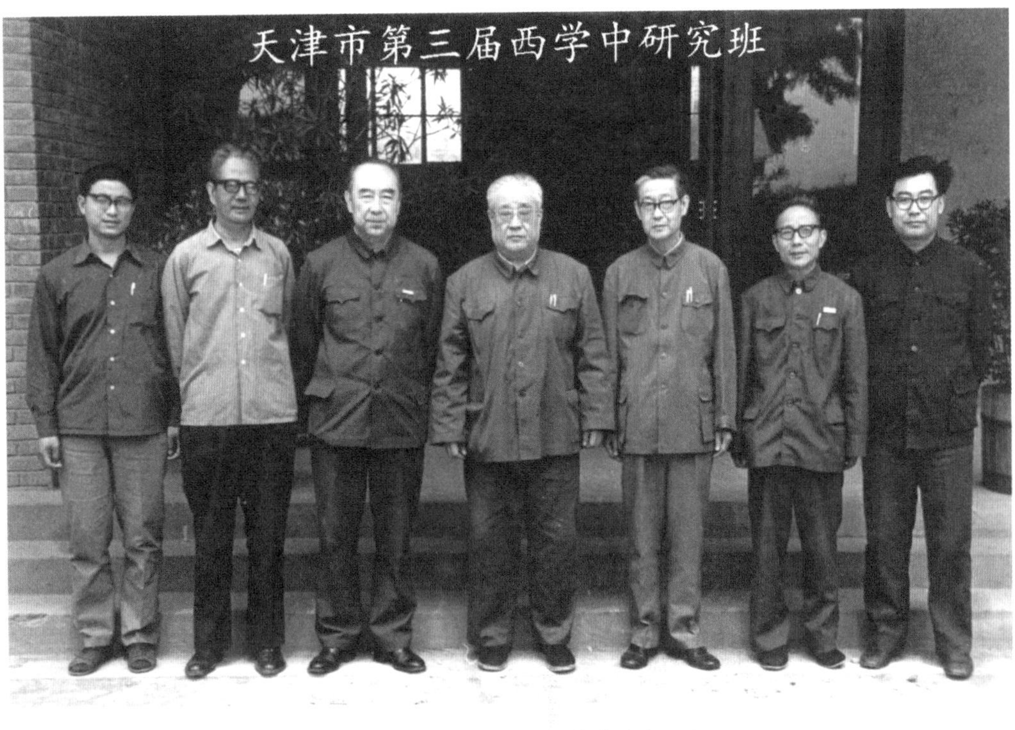

天津市第三届西学中研究班（右三）

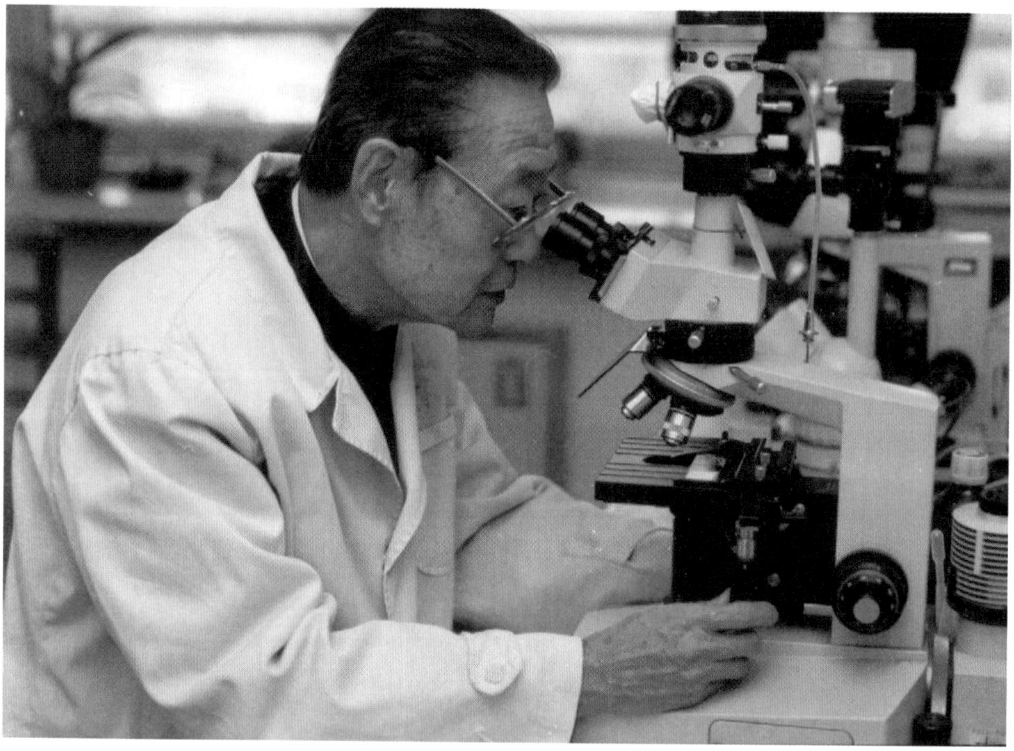

阮士怡教授在实验室

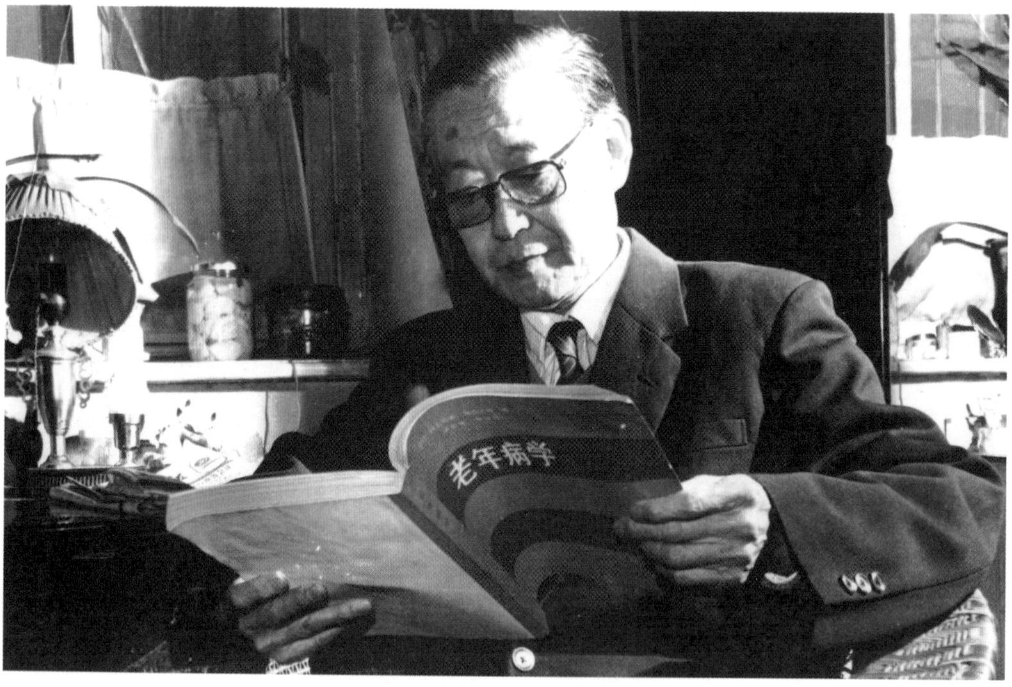

阮士怡教授研读《老年病学》

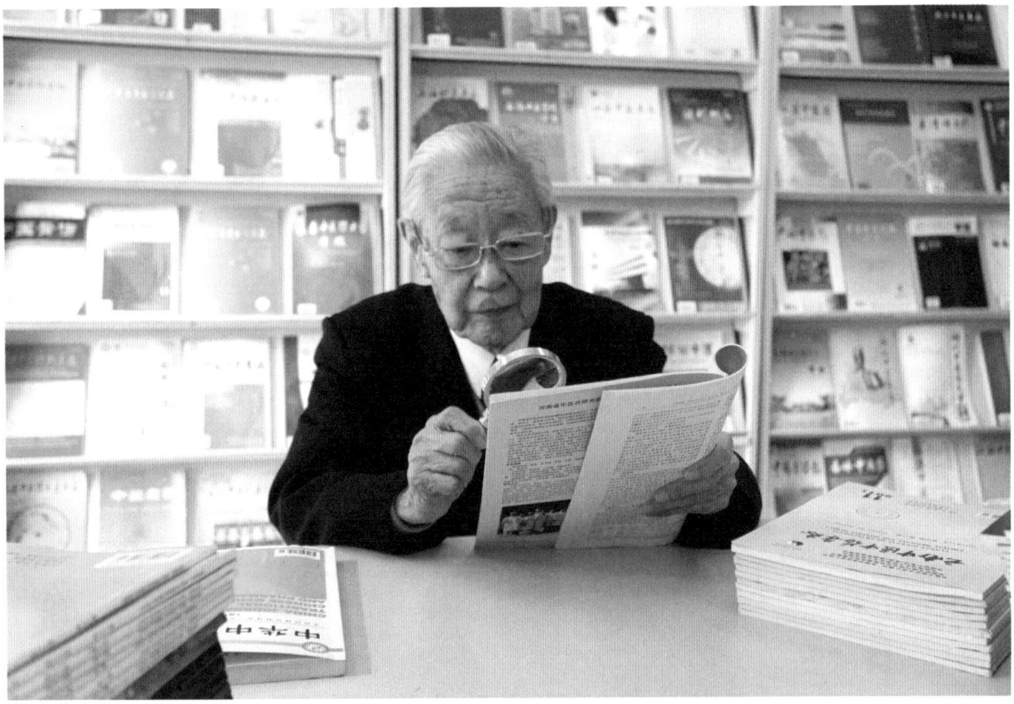

阮士怡教授在医院期刊阅览室翻阅医学期刊

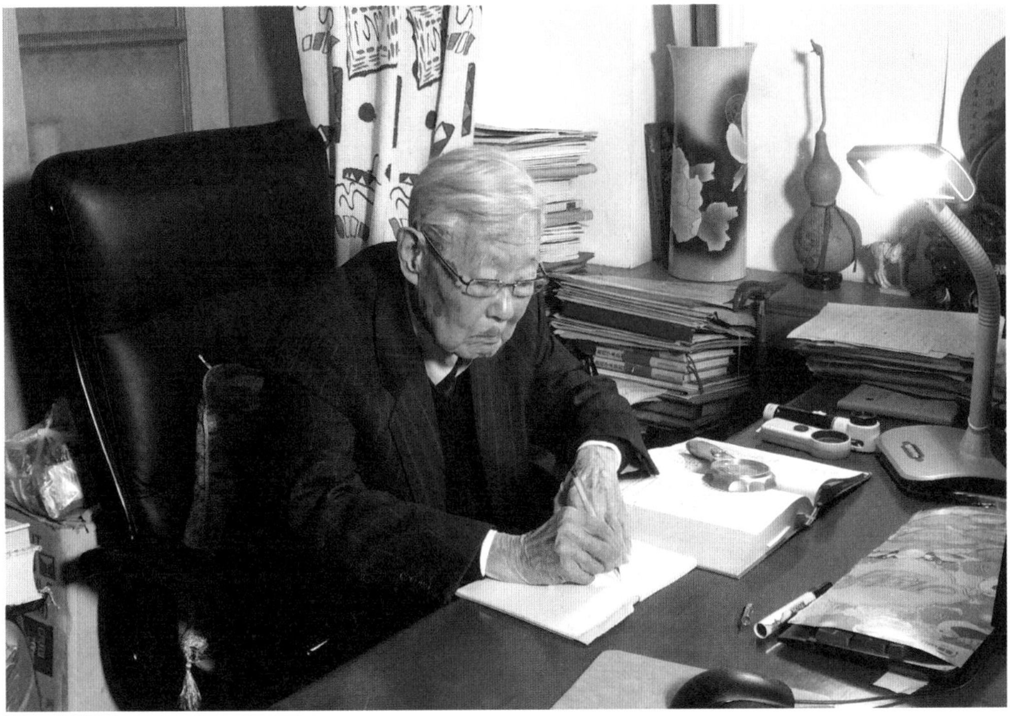

阮士怡教授晚年在家撰写中医药学术文章

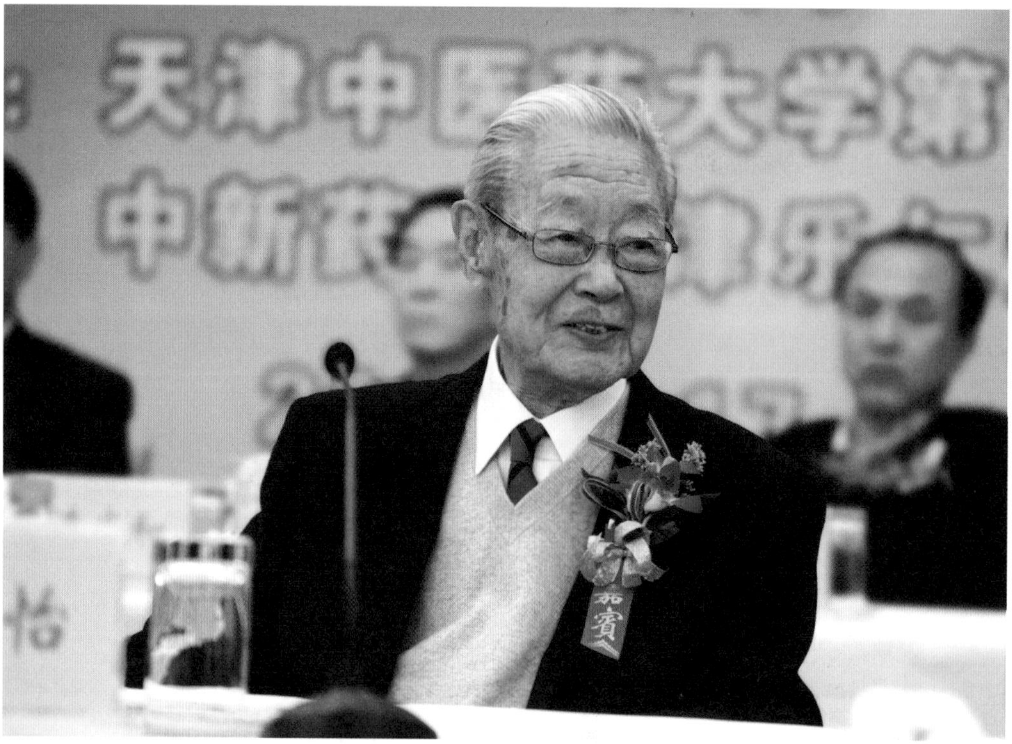

阮士怡教授九十五岁寿辰暨学术思想研讨会

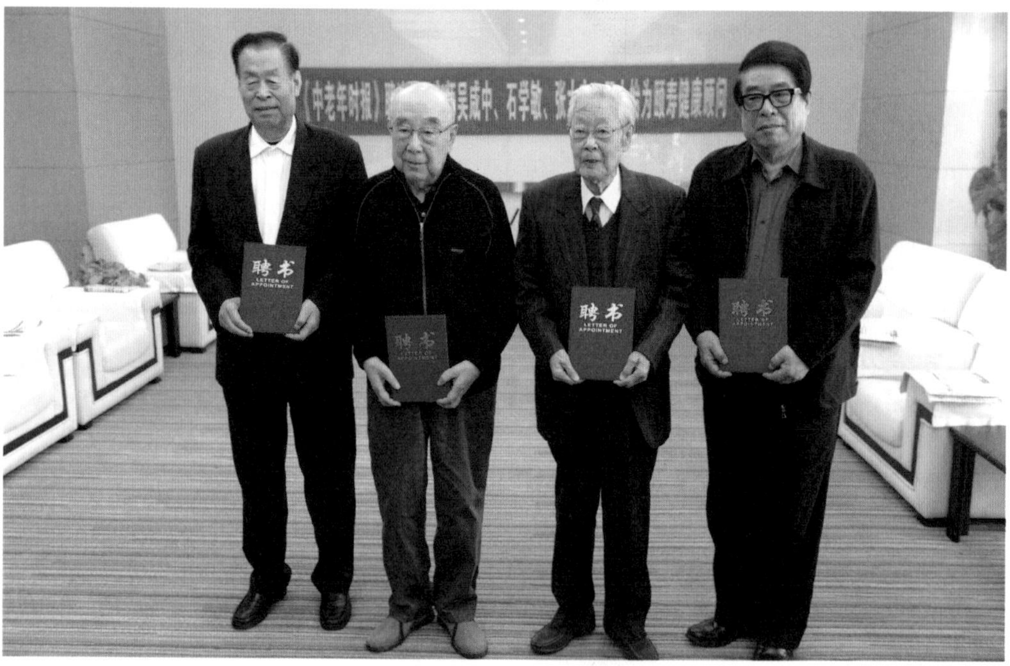

《中老年时报》特聘国医大师为颐寿健康顾问（右二）

弁　言

新千年之后，文稿、书稿便多是电脑的方块字，再以后又多是清一色的“电子版”，已难见手稿。偶尔见之，深觉新鲜。信息化时代创造了文化传播的新业态，催生了文化传播的新样式，但同时也“取代”了传统文化的固有样式！诚然，打印稿规范、整洁，看起来很“悦目”，但总觉得不如读手稿那样“赏心”。打印稿虽然文意一览无遗，可读起来总有一种“纸上得来”的感觉。读手稿则不然，能隐隐脉察作者的手温，特别是经作者初创、增删、勾画涂抹过的手稿，值得赏味的地方就更多了：能看出思路方向的变异、文脉走向的改迁、遣词造句的润饰以及对作品意境的提高，甚至从字迹书写的变化，可以窥视到作者心境的平和或浮躁，体验到年代的变迁。总之，有种“躬行践履”后的快意，不仅品出了文字外的天空，而且感受到那段无比真实又生动的历史，滋补了心灵。如是这般，于消失了的时空中，怀念也成相见，岂不悦乎！

手稿如旱地良田，似荒漠绿洲，随着信息时代的风沙，已渐离我们远去。见信如晤，字如其人，品读一份真实的手稿，就像鸿雁带去的思念，如轻歌抚慰着流年。物以稀为贵，珍物更以鲜为昂。先人的手泽，是给后人的最佳纪念物。对作者而言，那些具有特别意义的、带有纪念意义的文字手稿，更为牵心。于你我心中，亦定格成流年。

如今多数医院已采用电子处方，即使能见到手写处方，也并非名老中医亲自所为，大多是学生所抄写，因此，名老中医的手稿真迹成了古董，作为研究他们行医轨迹的第一手信物，弥足珍贵。

本手稿集旨在记录与回顾，留存与传承。国医大师阮士怡教授淡泊名利，德高望重，现已进入期颐之年，但精神矍铄，貌有壮容。从医七十六载，经历多少年的磨练与世俗的试探，阮士怡教授终是保持着如初的纯朴与直率，时刻心系百姓苍生及中医药事业的传承、创新和发展，终成社会公认的国医大师。值此阮士怡教授百岁华诞之际，学生及弟子们整理阮士怡教授七十六年来岐黄生涯中有关求学、临床、科研、教学的手稿，摘取、编纂成册，以弘扬和传承阮士怡教授勤求古训、博采众方的寻医之道，谦卑和善的行医之风，精湛严谨的科研精神，润物无声的授业态度和时刻心系百姓、普惠民众的大爱之德。

不忘初心，文以载道。

张军平

于国医大师阮士怡工作室

2017 年 12 月

出版说明

应编者之意，本书尽可能以原貌呈现阮教授的手稿内容。编辑过程中，保留了旧时阮教授对手稿的修改痕迹，以求还原其在求学、临床及科研工作中的种种思维过程。个别内容已在文中给予注释交代。在此，再对书中一些特殊情况做统一说明，具体如下：

1. 文中基本按照阮教授手稿中的符号加以标注。比如，第 179 ~181 页的几处下划线，第 184 页图 1–16 中的箭头，第 190 页、221 页等多处删除线等。

2. 由于所选的部分手稿为节选内容，一些标题前后无法序贯，仅遵照手稿原文次序整理，有的序号标注方式亦是尊重阮教授书写习惯而为。比如，第 180 页图 1–6 中以“甲”字为序号；第 181 页图 1–7 的文章标题“15. 惊悸、怔忡”即为节选内容，无前后文相呼应；第 201 页图 2–29，第 213 ~ 214 页图 3–1、3–2，以及第 228 页图 3–41（包括图 a、b 和 c）等多处标题仍保留阮教授手稿中的样式。

3. 因年代久远，及对手稿中部分笔迹的辨识难免存疑，部分语句和一些涉及时间的记录，其不够详尽之处已难以考证；尚有个别数据记录抑或有不妥之处。比如，第 196 页表 2–1 中个别实验室检查数据，第 218 页图 3–12 中部分内容和数据。

文中其他相类似内容，在此不一一赘述。

以上情况，敬请读者知悉，以免阅读中出现困惑与误会。

目　录

附 录

后 记

第一篇

学问无遗力，少壮工夫老始成

阮士怡教授生于医学世家，幼承庭训。自考入医学院起，学习更是成为他生活中不可缺少的一部分。他的学医经历可大致分为两个阶段：

一、理论积淀。1940 ~ 1946 年在北京大学学习西医，1964 年于天津“第三期西医离职学习中医班”学习中医。

二、实践升华。从事医疗活动过程中，不断学习完善自身医学知识。

阮士怡教授在学习过程中，注重看、读，更注重整理笔记。在信息技术尚不发达的年代，他通过手写的方式记录了自己的习医过程，其形式有抄写、批注、总结，以及感悟。每一张纸都透露出阮士怡教授学习时认真的态度，每一行字都蕴含着他对中医事业的热爱。

第一章　勤学苦练，博汲医源

阮士怡于 1939 年考入北京大学工学院。正当他专心攻读工学专业时，日军发动全面侵华战争。彼时，阮士怡经常反思 ：“国难之时如无强健体魄，何以御外侮强敌？”于是，为求施展强国健体的抱负，他毅然放弃了工学专业，并于次年以优异的成绩考入了北京大学医学院。本科毕业后，在日籍教授畑邦吉指导下继续攻读研究生两年。在此期间，他不仅系统学习了西医知识，而且建立了科研思维，为日后进行中医药科学研究打下了坚实的基础。

新中国刚刚成立时，民众贫病交加、健康状况较差。中医从业者较多，具有人员优势，而西医有防治传染病、地方病等技术优势。只有中、西医团结协作，才能迅速改善当时的医疗条件和卫生状况。

1950 年，在新中国成立后召开的首届全国卫生大会上，“团结中西医”被确立为卫生工作三大方针之一。

1954 年，毛泽东主席强调 ：“今后最重要的是首先要西医学习中医，而不是中医学西医。”同年 10 月 20 日，《人民日报》发表题为《贯彻对待中医的正确政策》的社论，认为 ：“号召和组织西医学习研究中医的必要性是毋庸置疑的。”11 月 23 日，中共中央在批转中央文委党组《关于改进中医工作问题的报告》中提出 ：“当前最重要的事情，就是要大力号召和组织西医学习中医，鼓励那些具有现代科学知识的西医，采取适当的态度同中医合作，向中医学习，整理祖国的医学遗产。”

1955 年，卫生部举办了第一期全国性的西医离职学习中医班（下称“西学中”班）。同年 9 月 25 日，原卫生部呈递《关于西医学中医离职班情况成绩和经验给中央的报告》，称学员们“逐步对中医发生兴趣，觉得越学越有内容。特别经过他们亲手以中医的学术治好了不少病人，他们亲身体会到，用中医学术治病，确有较高疗效。“毛泽东主席批示 ：“此件很好”，并说 ：“中国医药学是一个伟大的宝库，应当努力发掘，加以提高。”

此后，全国有计划地举办“西学中”班一直持续到 1976 年左右，各种脱产或不脱产的“西学中”班俨然成为这个时期中医学界的盛事。

就是在这种背景下，1964 年，阮士怡在天津参加了“第三期西医离职学习中医班”。在此期间，他系统学习了祖国医学史、中医基础理论、中医诊断学、中药学、方剂学、针灸学等中医基础知识，及中医内科学、中医儿科学、中医妇科学等中医临床知识；同时系统学习了《黄帝内经》《伤寒杂病论》《金匮要略》《温病条辨》四部中医经典。

当时在北京大学医学院授课的除了中文老师外，还有日本和德国的医学授课老师。为学习之便，阮士怡当时也学习了日语和德语。如今，百岁高龄的阮教授仍保留着部分求学期间使用的教学参考资料和学习笔记。

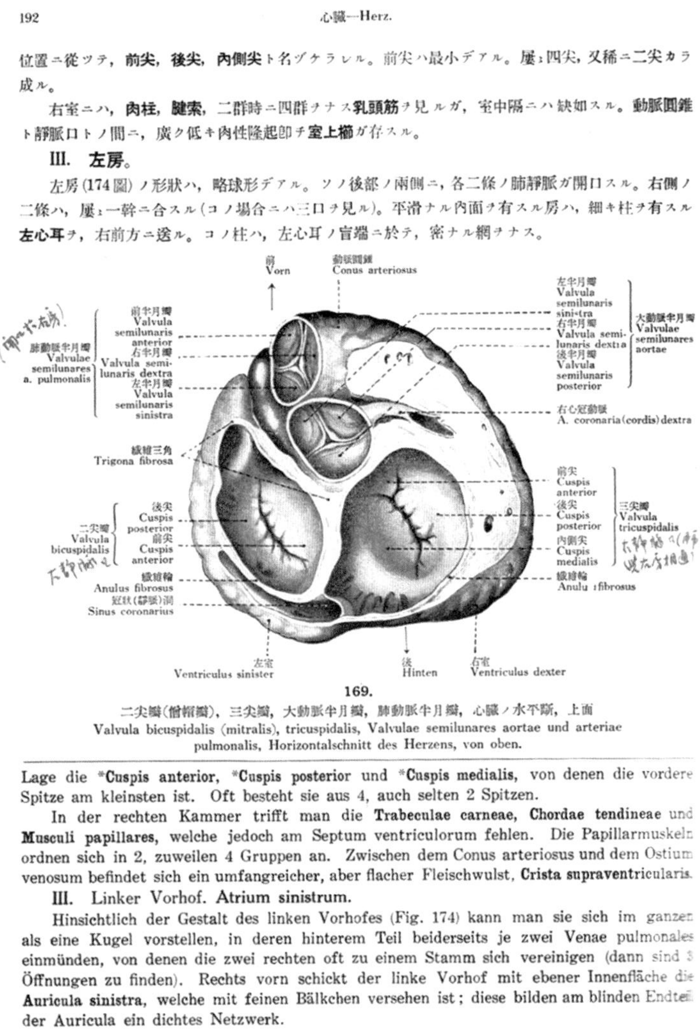

192　　心臟—Herz.

位置ニ從ツテ，**前尖，後尖，內側尖**ト名ヅケラレル。前尖ハ最小デアル。屢ミ四尖，又稀ニ二尖カラ成ル。

右室ニハ，**肉柱，腱索**，二群時ニ四群ヲナス**乳頭筋**ヲ見ルガ，室中隔ニハ缺如スル。**動脈圓錐**ト靜脈口トノ間ニ，廣ク低キ肉性隆起卽チ**室上櫛**ガ存スル。

III. 左房。

左房(174圖)ノ形狀ハ，略球形デアル。ソノ後部ノ兩側ニ，各二條ノ肺靜脈ガ開口スル。右側ノ二條ハ，屢ミ一幹ニ合スル(コノ場合ニハ三口ヲ見ル)。平滑ナル內面ヲ有スル房ハ，細キ柱ヲ有スル**左心耳**ヲ，右前方ニ送ル。コノ柱ハ，左心耳ノ盲端ニ於テ，密ナル網ヲナス。

169.

二尖瓣(僧帽瓣)，三尖瓣，大動脈半月瓣，肺動脈半月瓣，心臟ノ水平斷，上面

Valvula bicuspidalis (mitralis), tricuspidalis, Valvulae semilunares aortae und arteriae pulmonalis, Horizontalschnitt des Herzens, von oben.

Lage die ***Cuspis anterior**, ***Cuspis posterior** und ***Cuspis medialis**, von denen die vordere Spitze am kleinsten ist. Oft besteht sie aus 4, auch selten 2 Spitzen.

In der rechten Kammer trifft man die **Trabeculae carneae, Chordae tendineae** und **Musculi papillares**, welche jedoch am Septum ventriculorum fehlen. Die Papillarmuskeln ordnen sich in 2, zuweilen 4 Gruppen an. Zwischen dem Conus arteriosus und dem Ostium venosum befindet sich ein umfangreicher, aber flacher Fleischwulst, **Crista supraventricularis**.

III. Linker Vorhof. **Atrium sinistrum.**

Hinsichtlich der Gestalt des linken Vorhofes (Fig. 174) kann man sie sich im ganzen als eine Kugel vorstellen, in deren hinterem Teil beiderseits je zwei Venae pulmonales einmünden, von denen die zwei rechten oft zu einem Stamm sich vereinigen (dann sind 3 Öffnungen zu finden). Rechts vorn schickt der linke Vorhof mit ebener Innenfläche die **Auricula sinistra**, welche mit feinen Bälkchen versehen ist; diese bilden am blinden Endteil der Auricula ein dichtes Netzwerk.

图 1-1　阮士怡教授在 1943 年使用的解剖图谱，红色笔迹为其所做的批注

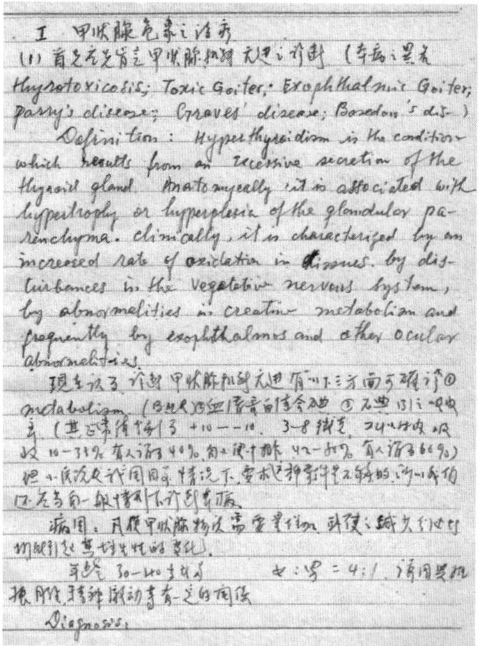

图 1-2 “甲状腺危象之治疗”笔记（之一）

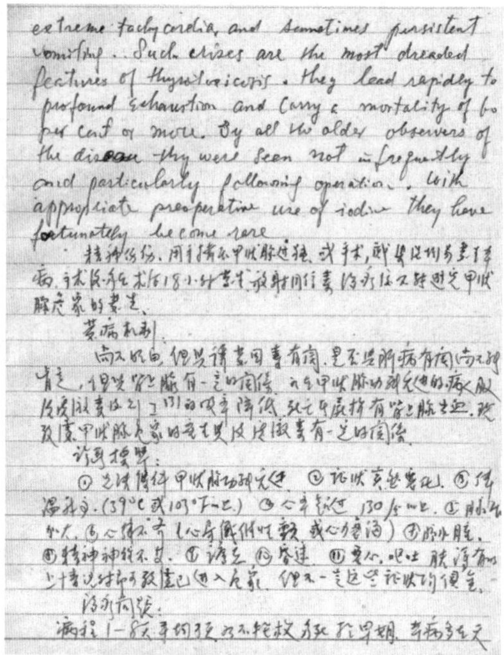

图 1-3 “甲状腺危象之治疗”笔记（之二）

在学习过程中，阮教授大都采用中英文双语记录医学笔记，以便掌握得全面而深入。正是由于在学医伊始建立了扎实的知识基础，阮教授才能在今后中西医结合临床及科研工作中，不断有创新灵感迸发，并运用到临床实践之中。

在此后“西学中”的过程中，阮教授记录了每门课程的笔记并保存至今，包括中医基础、中医诊断、中药学、方剂学、针灸学、中医内科学、中医妇科学、中医儿科学、中医外科学和中医四部经典等。

在学习经典时，阮教授对《黄帝内经》《伤寒论》《金匮要略》《温病学》均做了细致认真的摘抄与总结。

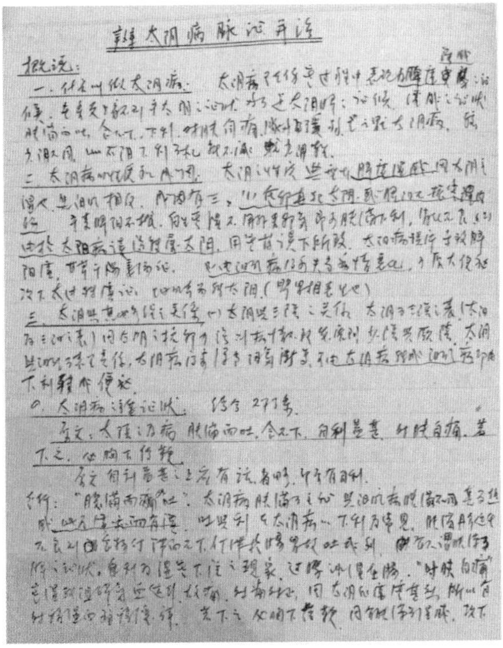

图 1–4 《伤寒论》“辨太阳病脉证并治”概述内容

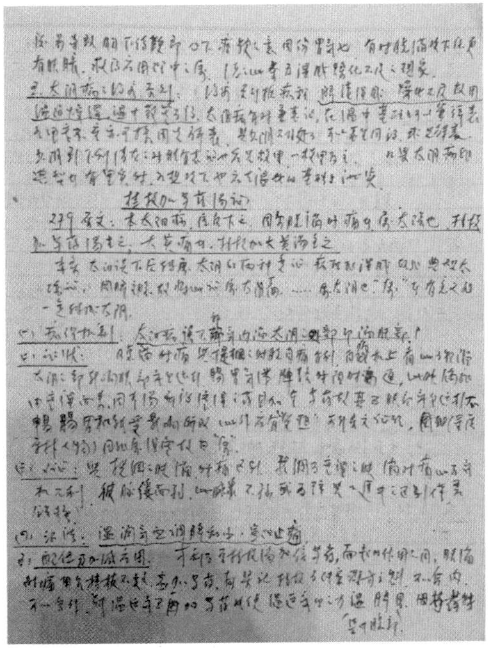

图 1–5 《伤寒论》“桂枝加芍药汤证”原文和注释

图 1–4 为《伤寒论》“辨太阳病脉证并治”概述内容；图 1–5 为《伤寒论》第 279 条“桂枝加芍药汤证”原文和注释，并对桂枝加芍药汤配伍及加减应用都做了详细记录。

图 1–6 为对《金匮要略》“惊悸吐衄下血胸满之血病脉证治第十六”的记录。

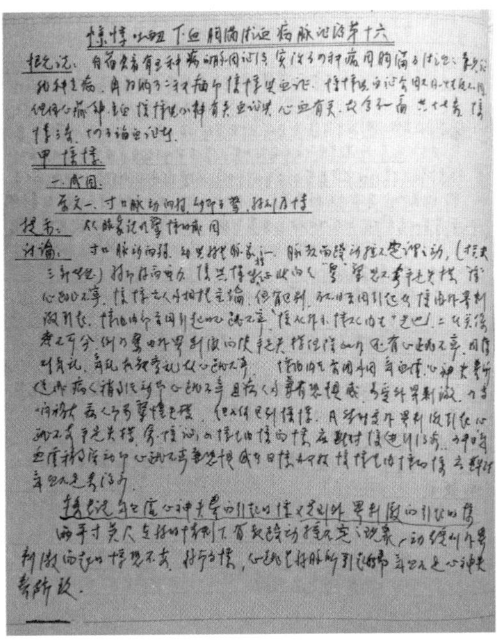

图 1–6 《金匮要略》“惊悸吐衄下血胸满之血病脉证治第十六”的记录

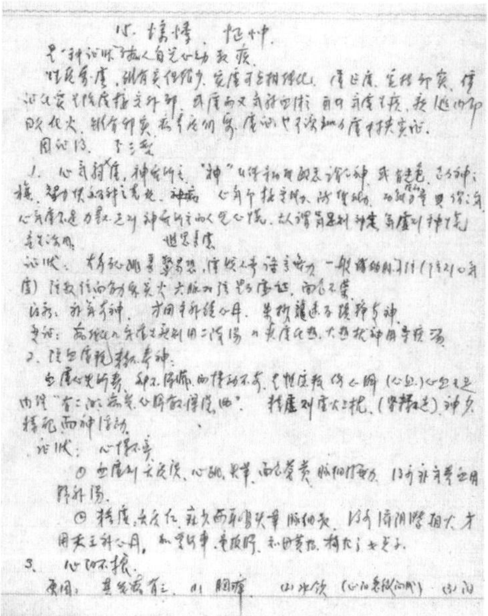

图 1–7 “惊悸、怔忡”部分笔记（之一）

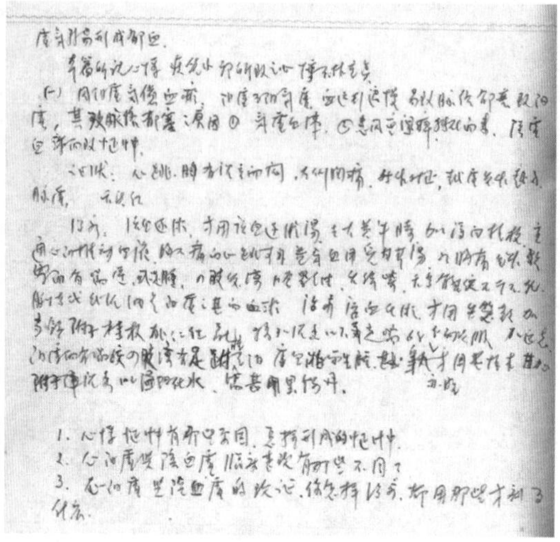

图 1–8 “惊悸、怔忡”部分笔记（之二）

阮教授接受过系统的西医学教育，并拥有十几年的西医临床工作经验，这为其学习中医打下了坚实的医学基础。在学习中医内科学时，他详细地记录了每一个中医疾病的病因病机及辨证论治，对所学内容提出问题，对其是否能解决临床问题及如何解决临床问题进行思考。图 1–7 和 1–8 为中医内科学有关惊悸、怔忡的笔记，记录了惊悸和怔忡的概念、病因病机、辨证论治等内容，并记录了阮教授学习该病时所思考的问题。

阮教授深知学习中医必定要阅读大量的中医古籍，方能领悟中医的博大精深、微言大义。为此，他在“西学中”的过程中，除了在课堂上系统地学习中医知识外，还阅读了大量的中医古籍。“学而不思则罔”，阅读的同时，他也不辍思考，并对古籍内容做了大量批注。

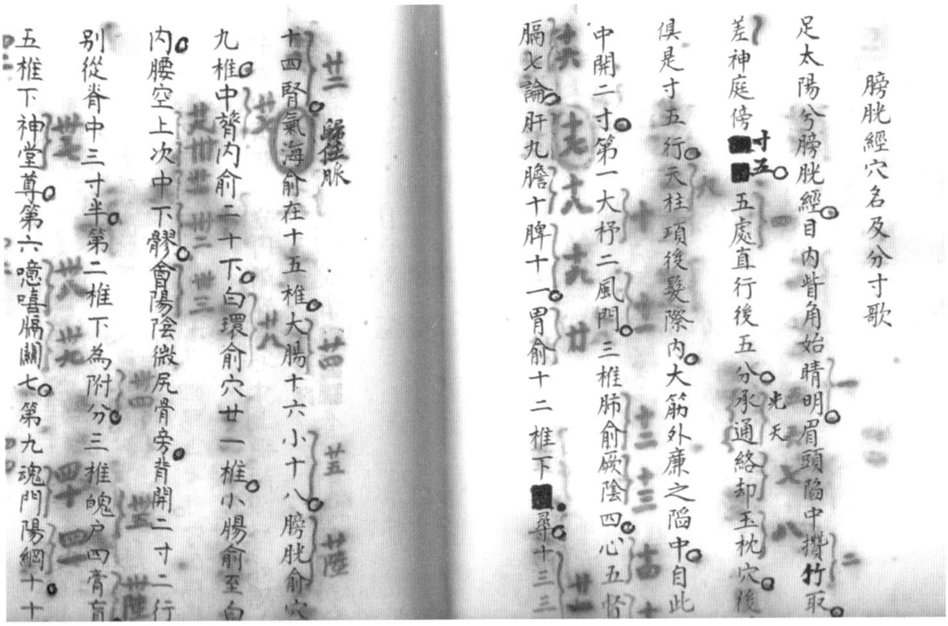

图 1–9

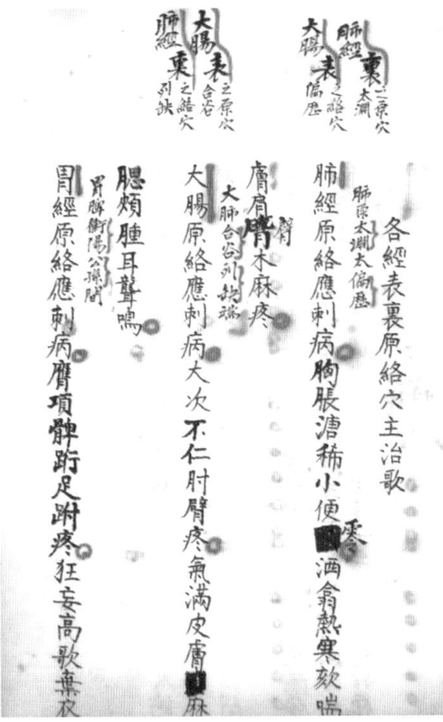

图 1–10

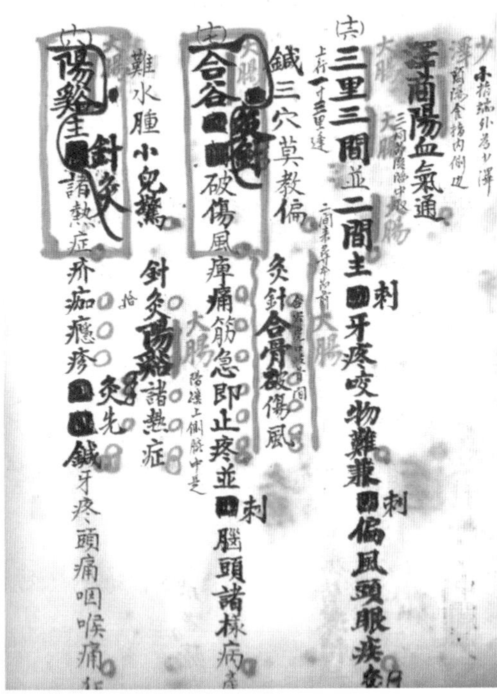

图 1–11

图 1–9、1–10 和 1–11 为阮教授阅读《经验良方 · 卷四 · 脉学经络穴名行针》时，对原文内容所做的批注。

第二章　手札题笺，碎玉片金

在系统学习西医理论及中医知识的基础上，阮士怡教授在临床工作中仍注重不断学习，通过阅读书籍、查阅文献，以充实自己的医学知识，掌握医学发展新动态。此阶段阮教授的学习手稿主要以知识卡片、阅读笔记的形式呈现，所涉及的内容较广。

学习卡片

阮士怡教授将学习的内容整理成手掌大小的卡片，既方便记忆，也方便查阅。

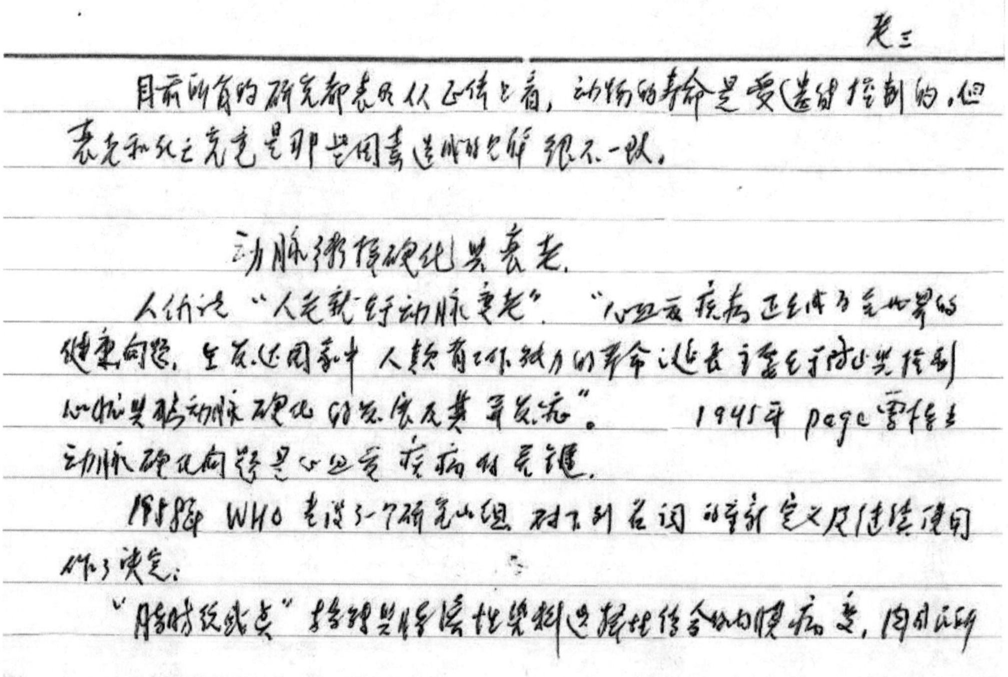

老三

目前所有的研究都表明从遗传上看，动物的寿命是受遗传控制的，但衰老和死亡究竟是那些因素造成的也解释很不一致。

动脉粥样硬化与衰老。

人们说"人老就是动脉老"。"心血管疾病正在成为全世界的健康问题，生活在西方国家中人类有工作能力的寿命没有多长主要是由于心血管疾病动脉硬化的发展及其并发症"。1945年page曾经说动脉硬化问题是心血管疾病的关键。

1958年WHO专设了一个研究小组，对下列名词的定义及继续使用作了决定：

"脂肪纹或点"指的是脂肪性物料总括地结合的病变，内膜的

图 1-12　阮教授研究"动脉粥样硬化与衰老"的部分笔记（之一）

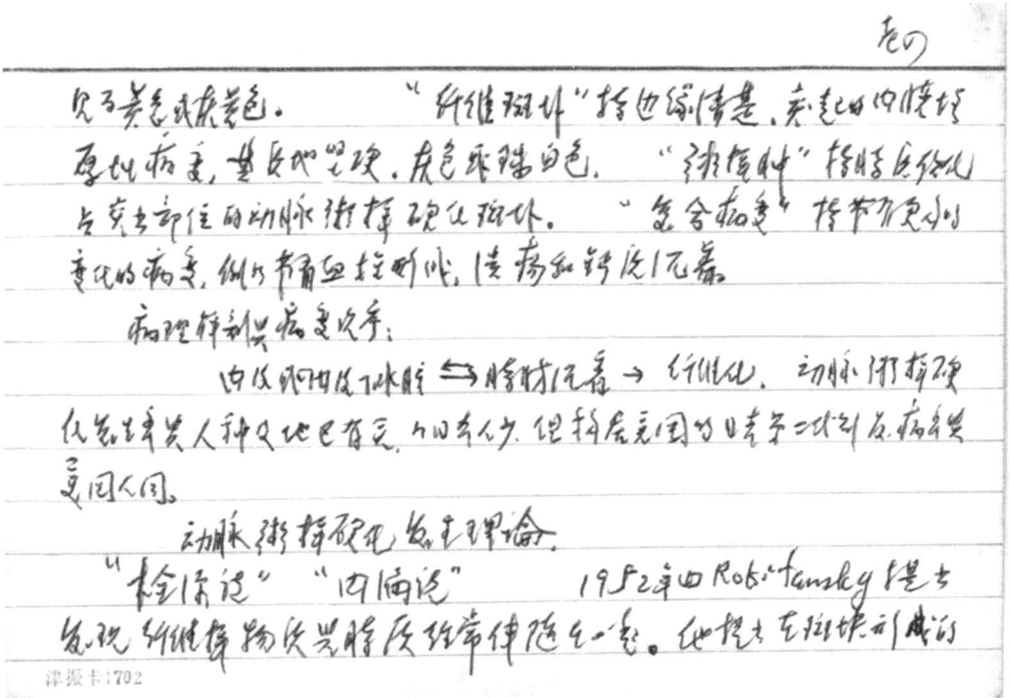

图 1–13　阮教授研究“动脉粥样硬化与衰老”的部分笔记（之二）

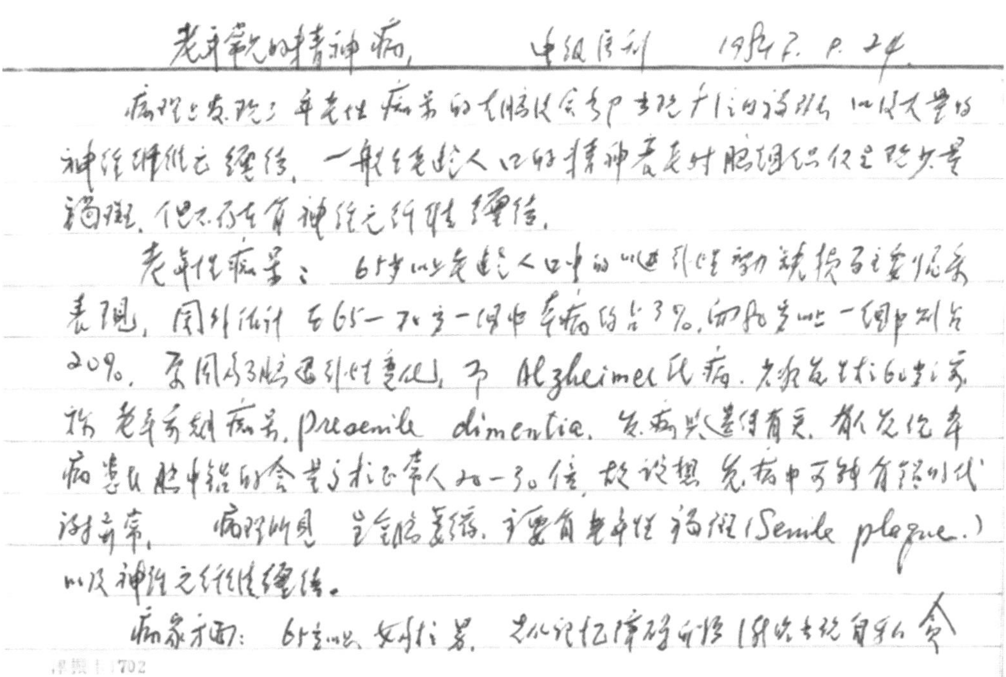

图 1–14　阮教授研究“老年常见的精神病”的部分笔记（之一）

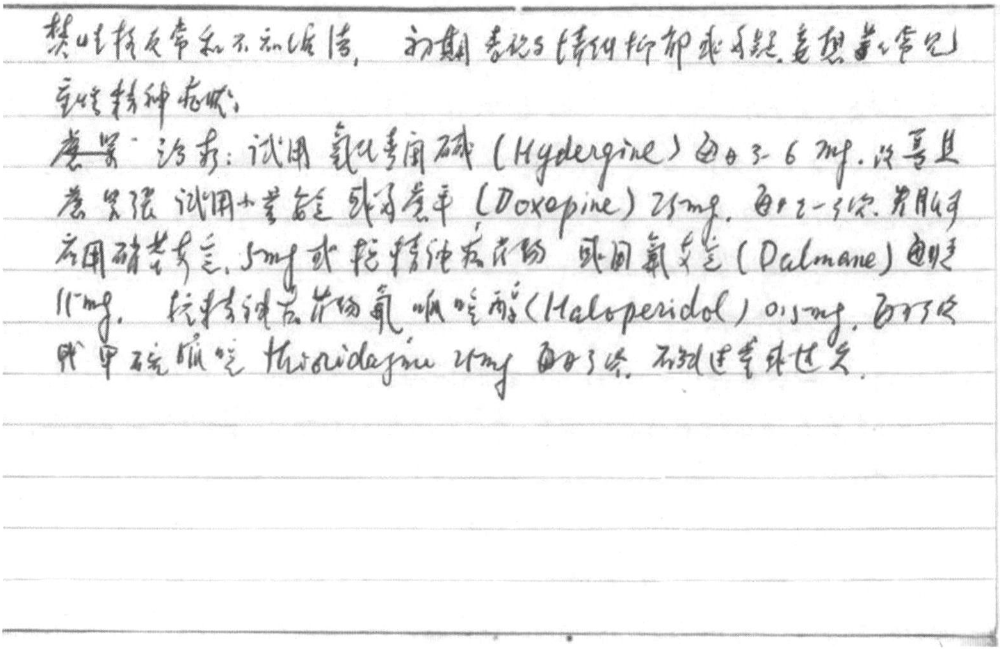

禁止接受常和不知所措，初期表现情绪抑郁或多疑，妄想者，常见变性精神病。

老年治疗：试用氢化麦角碱（Hydergine）每日3-6mg，治焦虑抑郁症试用抗焦虑或多虑平（Doxepine）25mg，每日2-3次。失眠时应用硝基安定5mg或抗精神病药物，或用氟安定（Dalmane）每晚15mg。抗精神病药物氟哌啶醇（Haloperidol）0.5mg，每日3次，或甲硫哒嗪 thioridazine 25mg 每日3次，不到达效果为止。

图 1–15 阮教授研究“老年常见的精神病”的部分笔记（之二）

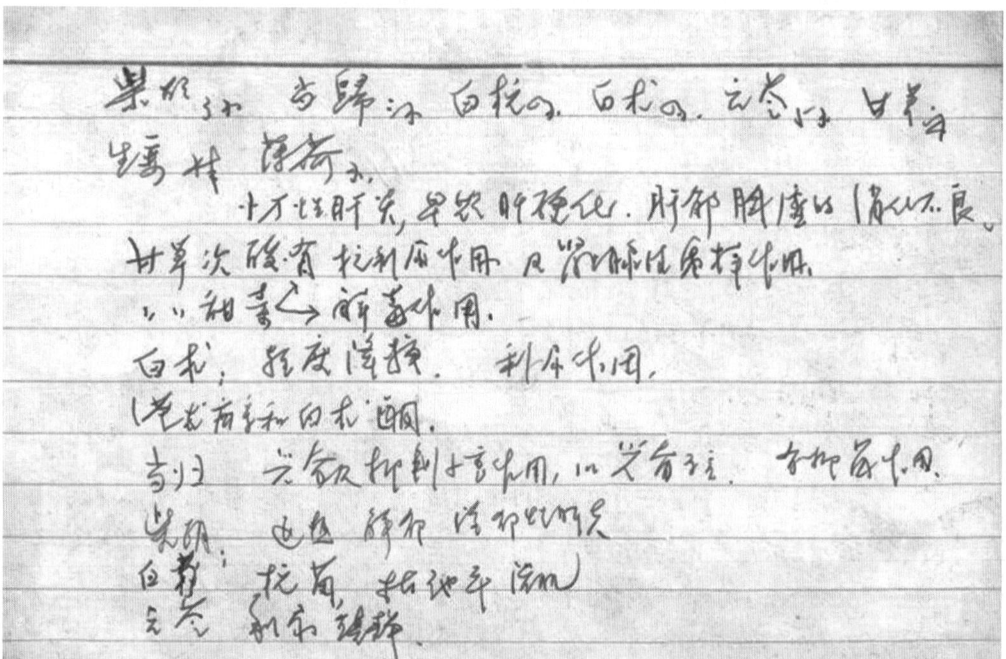

柴胡3钱 当归3钱 白芍3钱 白术3钱 云苓4钱 甘草4钱

生姜 样 薄荷3钱

慢性肝炎，早期肝硬化，肝郁脾虚的情况良。

甘草次酸有抗利尿作用，及肾上腺皮质样作用。

〃〃 甜素→解毒作用。

白术：健脾燥湿，利尿作用。

（苍术有类似白术作用）

当归：兴奋抑制子宫作用，以兴奋为主，有抗菌作用。

柴胡：退热，解郁，治疗胁肋痛。

白芍：抗菌，缓和平滑肌

云苓：利尿，镇静。

图 1–16 阮教授总结的治疗慢性肝炎方

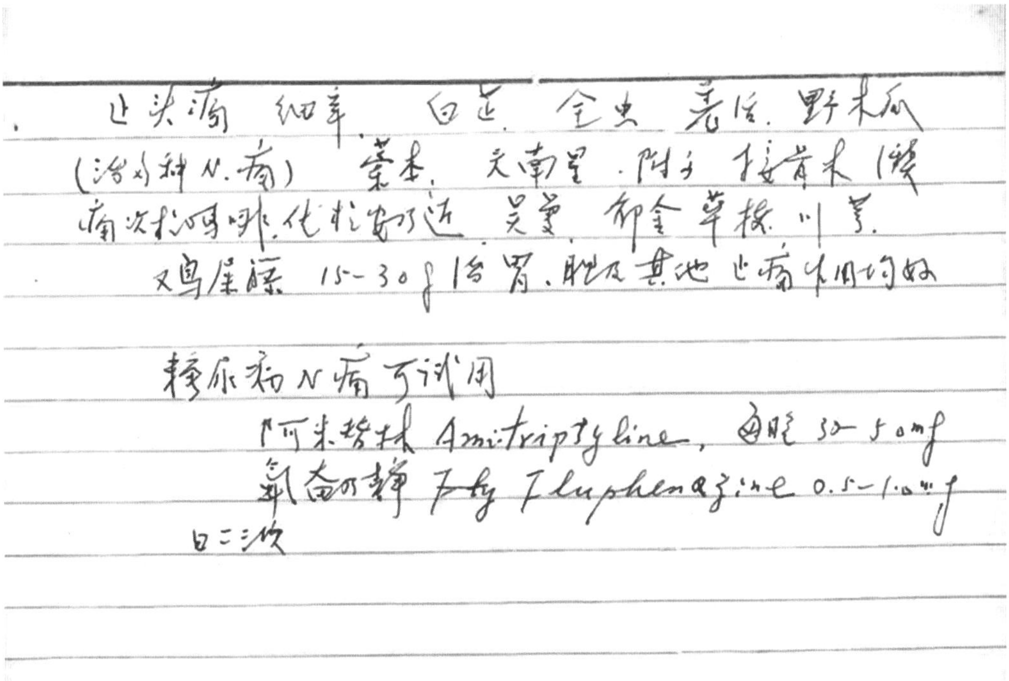

图 1–17　阮教授记录的治疗疼痛的药物

图 1–12 和 1–13，是阮教授学习及研究动脉粥样硬化与衰老的关系时记录的笔记；图 1–14 和 1–15，是阮教授研习老年性精神病时，对疾病的临床表现和治疗等内容的系统总结；图 1–16，是阮教授在回顾中药学和方剂学时总结的治疗慢性肝炎方；图 1–17，是阮教授记录的治疗各类疼痛的药物。

折纸笔记

阮教授将较为系统的学习内容整理成“折纸笔记”，有利于知识的整理和记忆，还方便查阅。其中，既有“中风”“肺癌”“食道癌”“肝癌”“昏迷”“心律失常”“动脉粥样硬化”等疾病研究进展的内容，也有“金匮方解”“伤寒方解”“温病方解”等经典方剂的学习内容。图 1–18 和 1–19，展示了阮教授保存的部分折纸笔记。

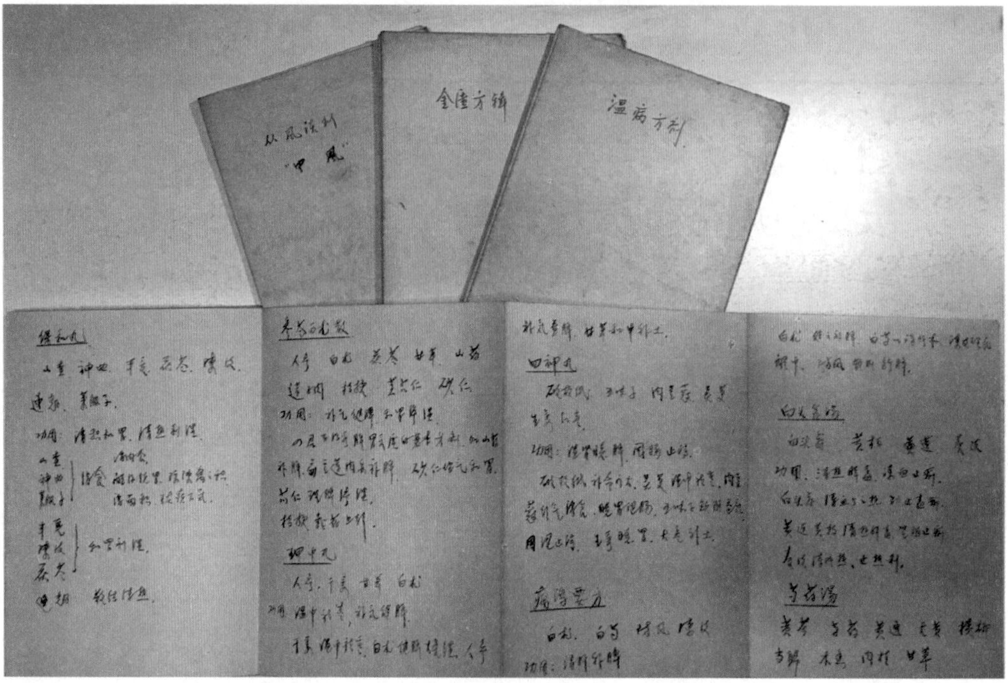

图 1-18　部分折纸笔记（之一）

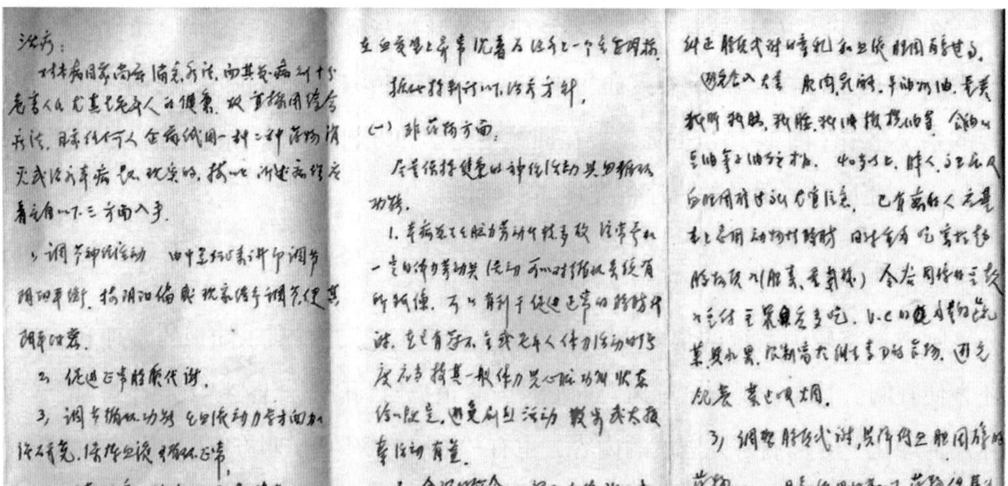

图 1-19　部分折纸笔记（之二）

阮教授还非常重视回顾学习过的内容，以便从中提炼自己的学术观点。图 1–20、1–21 和 1–22 所展示的，是阮教授就“阴阳”与临床实践相结合所得观点而作的一篇论文。

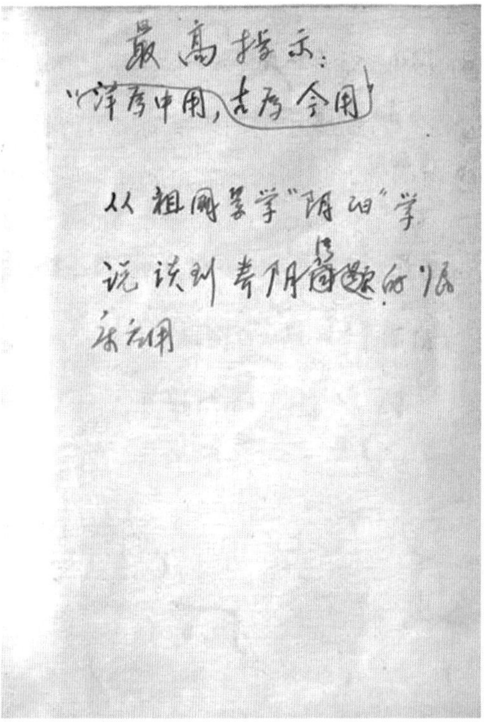

图 1–20　阮教授所做关于“阴阳”的笔记

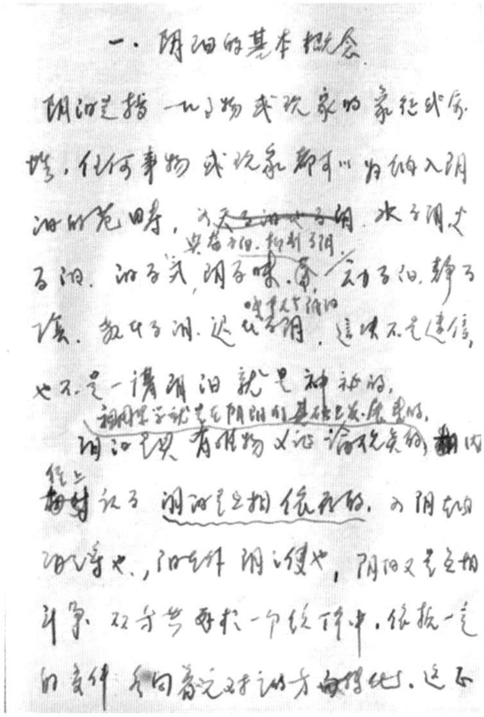

图 1–21　阮教授论述“阴阳”与临床实践相结合观点的论文（之一）

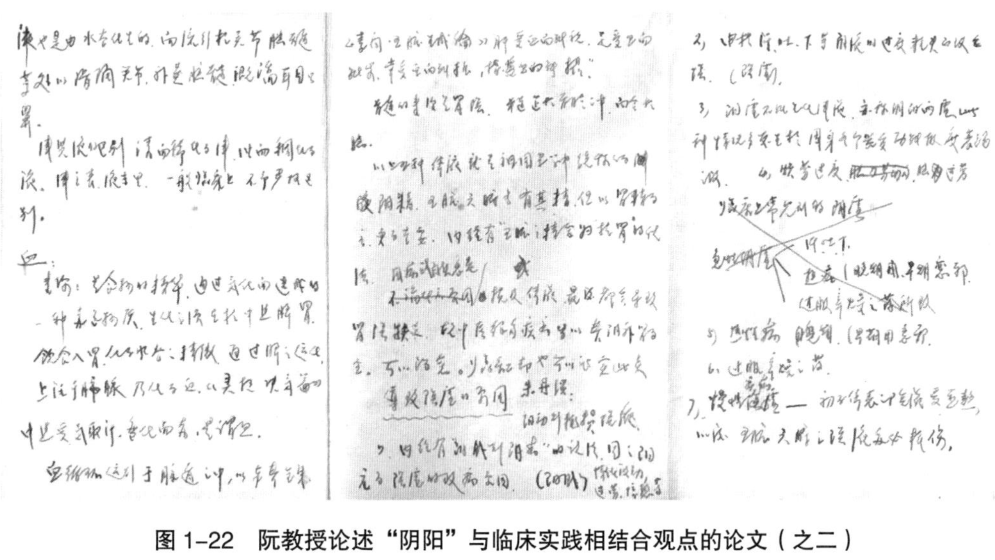

图 1–22　阮教授论述“阴阳”与临床实践相结合观点的论文（之二）

阴阳学说是中医的重要基础理论之一，“益气养阴法”是阮教授在冠心病临床治疗中常用的治法之一。基于此，阮教授立足于《黄帝内经》中相关的阴阳理论及他本人多年的临证经验，并结合高血压、糖尿病等临床常见病的特点，写成了这一论文。

读书笔记

阮教授还注重研习古代、近代中医名家的理论，通过大量阅读他们的著作及相关的文献，来不断完善自己的知识体系。图 1–23 和 1–24 中的两篇手稿保留着鲜明的时代特色，在勾抹之间反映了阮教授写作过程中字斟句酌的严谨态度和一丝不苟的精神。

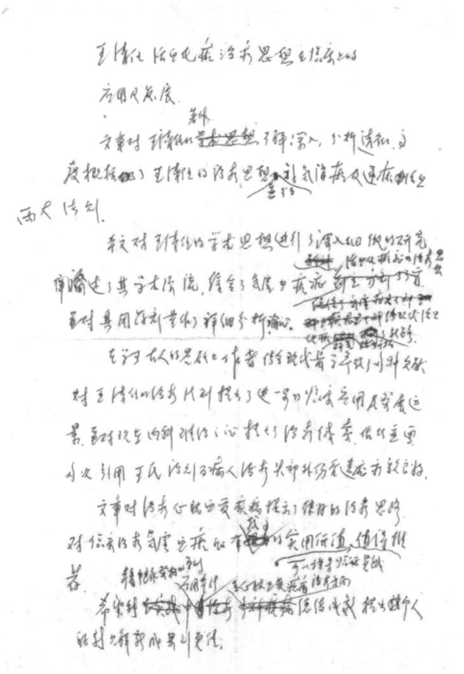

图 1–23

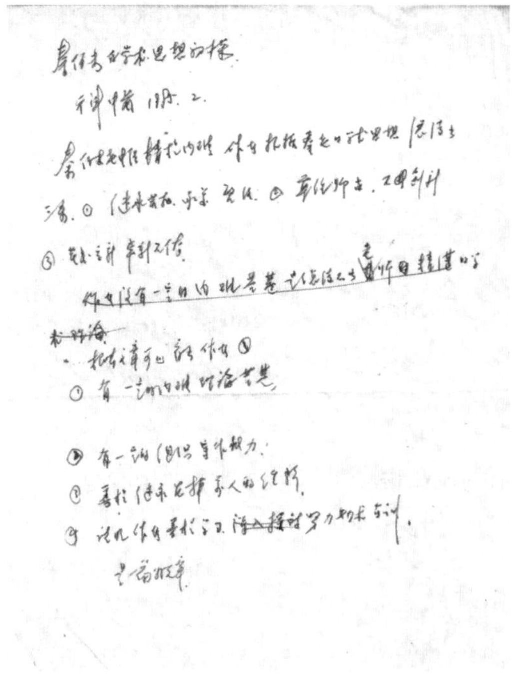

图 1–24

图 1–23 为《王清任活血化瘀治疗思想在临床上的应用及发展》；图 1–24 为《秦伯未的学术思想初探》。

2014年，阮士怡教授已近期颐之年，由于视力减弱，字迹略显散乱和细弱，时断时续，不复有青年时代的工整。但他认真细致的学习习惯始终未变，仍然通过手写的方式将自己学习的内容和感悟记录下来。

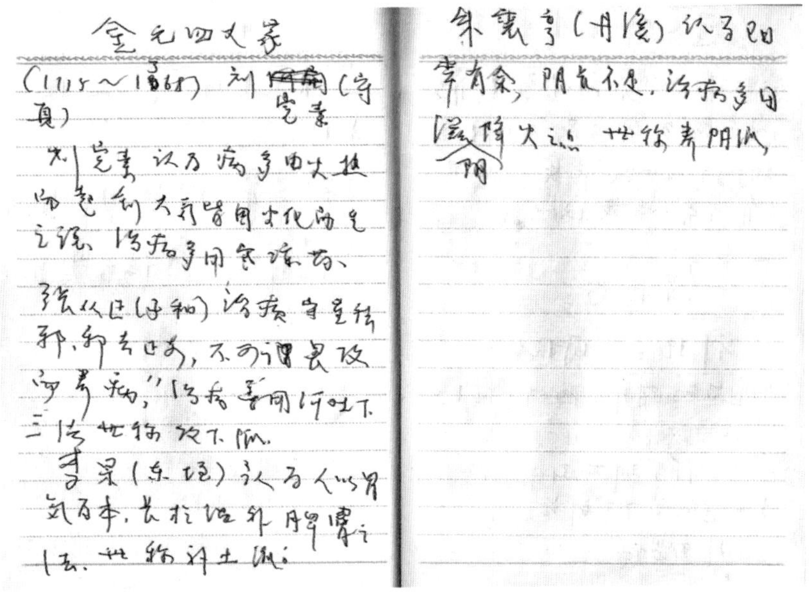
金元四大家
(1115～1186?) 刘完素（守真）
刘完素认为病多由火热而起，创火气皆用寒凉为主之说，治病多用寒凉药。
张从正（子和）治病宜主祛邪，邪去正安，不可谓畏攻而养病，治病善用汗吐下三法，世称攻下派。
李杲（东垣）认为人以胃气为本，长于温补脾胃之法，世称补土派。
朱震亨（丹溪）认为阳常有余，阴常不足，治病多用滋阴降火之法，世称养阴派。

图1-25　阮教授研习“金元四大家”时所总结的笔记

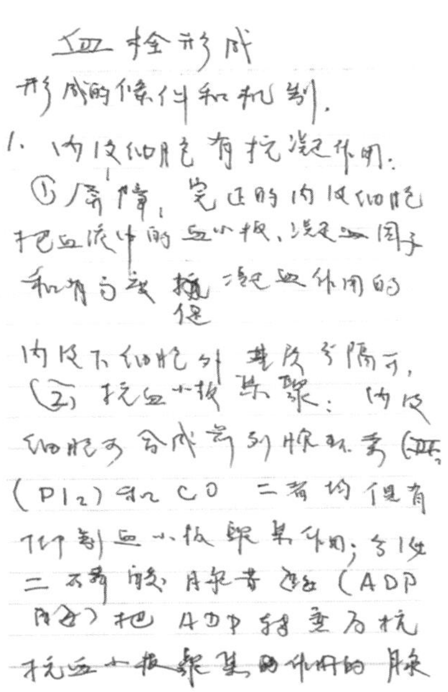
血栓形成
形成的条件和机制。
1. 内皮细胞有抗凝作用：
①屏障，完整的内皮细胞把血液中的血小板、凝血因子和有高凝促凝作用的内皮下细胞外基质分隔开。
②抗血小板聚集：内皮细胞可合成前列腺素（PI2）和NO，二者均促有抑制血小板聚集作用；分泌二磷酸腺苷酶（ADP酶）把ADP转变为抗
抗血小板聚集作用的腺

图1-26　阮教授认为内皮功能与血栓形成有直接联系

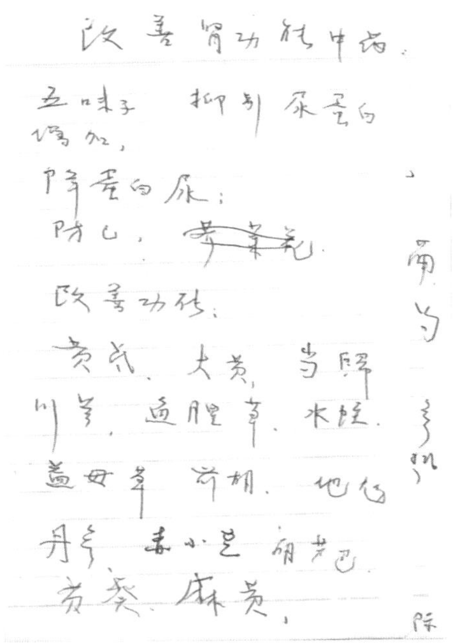
改善肾功能中药
五味子　抑制尿蛋白增加，
降蛋白尿：
阿胶，
改善功能：
黄芪、大黄、当归、川芎、龙胆草、水蛭、益母草、柴胡、地龙、丹参、赤小豆、胡芦巴、黄葵、麻黄，

图1-27　阮教授总结的能够改善肾功能的中药

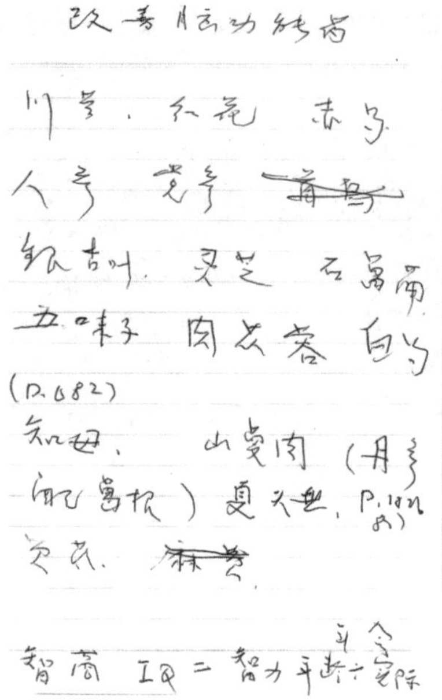

图 1-28　阮教授总结的能够改善脑功能的中药

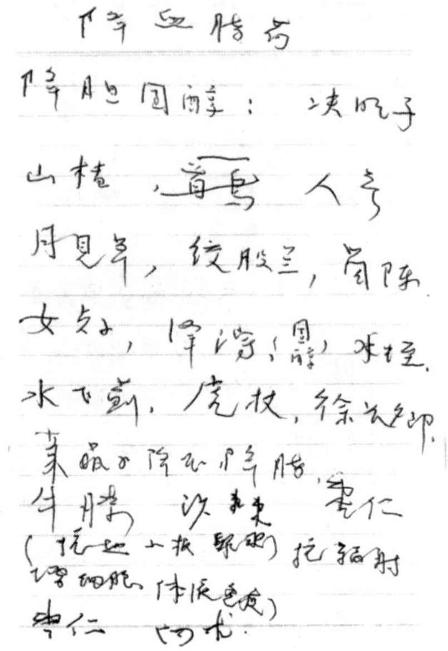

图 1-29　阮教授总结的能够降血脂的中药

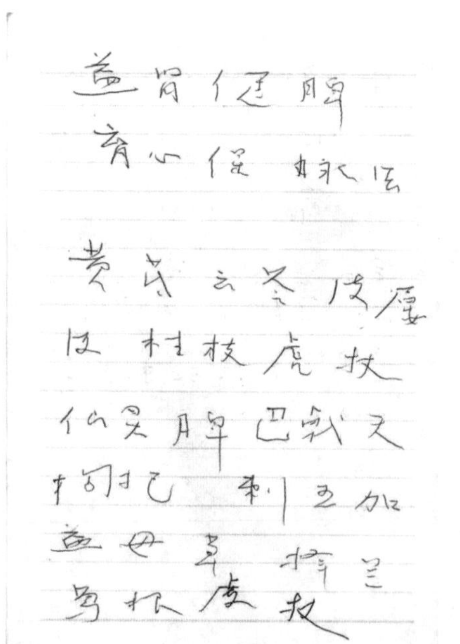

图 1-30　阮教授提出的“益肾健脾、育心保脉法”方

阮教授近年又提出了“益肾健脾，育心保脉法”。他根据中药药理相关知识，筛选了具有“改善肾功能”“改善脑功能”“降血脂”等作用的中药，结合传统中医药理论提出了“育心保脉方”，图 1-25 ~ 1-30 就记载了他在研究该方时的思考过程。之后，其又参照部分药物的现代研究，不断完善了“育心保脉方”（成方见图 3-43）。

如今，阮士怡教授已是百岁高龄，仍然倾心于中药药理学的学习与研究，阅读文献会随时将一些中药药理作用摘录下来。

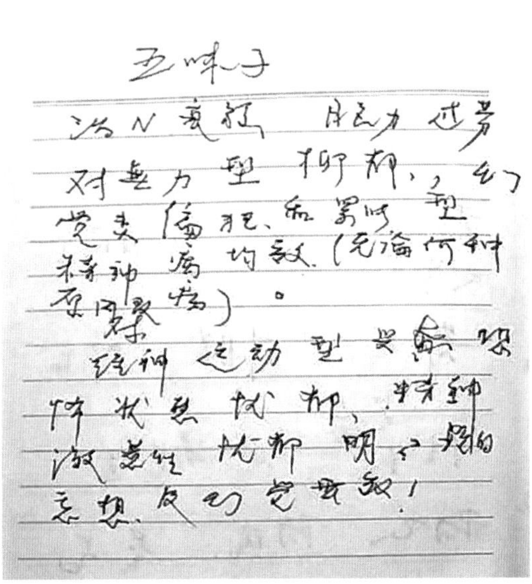

图 1-31　阮教授总结的中药五味子的功用

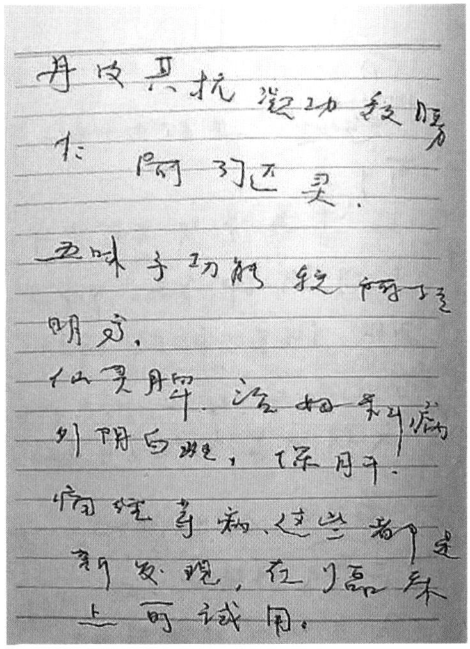

图 1-32　阮教授总结的部分中药的功用

第二篇

临证有思辨，良药验方济苍生

“大医精诚，杏林春暖”。阮士怡教授从事中西医结合事业七十六载，行医一世，躬行一生，不求闻达，但求利人。他毕生以救死扶伤为己任，淡泊宁静，无怨无悔。行医以德为先，服务以诚为本，他始终把“解除病人痛苦，维护病人健康”作为临床第一要务。他对待医术追求精益求精，对待患者要求全心全意，无时无刻不在履行对病人健康所担负的责任，正所谓“医者仁心”。他高尚的医德、精湛的医术、热忱认真的态度，不仅令每一位患者如同加服了一剂“良药”，更是成为广大医务工作者习医业医之楷模，谱写出当代“两袖清风、悬壶济世”的新篇章。

第一章　手书药方，心系患者

阮士怡大学毕业后，先后在原天津市铁路医院、原天津市工业局医院担任内科住院医师，从事西医内科临床工作。凭借大学期间对专业知识的系统掌握和深厚的理论基础，再加上近十年的西医内科临床实践，他在西医内科常见疾病的临床诊断、实验室检查、预防和治疗等方面均积累了丰富的经验。

1955 年，为响应国家的中医政策，加之对中医药的浓厚兴趣，阮士怡毅然决然选择了调至天津市中医医院工作，拜赵寄凡、陆观虎二位名老中医为师，踏上“西学中”之路，并由此开启了对中医基础理论的学习、研究和实践生涯，逐渐成长为著名的中医、中西医结合领域的内科专家。

由于条件有限，尚能收集到的阮教授早期的工作资料屈指可数。本篇将保存完整的部分记录，尽数呈现。

一、中药处方手稿

伴随时代的发展、技术的进步，医院的装备也在不断变迁，各种自动化、信息化的仪器设备逐步改变了旧时的工作方式。最细微的体现，便是一张处方。如今普遍使用电子处方，已很难见到医生的手写处方，更不要说是名老中医的手稿真迹了。阮教授保存了许多早年工作的处方手稿。从这些处方中，我们可以感受、揣摩他在诊疗中辨证施治的思维过程，以及遣方用药的规律。

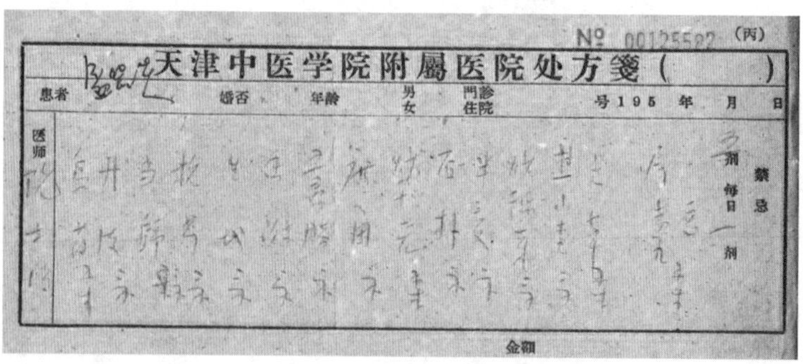
(丙)
天津中医学院附屬医院处方箋（　　）
患者　婚否　年龄　男女　門診住院　号195　年　月　日
医师
剂　每日一剂　禁忌
金額

图 2–1　阮教授于“西学中”早期的处方

图 2–1 是阮教授于“西学中”早期的处方手迹。灰黄的纸张、若隐若现的字迹，一

方面透露了年代的久远和岁月的沧桑，另一方面也映现出阮教授醉心岐黄，事必躬亲的工作态度。

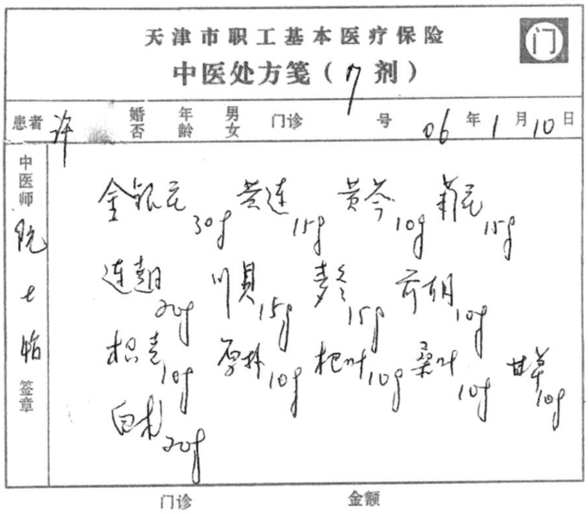

图 2-2　患者许某就诊处方

患者许某，于 2006 年 1 月 10 日就诊。该患者患肺心病多年，是日不慎外感风寒。图 2-2 方中用药体现了阮教授临证“急则治其标”“标本兼顾”的中医诊疗特色。

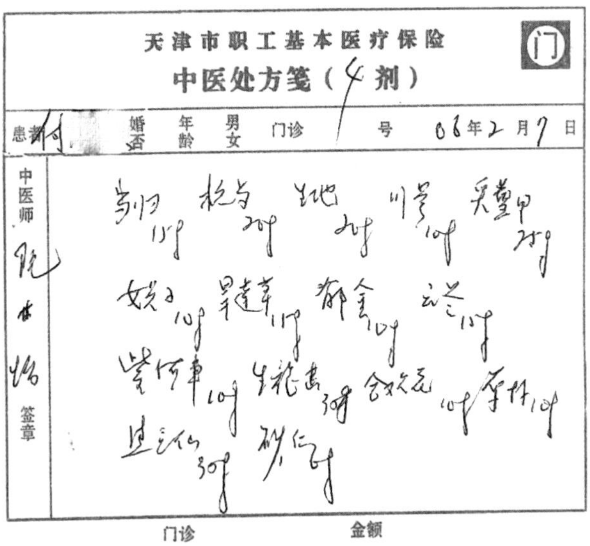

图 2-3　患者付某就诊处方

患者付某，于 2006 年 2 月 7 日就诊。图 2-3 方中用药体现了阮教授治疗心血管疾病时，善用“软坚散结法”、注重肾中阴阳之平衡、顾护脾胃之“心—脾—肾”一体的学术思想。

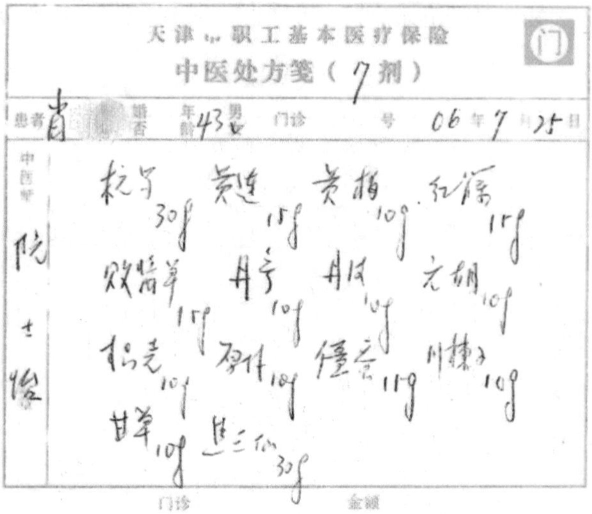
天津市职工基本医疗保险
中医处方笺（7剂）

患者	婚否	年龄 43	男女	门诊	号	06年7月25日

中医师 阮士怡

杭芍30g 黄连15g 黄芩10g 红藤15g
败酱草15g 丹参10g 丹皮10g 元胡10g
枳壳10g 厚朴10g 薤白15g 川楝子10g
甘草10g 生三仙30g

门诊 金额

图 2-4 患者肖某就诊处方

患者肖某，于 2006 年 7 月 25 日就诊。图 2-4 方中用药体现了阮教授临证重视脏腑辨证的中医治疗思路。

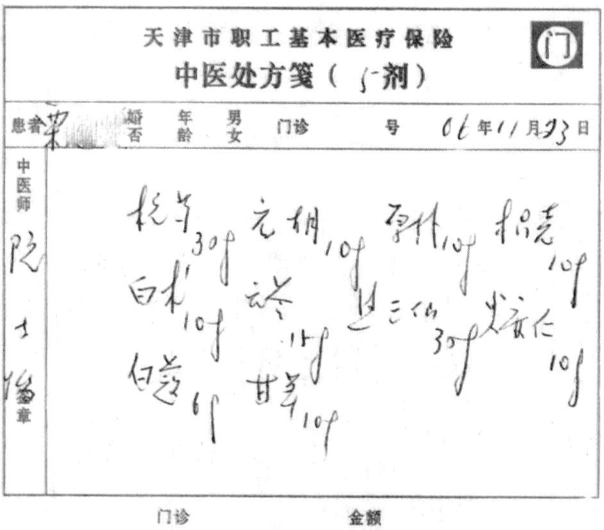
天津市职工基本医疗保险
中医处方笺（5剂）

患者	婚否	年龄	男女	门诊	号	06年11月23日

中医师 阮士怡 签章

杭芍30g 元胡10g 厚朴10g 枳壳10g
白术10g 茯苓15g 生三仙30g 炒枣仁10g
白蔻6g 甘草10g

门诊 金额

图 2-5 患者栗某就诊处方

患者栗某，于 2006 年 11 月 23 日就诊。图 2-5 方中用药体现了阮教授临证重视脾胃、气血的中医诊疗特色。

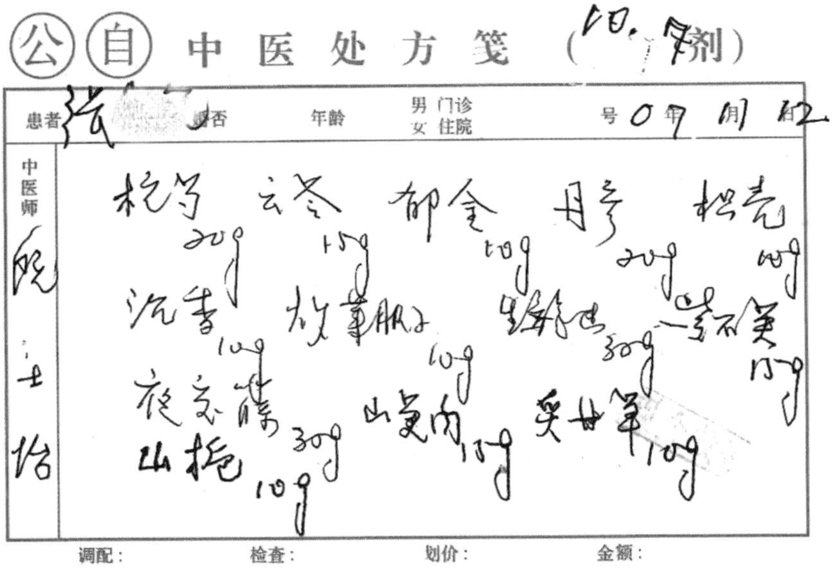

图 2-6　患者张某就诊处方

患者张某，于 2007 年 11 月 12 日就诊。图 2-6 方中用药体现了阮教授临证善用“补益肝肾法”“气血同调法”的中医诊疗特色。

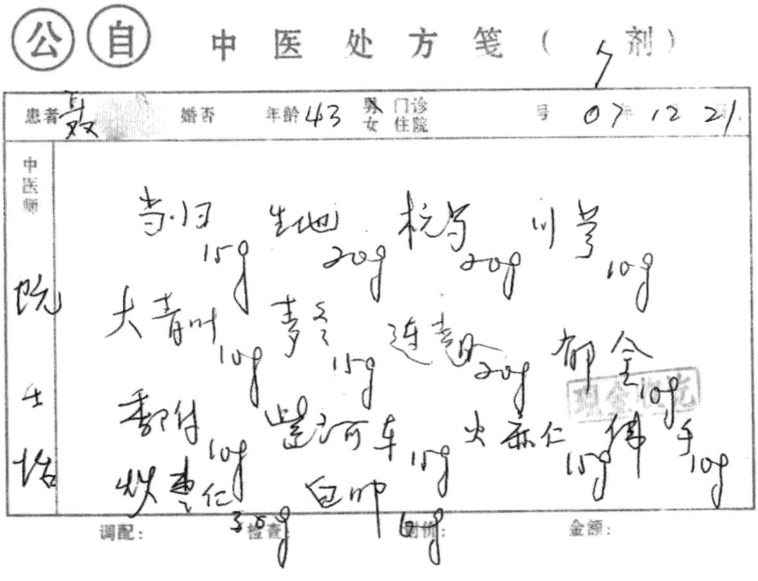

图 2-7　患者聂某就诊处方

患者聂某，于 2007 年 12 月 21 日就诊。图 2-7 方中用药体现了阮教授临证善用“益气养阴法”的中医诊疗特色。

二、病案记录手稿

在电子病历被广泛应用于医疗事业之前，手工书写病历，是临床医生每天工作的重头戏之一。病历书写的水平，在一定程度上也体现了医生的专业能力。

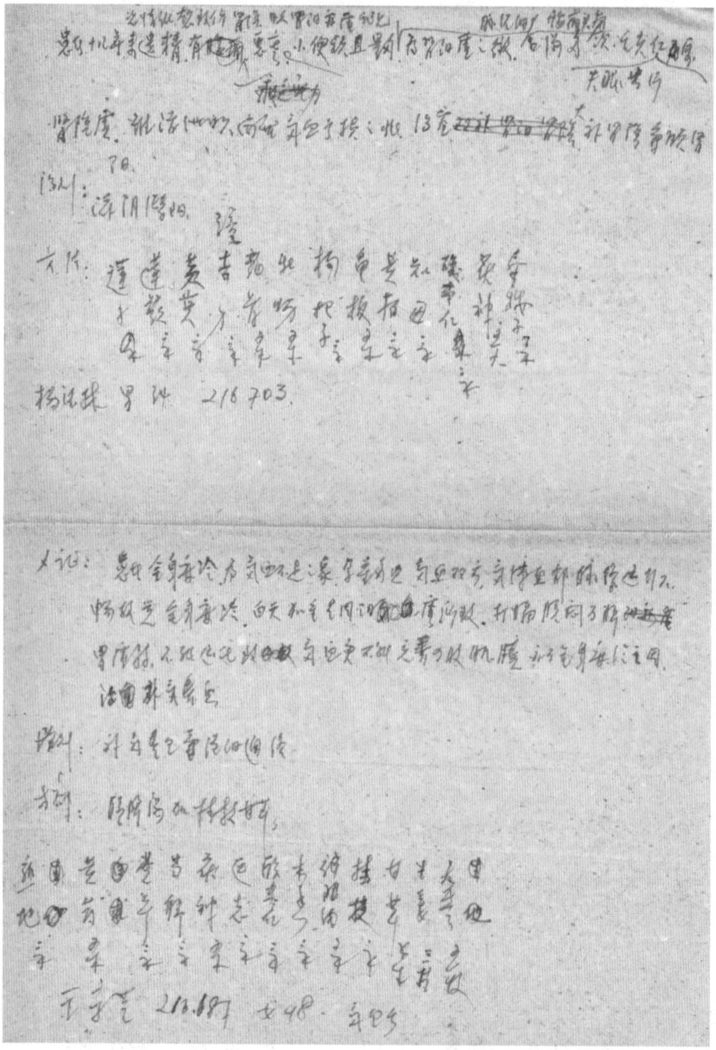

图 2–8 “西学中”时阮教授所写的两份住院病历

图 2–8 为阮教授“西学中”时期书写的两份患者住院病历，记载了中医治疗“滑脱”证及“气血亏虚”证的理、法、方、药。其方药的运用，体现了阮教授在中医临证时遵循“辨证求因，审因施治”的治疗原则。

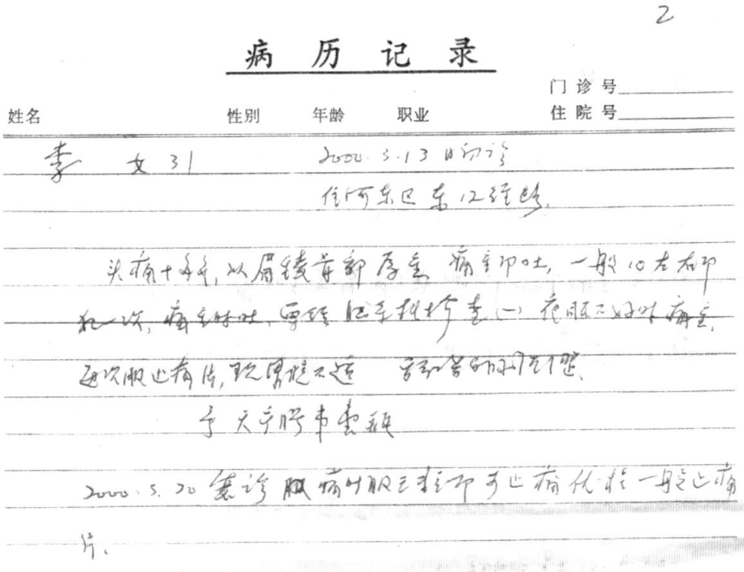

图 2-9　患者李某的病历记录

图 2-9 所示，患者李某，女，31 岁，于 2000 年 3 月 13 日就诊。病案中除了记录患者诊疗信息外，还详细记录了患者的住址。阮教授为患者治病，不仅关注疾病本身，也关注患者其他信息，以便于回访了解患者的康复和预后。

三、处方集

处方单是患者就诊的凭证之一。一方面，它能够客观反映患者每次就诊时的大概病情；另一方面，也能够体现接诊医生针对该患者的诊疗思路和用药情况。连续的就诊记录和处方集不仅能够反映患者的病情变化情况，而且每次复诊记录的临证用药也最直接地体现了医生在治疗该疾病过程中的临床思路。更有意义的是，从某种程度上讲，一个患者同一种疾病就医全过程的处方集能够体现出医者的医术水平和患者对医疗环境的认同，是临床构建和谐融洽的医患关系的重要保证。因此，倘若医者没有精湛的医术水平，患者没有对医生的信赖，完整地收集患者连续就诊的处方集就不是一件容易的事。

（一）中医治疗“慢性萎缩性胃炎”一例

以下是 1999 年阮教授诊治一位“慢性萎缩性胃炎”患者的处方集（详见图 2-10 ~ 2-18）。患者一般情况如下：患者朱某，女，42 岁，于 1999 年 3 月 15 日前来就诊。初诊时，症见胃部不适，反酸，纳少，形体消瘦，少气懒言。胃镜检查提示，慢性浅表性胃炎、萎缩性胃炎，中度肠化等。

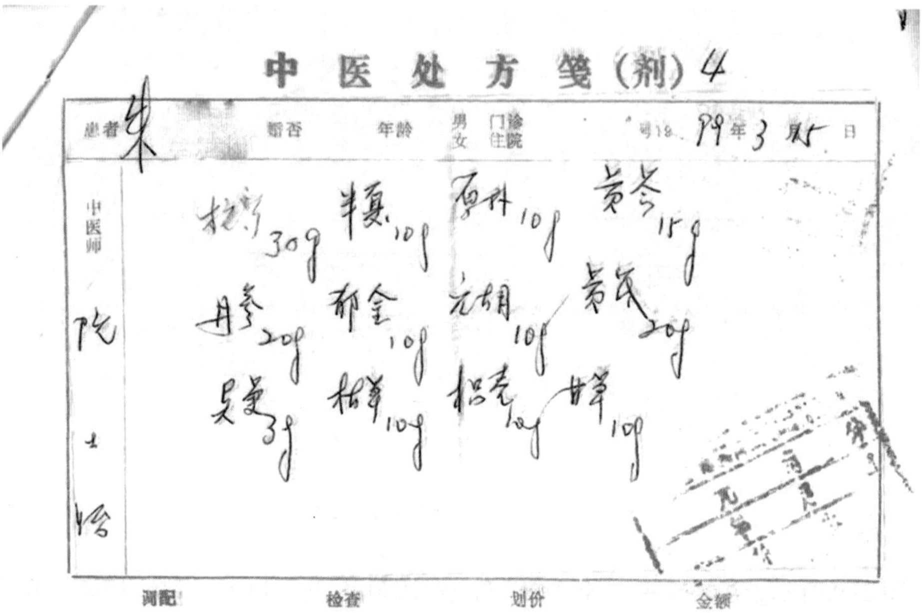

图 2-10　初诊处方单

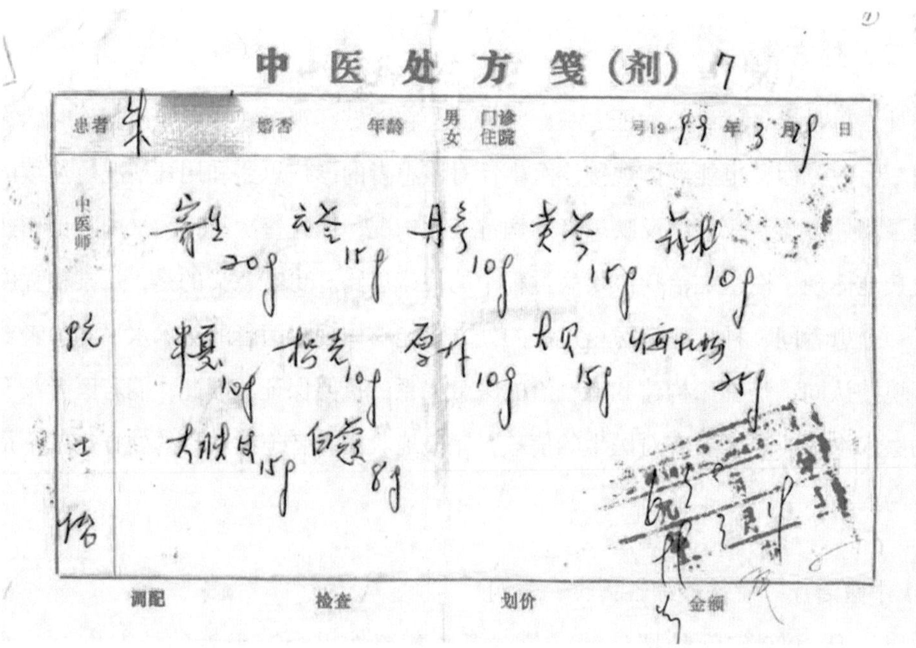

图 2-11　二诊处方单

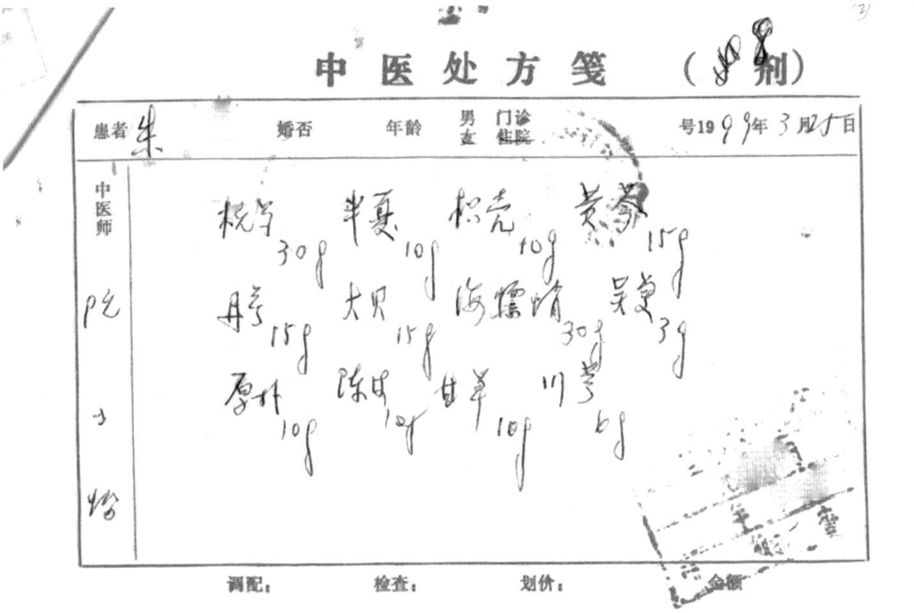
中医处方笺（8剂）

患者 朱　婚否　年龄　男女　门诊住院　号1999年3月25日

中医师 阮士怡

枳实30g　半夏10g　枳壳10g　黄芩15g
丹参15g　大贝15g　海螵蛸30g　吴萸3g
厚朴10g　陈皮10g　甘草10g　川芎6g

调配：　检查：　划价：　金额

图 2-12　三诊处方单

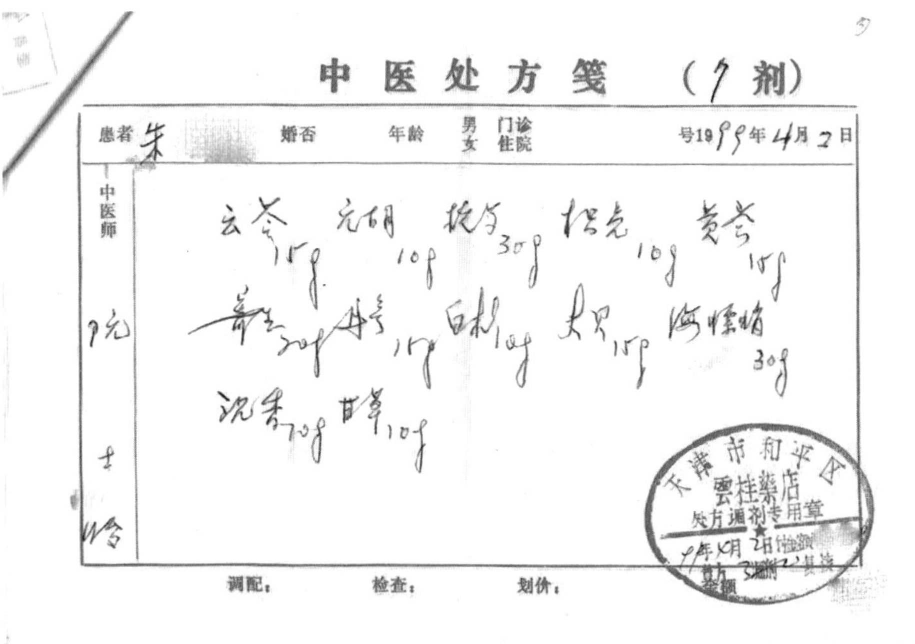
中医处方笺（7剂）

患者 朱　婚否　年龄　男女　门诊住院　号1999年4月2日

中医师 阮士怡

云苓15g　元胡10g　枳实30g　枳壳10g　黄芩15g
~~[illegible]30g~~　丹参15g　白术10g　大贝15g　海螵蛸30g
沉香10g　甘草10g

天津市和平区 雲桂藥店 处方通剂专用章

调配：　检查：　划价：

图 2-13　四诊处方单

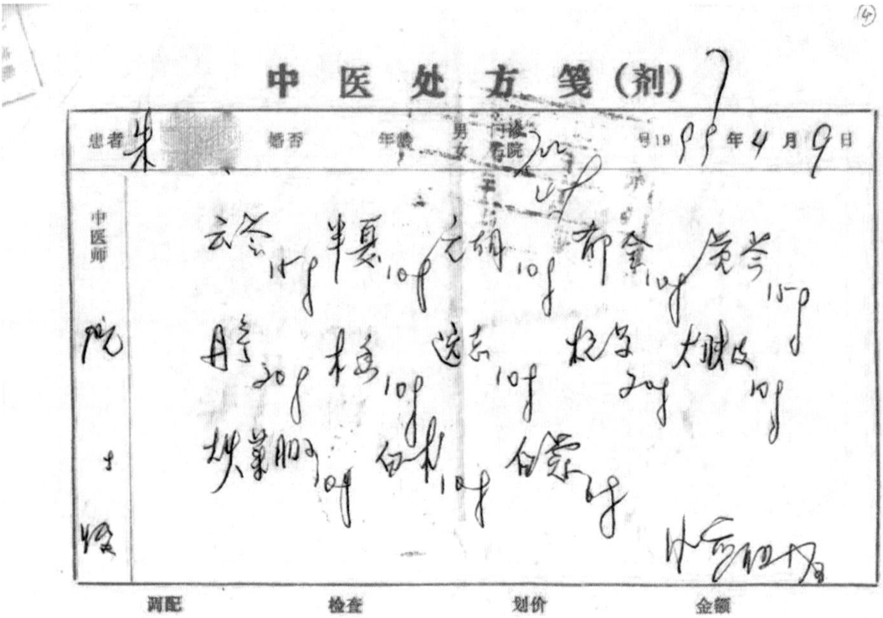

图 2–14　五诊处方单

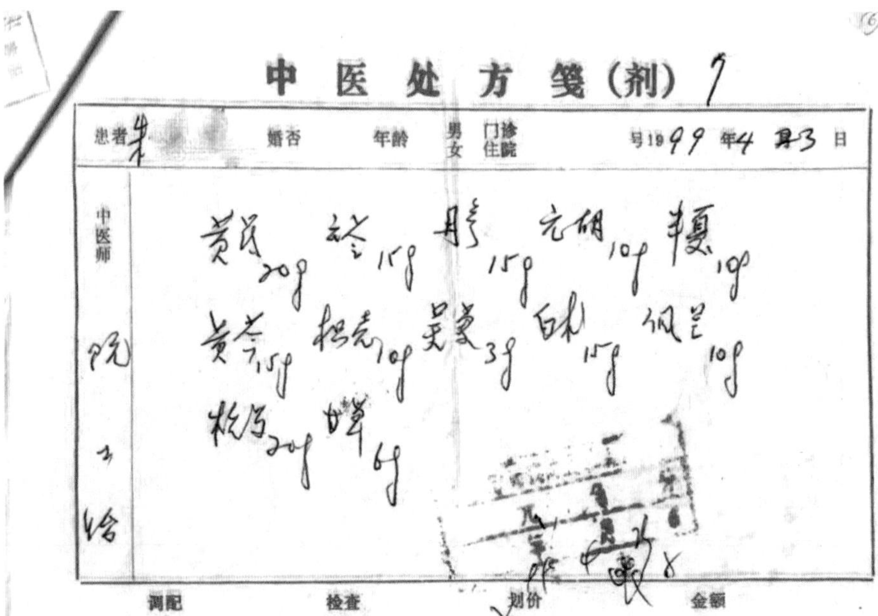

图 2–15　六诊处方单

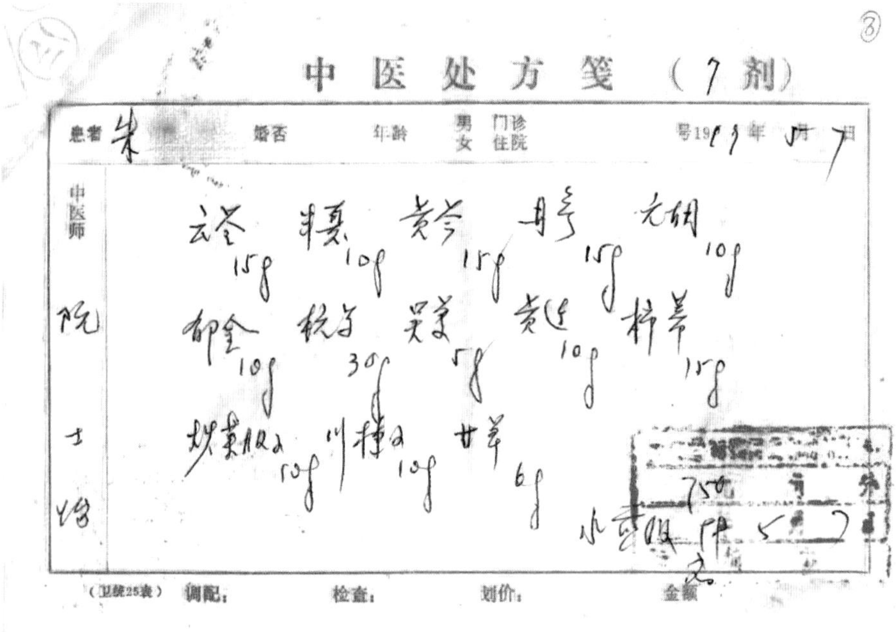
中医处方笺（7剂）

患者　婚否　年龄　男 女　门诊 住院　号19　年　月　日

中医师

（卫统25表）　调配：　检查：　划价：　金额

图 2–16　七诊处方单

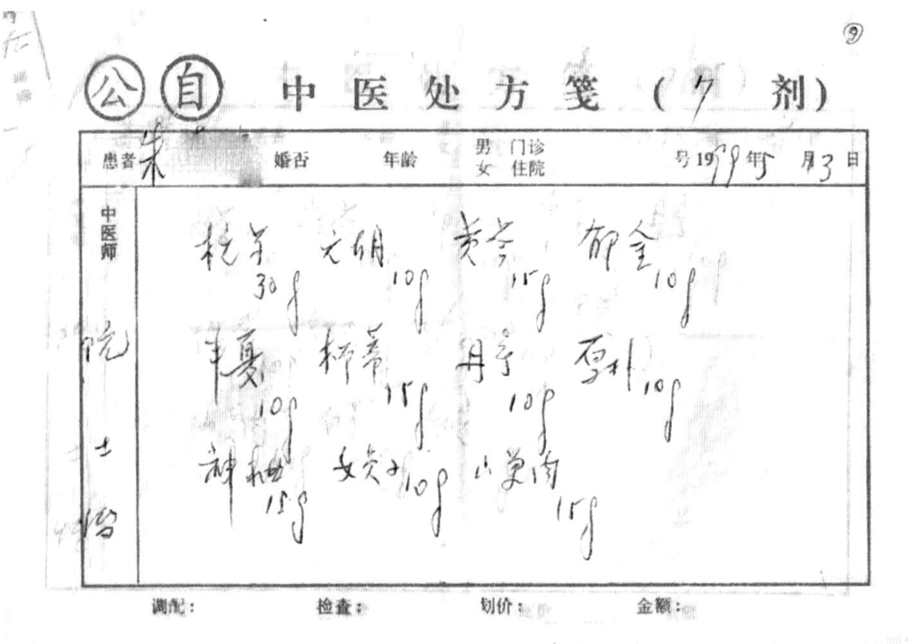
公　自　中医处方笺（7剂）

患者　婚否　年龄　男 女　门诊 住院　号19　年　月　日

中医师

调配：　检查：　划价：　金额：

图 2–17　八诊处方单

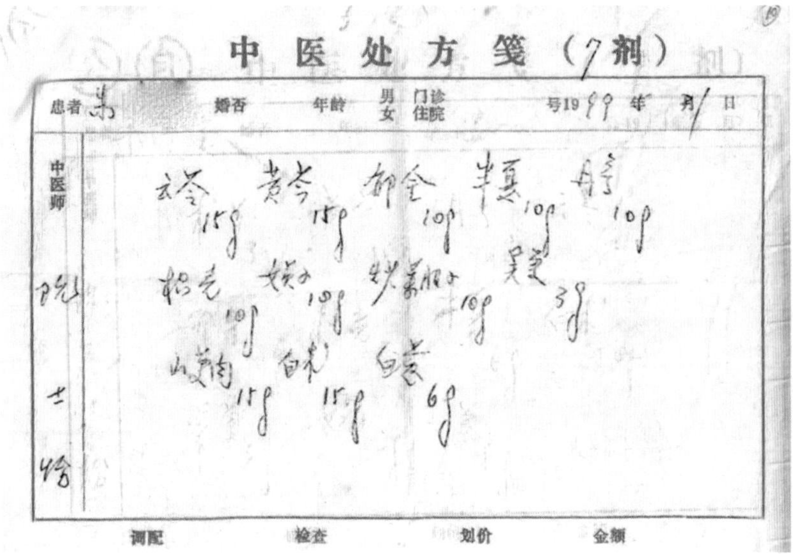
中医处方笺（7剂）

患者　婚否　年龄　男 女　门诊 住院　号1999年　月1日

中医师

调配　检查　划价　金额

图 2-18　九诊处方单

现代医学认为，萎缩性胃炎是一种常见病。临床症状主要为纳差，胃脘部痞满、疼痛不适，尤以食后明显，属于祖国医学中“胃脘痛”“腹胀”的范畴。综观该患者的治疗过程，不难发现，阮教授临证重视脏腑辨证，在治疗脾胃病方面尤其注重顾护脾胃之气，治标之时不忘护本，讲究以降为顺、对症下药，从而达到“标本兼顾”“药到病除”的效果。这样清晰精确的诊疗思路为临床工作者提供了宝贵的经验。

（二）中西医结合治疗“急性白血病”一例

图 2-19 ~ 图 2-22，是阮教授为一位白血病患者诊疗的病案和处方记录。

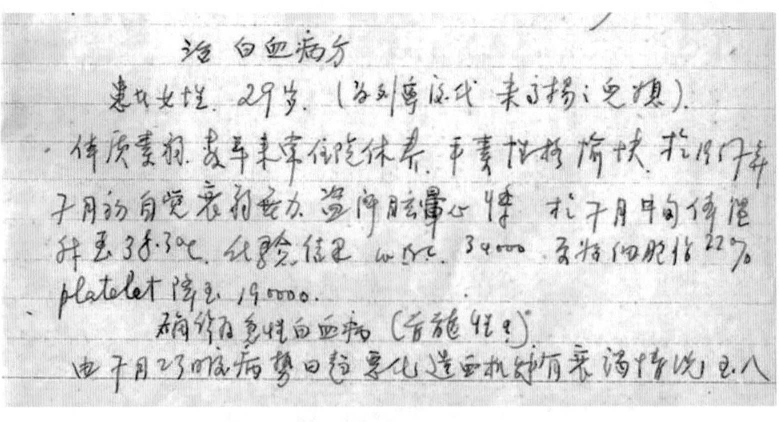
治白血病方

platelet 降至 19000.

图 2-19　病案详细记录了患者的一般情况

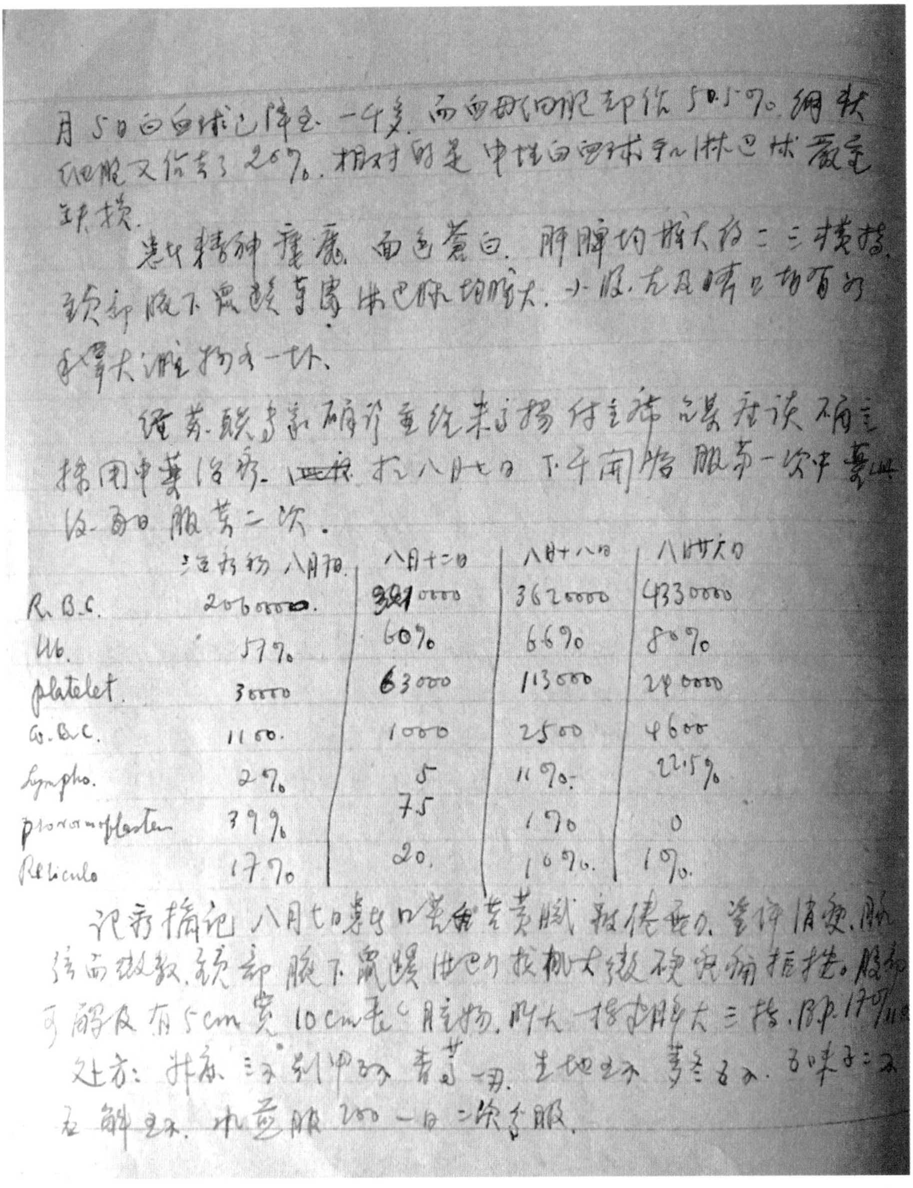

	治疗前 八月初	八月十二日	八月十八日	八月廿六日
R.B.C.	2060000	[illegible]	3620000	4330000
Hb.	57%	60%	66%	80%
platelet	30000	63000	113000	240000
W.B.C.	1100	1000	2500	4600
Lympho.	2%	5	11%	22.5%
Promyeloblasts	39%	75	1%	0
Reticulo	17%	20	10%	1%

图 2-20　患者三周内的病情变化记录

图 2-20 中记录了该患者三周内的病情变化情况。阮教授逐一记录该患者不同时间点化验的血常规数值，并列表总结对比分析。笔记内容反映了阮教授对病人病情和各项检查内容了然于心，充分体现出阮教授重视四诊、对待病人认真负责的态度。

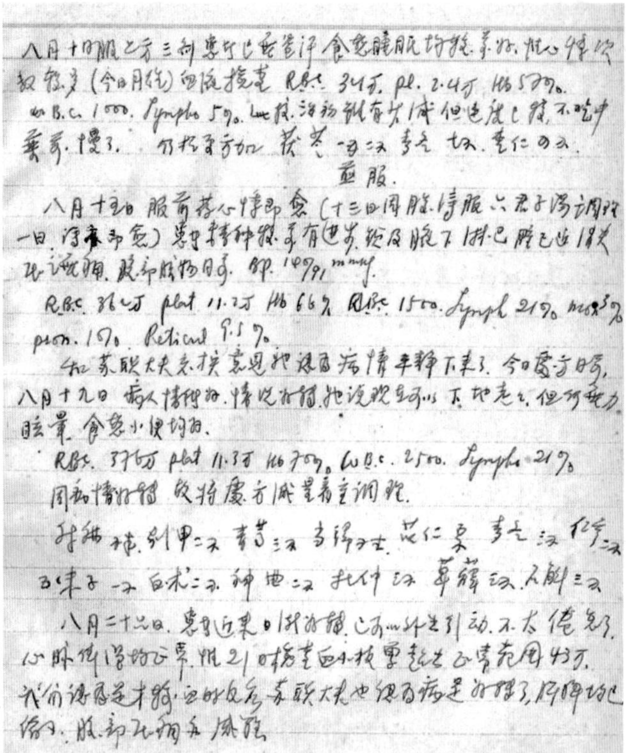

图 2–21 中分别记录了该患者服用中药汤剂后第 3 天、第 8 天以及第 19 天的病情变化情况。总体来看，该患者服药后诸症均有好转，病情趋于稳定。

图 2–21　患者服用中药治疗情况记录

图 2–22 为阮教授对该急性白血病患者实施中西医结合治疗后的病案总结，并提出急性白血病二期治疗大法。

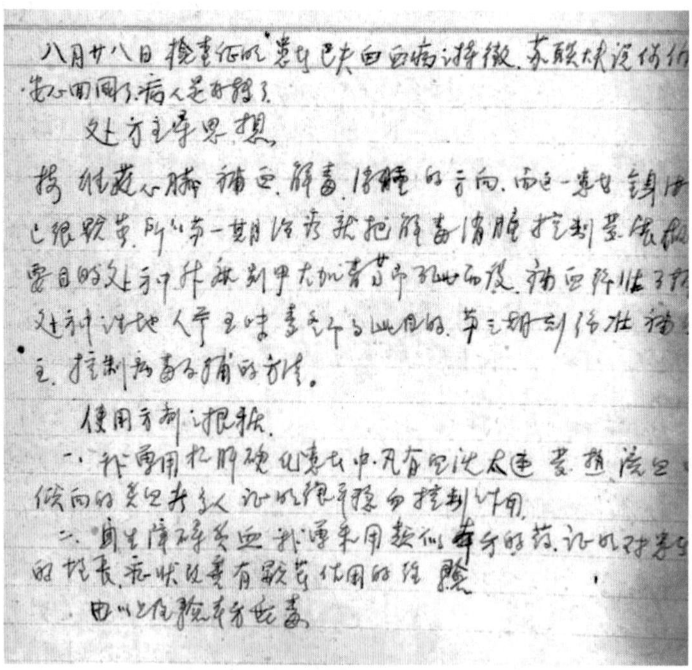

图 2–22　阮教授所作病案总结及后续治疗计划

第二章　罗缕纪存，温故知新

医生是一个无特定研究对象的特殊职业，医务工作者需要不断对自己进行“充电”，从临床中来，对知识进行整理和加工，再更好地运用到临床中去。正所谓“学无止境”“学而不思则罔，思而不学则殆”。对旧知识的回顾是获取新知识的重要途径之一，新知识的获取又是对旧知识的补充和发展，即“温故而知新”。本篇所叙，乃是阮士怡教授在临床工作之余，对新知识孜孜以求的重要记载。

一、对理论知识的温习

（一）中药及其药理作用

阮教授在临床工作中，发现许多中药有特殊药理作用。

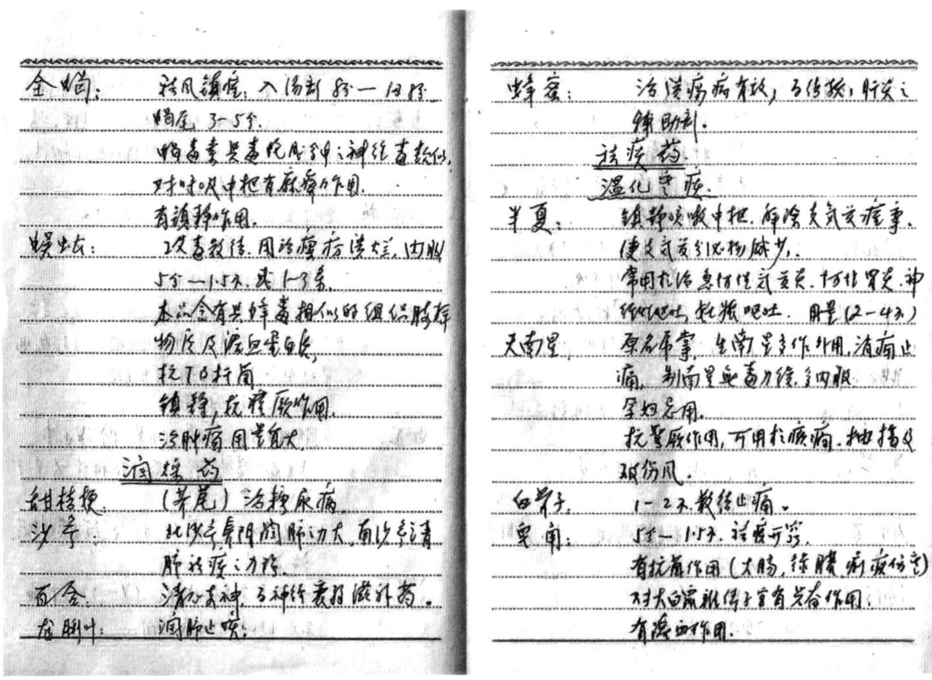

图 2–23　阮教授总结的部分中药的药理作用（之一）

图 2–23 为阮教授对全蝎、蜈蚣、甜桔梗、沙参、蜂蜜、半夏、天南星等中药的药理作用、用法用量及适用证所做的笔记。

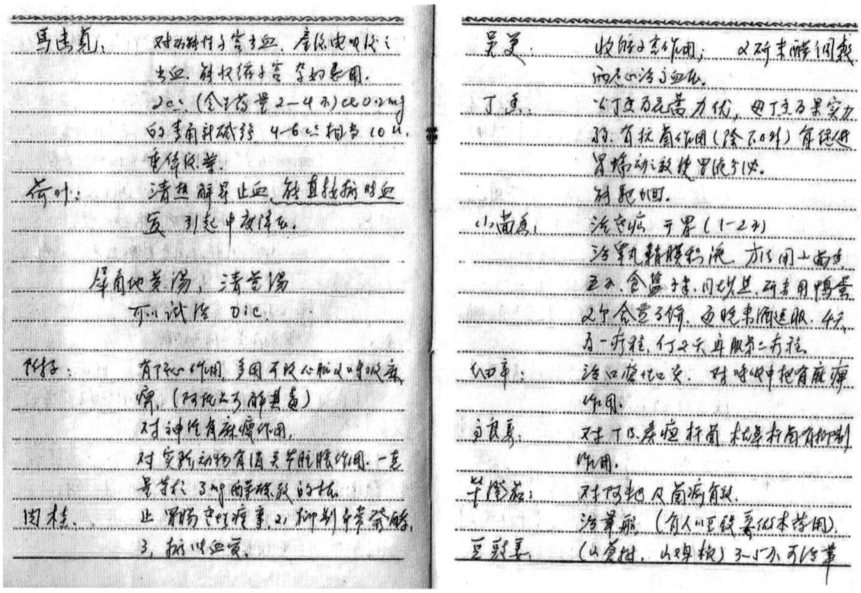

图 2-24　阮教授总结的部分中药的药理作用（之二）

图 2-24 为阮教授对马齿苋、荷叶、附子、肉桂、吴茱萸、丁香、小茴香、细辛、豆豉姜等中药的药理、用法用量及适用证所做的笔记。

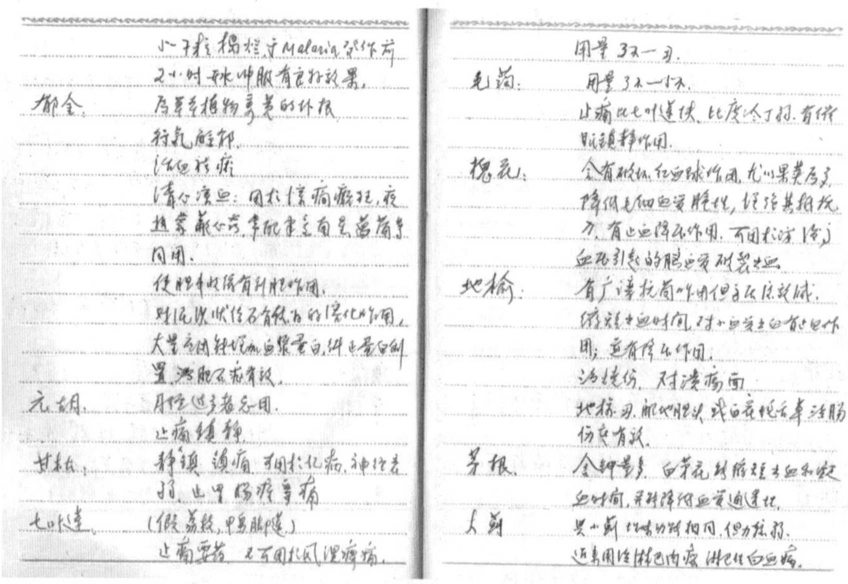

图 2-25　阮教授总结的部分中药的药理作用（之三）

图 2-25 为阮教授对郁金、元胡、甘松、七叶莲、槐花、地榆、白茅根、大蓟等中药的药理、用法用量及适用证所做的笔记。

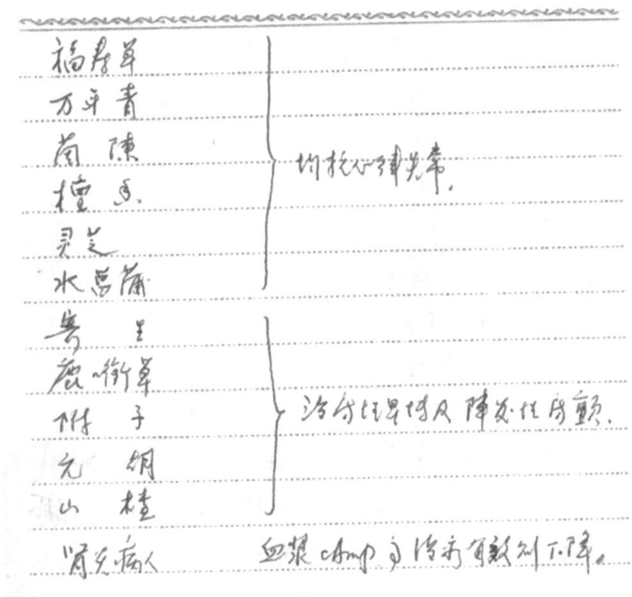
福寿草
万年青
茵陈
檀香
灵芝
水菖蒲
均抗心律失常
苦参
鹿衔草
附子
元胡
山楂
治房性早搏及阵发性房颤

图 2-26　阮教授总结的部分疾病的常用中药

图 2-26 为阮教授所总结的抗“心律失常”“房颤”常用中药。

（二）西医知识的再现

图 2-27 为阮教授对“室颤”的认识。他认为：室颤是最危险的心律失常，指出早搏发生后的抢救措施，并建议患早搏的病人应尽早诊治或住院治疗，以减少急性危险性心律失常的发生。体现了阮教授非常重视中医“未病先防”的治疗理念。

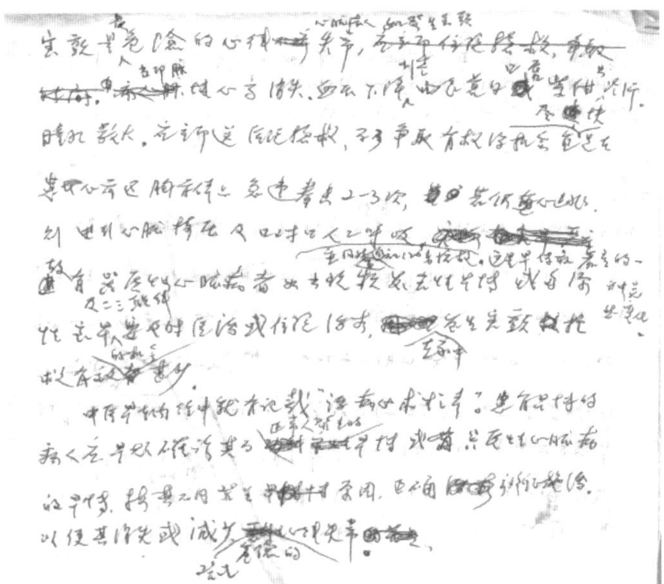

图 2-27　阮教授对“室颤”的认识

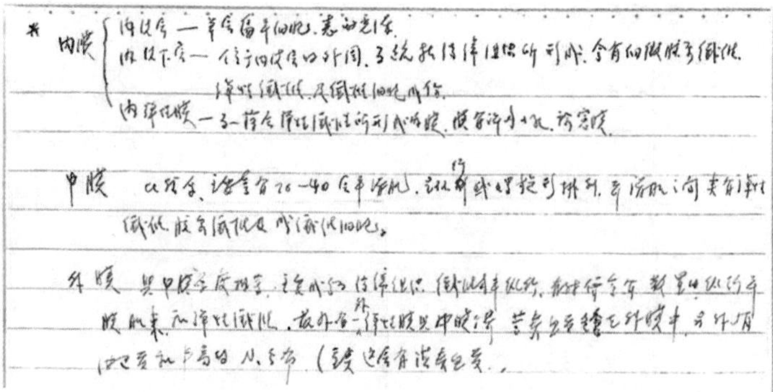

图 2–28 阮教授总结的血管结构知识

图 2–28 为阮教授的内科学笔记，内容为对血管结构的认识。可以看出，不单有书本上血管结构的具体分类，也有阮教授结合其他学科的知识所得出的自己的理解。阮教授的善学善思，便如此状。

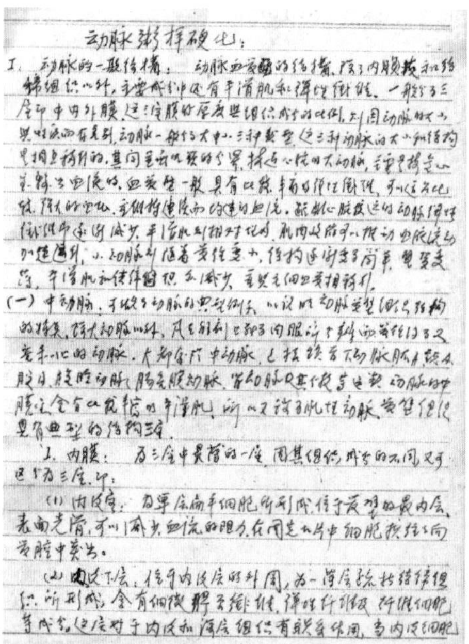

图 2–29 阮教授对“动脉粥样硬化”的认识（之一）

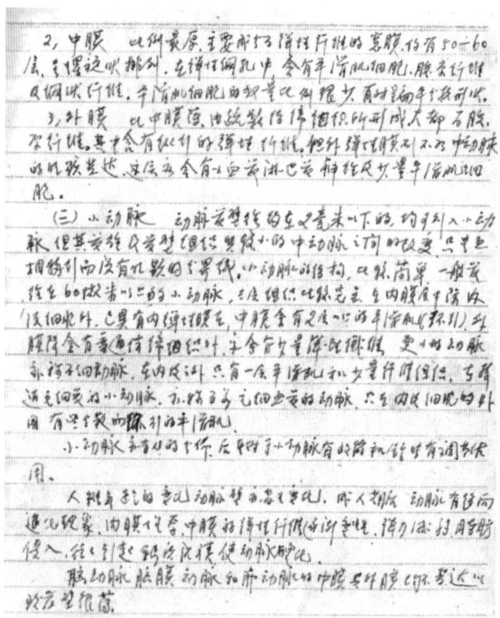

图 2–30 阮教授对“动脉粥样硬化”的认识（之二）

图 2–29 和 2–30 分别为阮教授对动脉粥样硬化的认识和总结。他分别从病理形态学、生理学的角度记录了动脉的解剖，根据内膜厚度将动脉分为大动脉、中动脉和小动脉三大类，并分别从内膜、外膜角度介绍了三大动脉的解剖特点。这种勤于思考、善于归纳的学习精神和方法，值得我们学习与借鉴。

（三）对循环系统疾病的认识

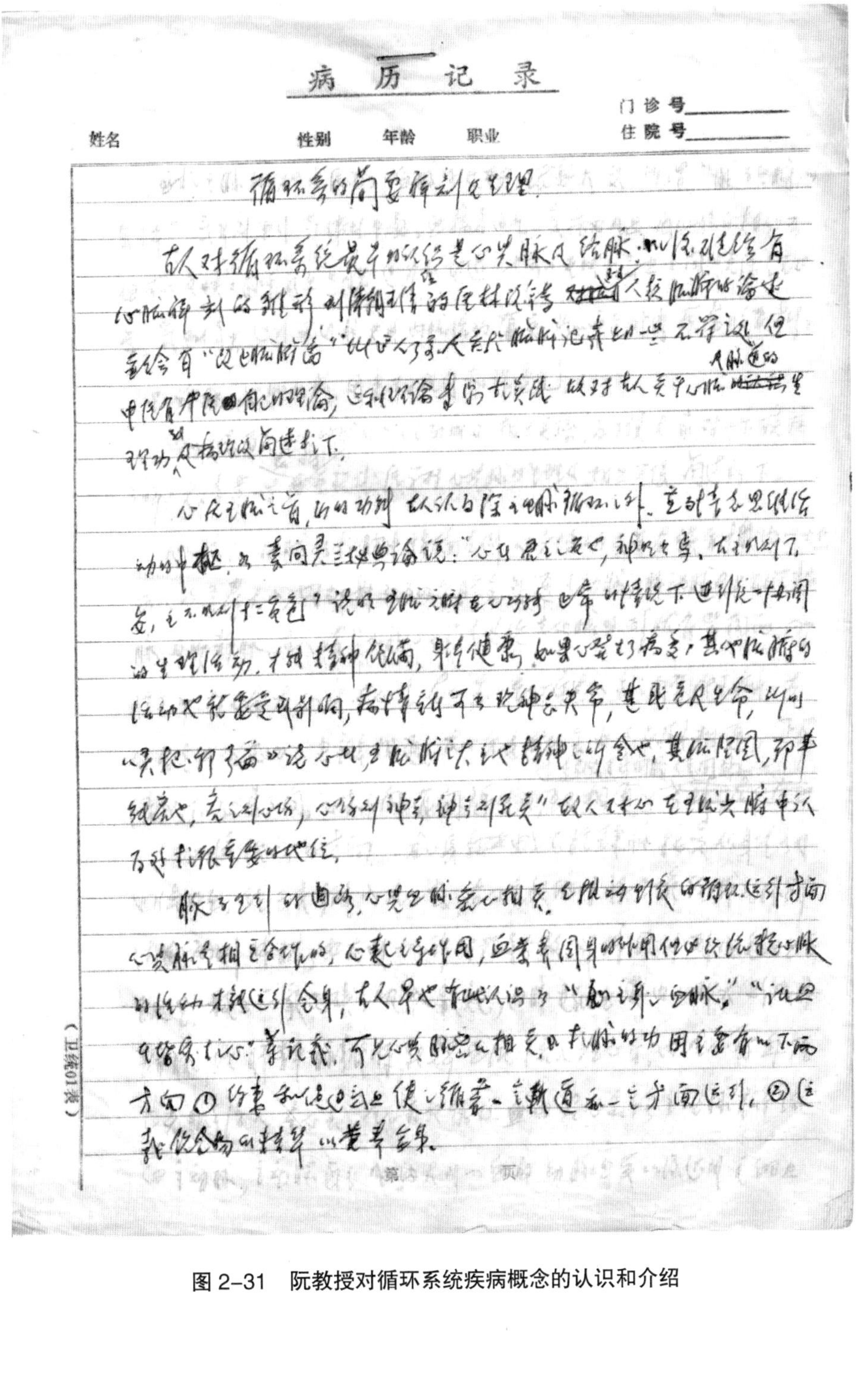
病　历　记　录

门诊号________
住院号________

姓名　　性别　　年龄　　职业

循环系的简要解剖及生理

（卫统01表）

第　页

图 2–31　阮教授对循环系统疾病概念的认识和介绍

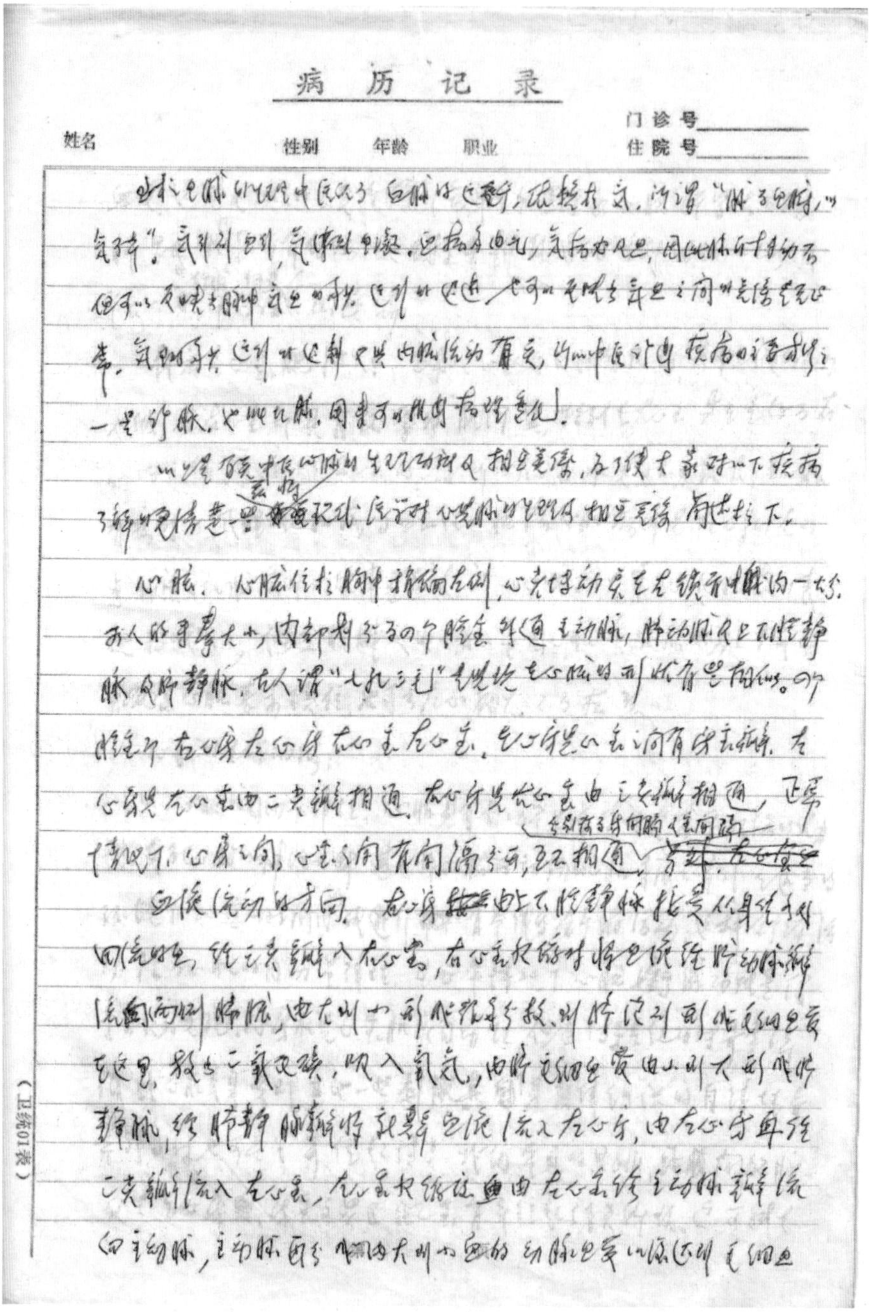
病 历 记 录

姓名　　性别　　年龄　　职业　　门诊号　　住院号

（卫统01表）

图 2–32　阮教授对心脏结构及部位的详细介绍

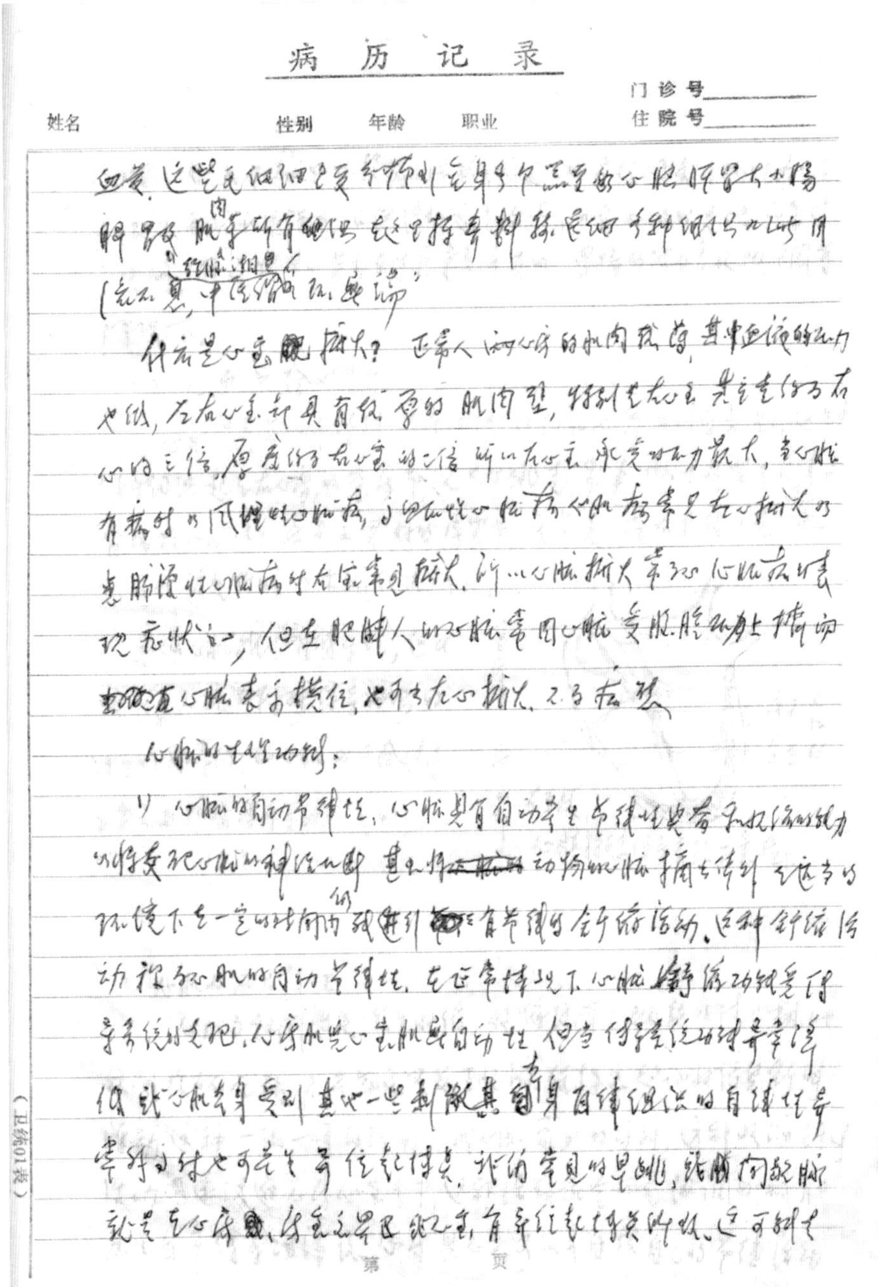

病　历　记　录
门诊号
住院号
姓名
性别
年龄
职业
（卫统01表）
第　页

图 2-33　阮教授对心脏左右心室、心房的简介

病 历 记 录

门诊号＿＿＿＿＿＿
姓名　　　　性别　　　年龄　　　职业　　　住院号＿＿＿＿＿＿

功能性也可能是病理性，没有心脏病的历史的早搏多系功能性，有了这种现象应到医院详查，以便得到适当治疗，功能性早搏不会造成问题，因早搏可以发生于过度精神紧张时，胃肠功能不良及吸烟过度情况下。

2、心脏兴奋的传导。

心脏具有一种特殊传导组织，这种组织称为传导系统，这种传导组织起于右心房的窦房节，又称起搏点，由此处发出自律兴奋，经心房传至房室交界处的房室节，房室束，左右束枝及其心肌间的浦氏纤维，如右图红线所示。

普通心肌纤维也有传导性，但心脏各部心脏的特殊传导组织的传导性非常高，故心脏的兴奋传导主要是由特殊传导系统完成的。

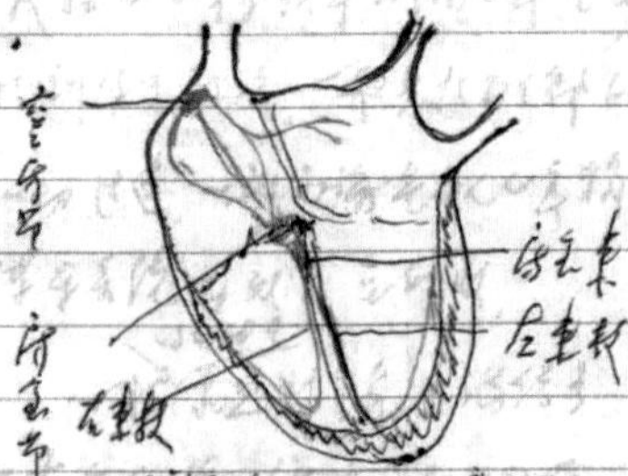

心脏特殊传导系统示意图。

3、心肌收缩的特性。

心肌受到刺激后发生收缩，收缩后有一段时间休止期，此时期称为不应期，不会因刺激又发生收缩，经过不应期收缩与舒张时活动。这种一缩一张的活动完成心脏泵血的功能，这种收缩舒张的活动通过传导心房心室的节，这种活动才会心室协调的，如有发生房室传导阻滞后，心房与心室可以各自按自己的节律活动

第　　页

（卫统01表）

图 2-34　阮教授对心脏兴奋传导途径的记录，对心肌收缩特征的简介，以及心脏局部血管和局部解剖图谱

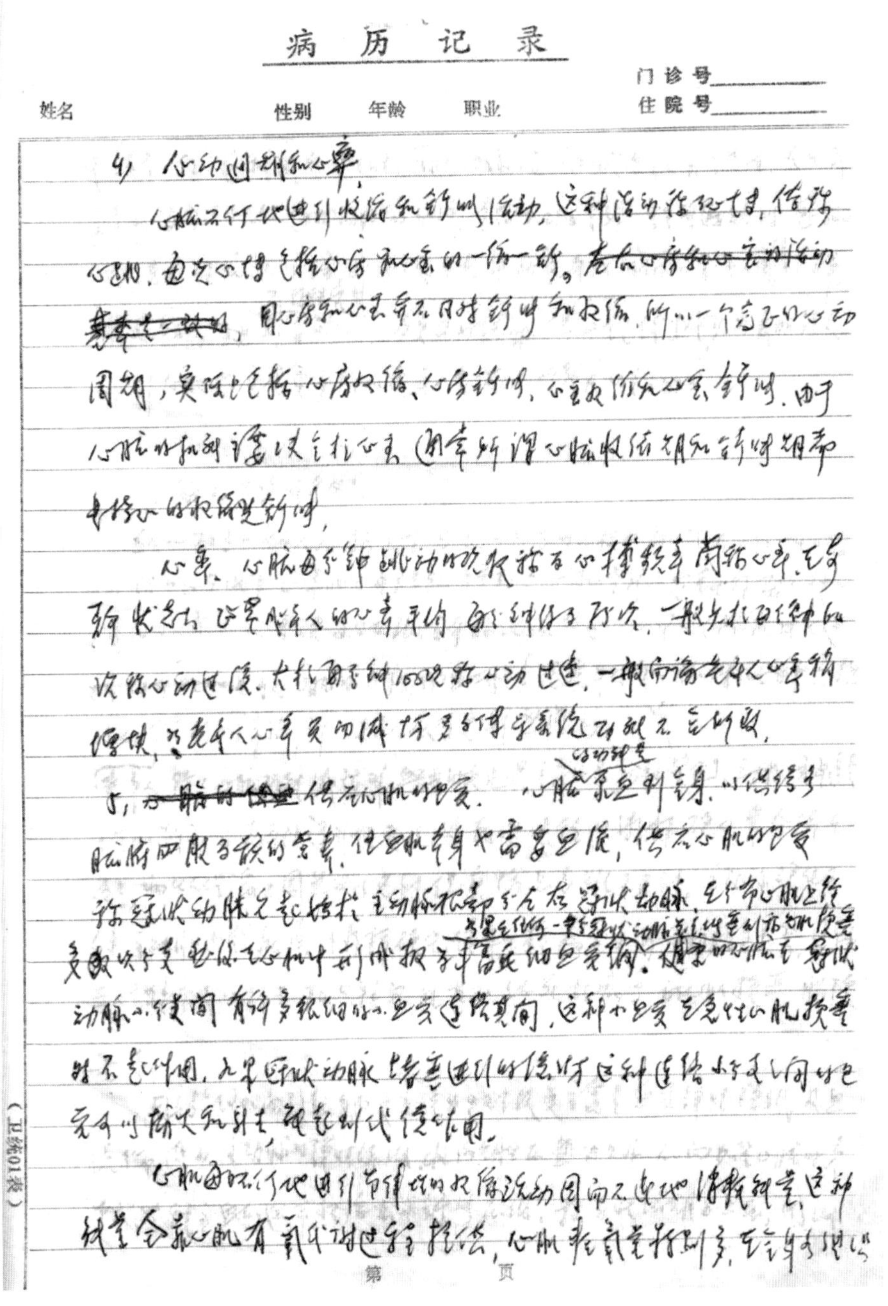

病　历　记　录

门诊号＿＿＿＿＿＿

姓名　　性别　　年龄　　职业　　住院号＿＿＿＿＿＿

4）心动周期和心率

心脏不停地进行收缩和舒张的活动，这种活动称为搏动，使得心跳。由于心博是指心房和心室的一缩一舒，[illegible]，且心房和心室并不同时舒张和收缩，所以一个完整的心动周期，实际上是指心房收缩、心房舒张，心室收缩和心室舒张。由于心脏的[illegible]决定在心室，因此所谓心脏收缩期和舒张期都是指心室的收缩与舒张。

心率：心脏每分钟跳动的次数称为心搏频率，简称心率。正常静息状态下，正常成年人的心率平均每分钟约[illegible]次。一般大于每分钟100次称为心动过速。一般而论老年人心率稍慢，[illegible]。

5）供应心肌的血液：心脏泵血到全身，以供给全身脏腑四肢百骸的营养，但血液本身也需要血液，供应心肌的血液称为冠状动脉，它起始于主动脉根部，分左右冠状动脉，在心肌上分布[illegible]，在心肌中形成极其丰富的细血管网。[illegible]冠状动脉小分支间有许多极细的小血管连接其间，这种小血管在急性心肌缺血时[illegible]，如果冠状动脉[illegible]这种连接小分支[illegible]可以扩大和新生，能起到代偿作用。

心肌每时每刻地进行节律性的收缩活动，因而不停地消耗能量，这种能量全靠心肌有氧代谢过程提供，心肌耗氧量特别多，[illegible]

第　　页

（卫统01表）

图 2-35　阮教授对心动周期和心率的介绍

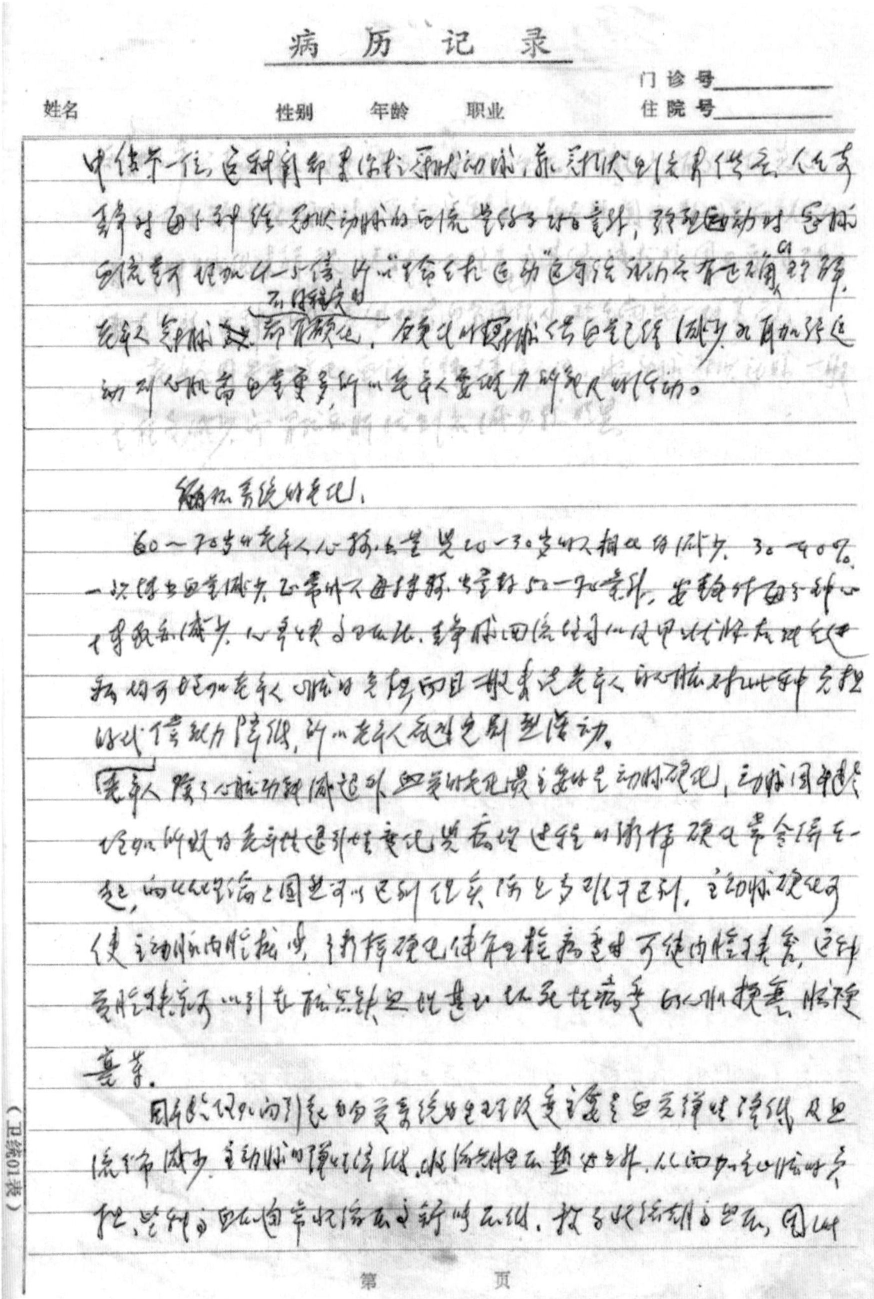

图 2-36 阮教授对“血管老化”的介绍

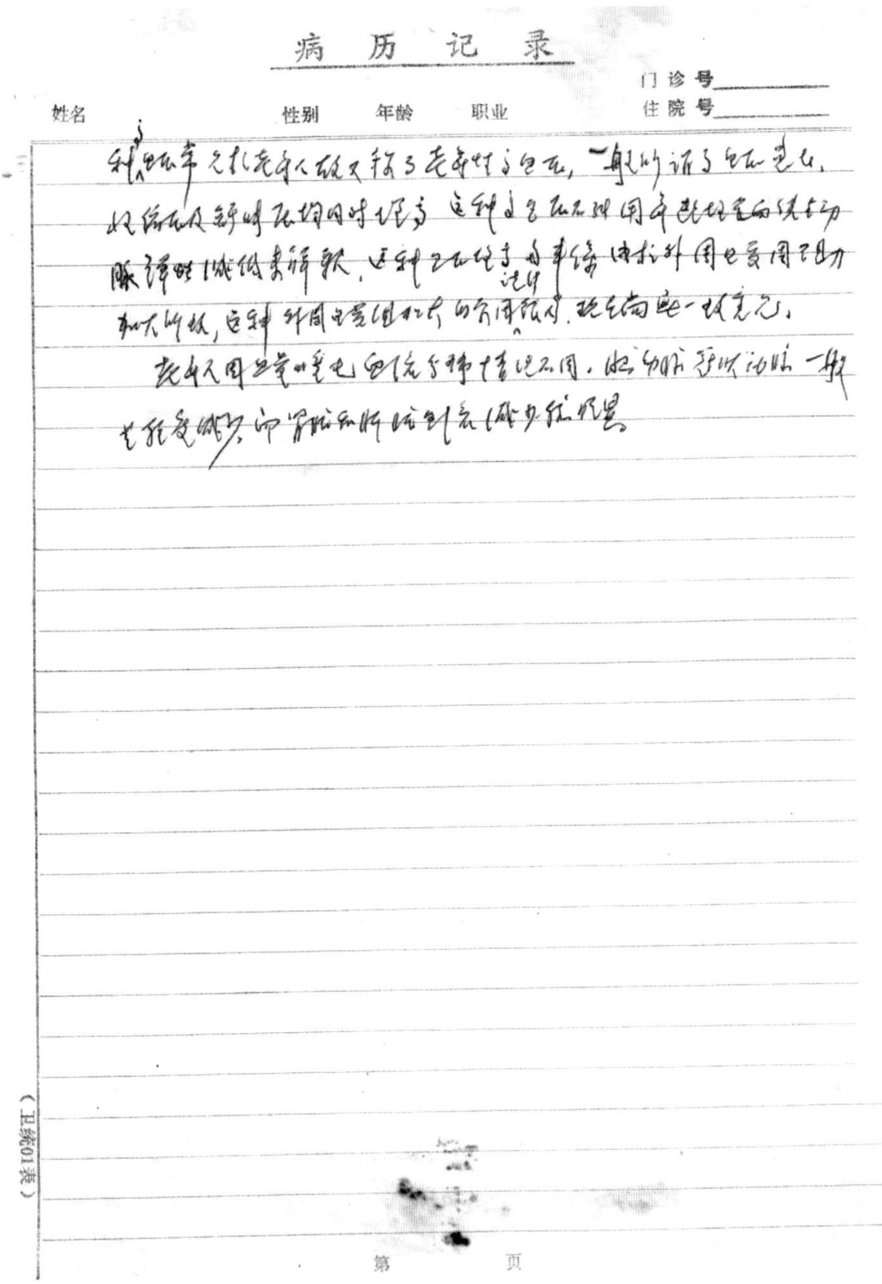

病　历　记　录

门诊号

住院号

姓名　　性别　　年龄　　职业

第　　页

（卫统01表）

图 2-37　阮教授对老年性高血压病概况的介绍

二、对临床经验的总结

（一）胸痹病的病案记录和总结

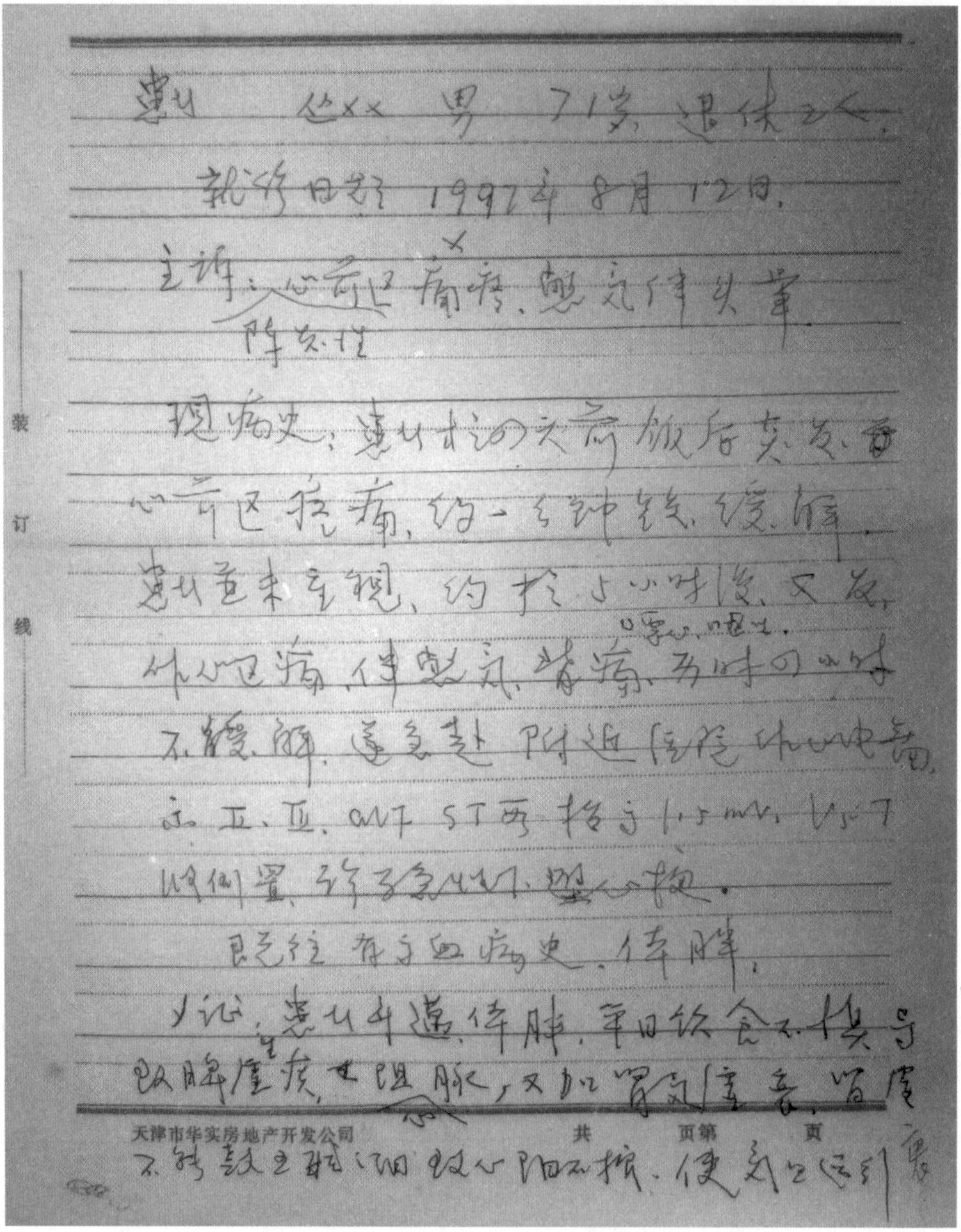

患者 赵XX 男 71岁 退休工人

就诊日期 1997年8月12日

主诉：心前区阵发性疼痛、憋气伴出汗

现病史：患者于就诊前一天饭后突发心前区疼痛，约一分钟后缓解。患者并未重视，约于5小时后，又发作心前区痛，伴憋气、背痛、呕吐、咽塞，历时四小时不缓解。遂急赴附近医院作心电图示Ⅱ、Ⅲ、aVF ST段抬高1.5mV，V1-7 ST段倒置，诊为急性心梗、[illegible]。

既往有高血压病史、体胖。

分证：患者年逾体胖，平日饮食不慎，导致脾虚痰生阻脉，又加胃气虚弱，胃虚不能鼓舞血脉以致心阳不振，使气血运行

天津市华实房地产开发公司 共 页第 页

图 2-38 阮教授治疗一例“胸痹”患者的病案（之一）

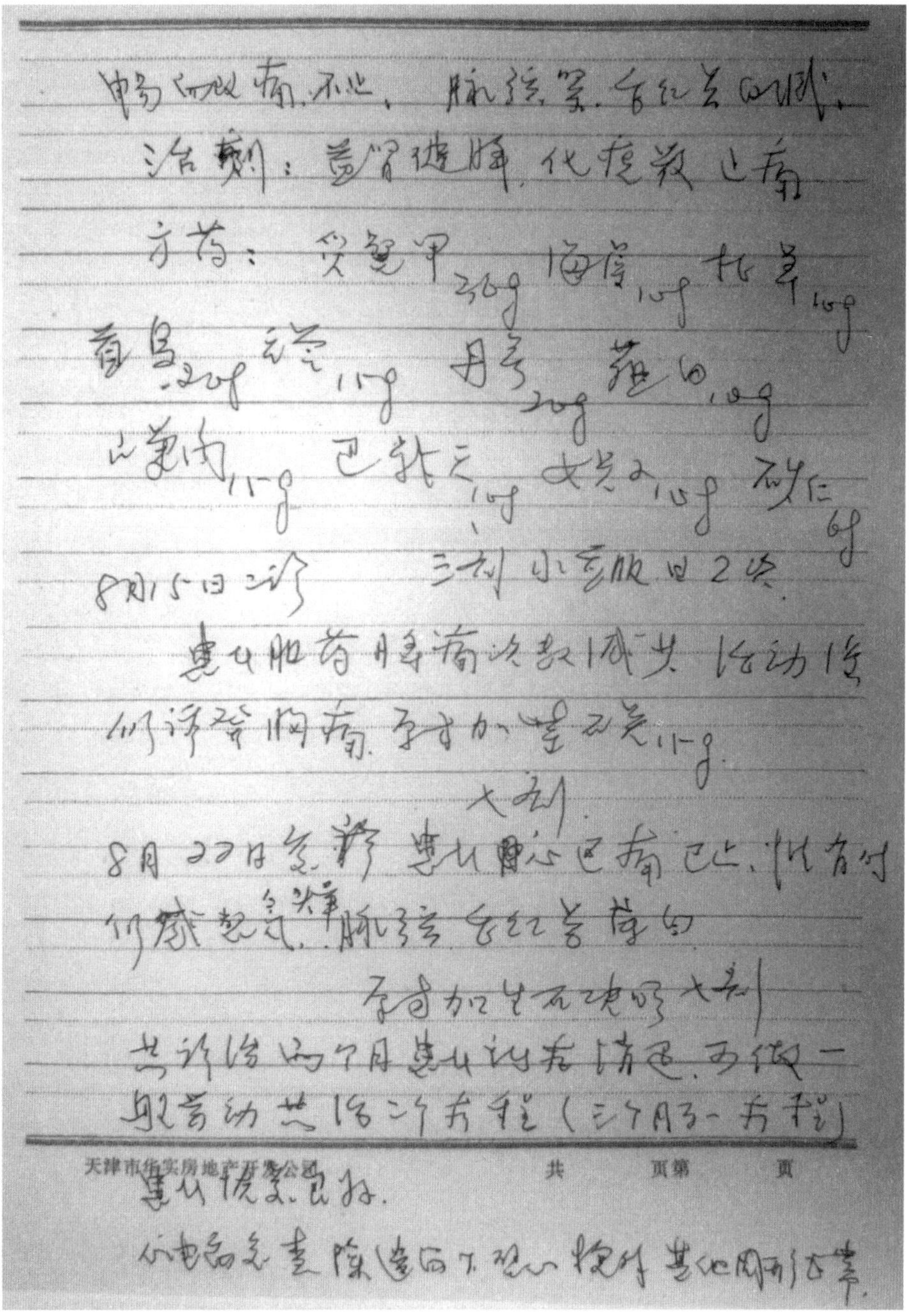
天津市华实房地产开发公司　共　页第　页

图 2-39　阮教授治疗一例“胸痹”患者的病案（之二）

阮教授善治心脑血管等中医内科疾病。图 2-38、2-39 是一位“胸痹”患者的病案记录，主要描述了该患者的主诉、现病史、一般情况、中西医诊断、诊疗过程，以及阮教授对该病例的总结和分析。

（二）心悸病的病案记录和总结

寒，形寒肢冷，稍做大体力活动即感心悸，气短倦力加重，舌质淡红苔白，脉沉弱。

诊断：心阳不振（心悸）（西医病毒性心肌炎）。

辨证：患儿自幼久病，损伤心阳，心失温养，故常感心悸不安。心阳衰退，不能温煦肢体，故而出现上述诸症。

一诊：方：党参10g 黄芪20g 麦冬15g [illegible]10g

[illegible]15g 首乌20g [illegible]15g 功劳叶15g

枸杞15g 牛蒡子10g 炙甘草10g 七剂。

二诊：服药自述倦力好转，纳少，夜眠欠[illegible]，心悸减。

天津市华实房地产开发公司 共 页第 页

三诊：继原方加减，服药三个月，自述心

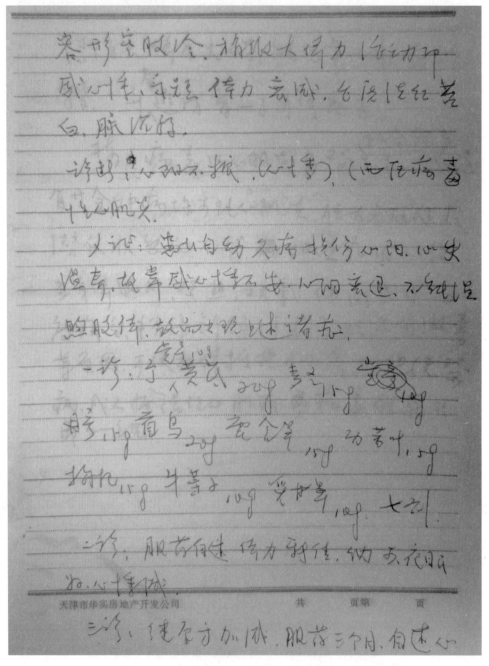

图 2-40 阮教授治疗一例“心悸”患者的病案（之一）

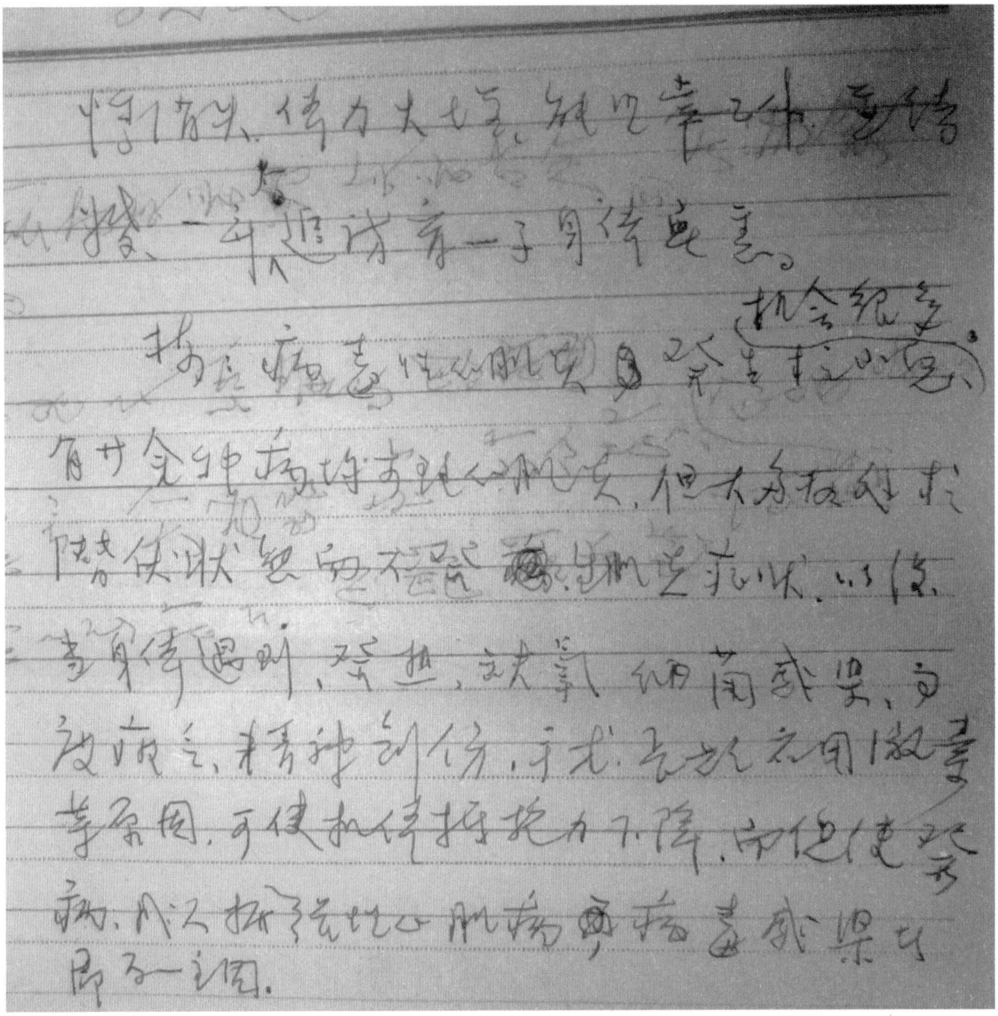

图 2-41　阮教授治疗一例“心悸”患者的病案（之二）

图 2-40、2-41 是对一位“心悸”患者的病历记录。主要描述了该患者的主诉、现病史、一般情况、中西医诊断、用药情况、诊疗过程，以及阮教授对该病例的总结和分析。

（三）天宁胶囊治疗头痛30例小结

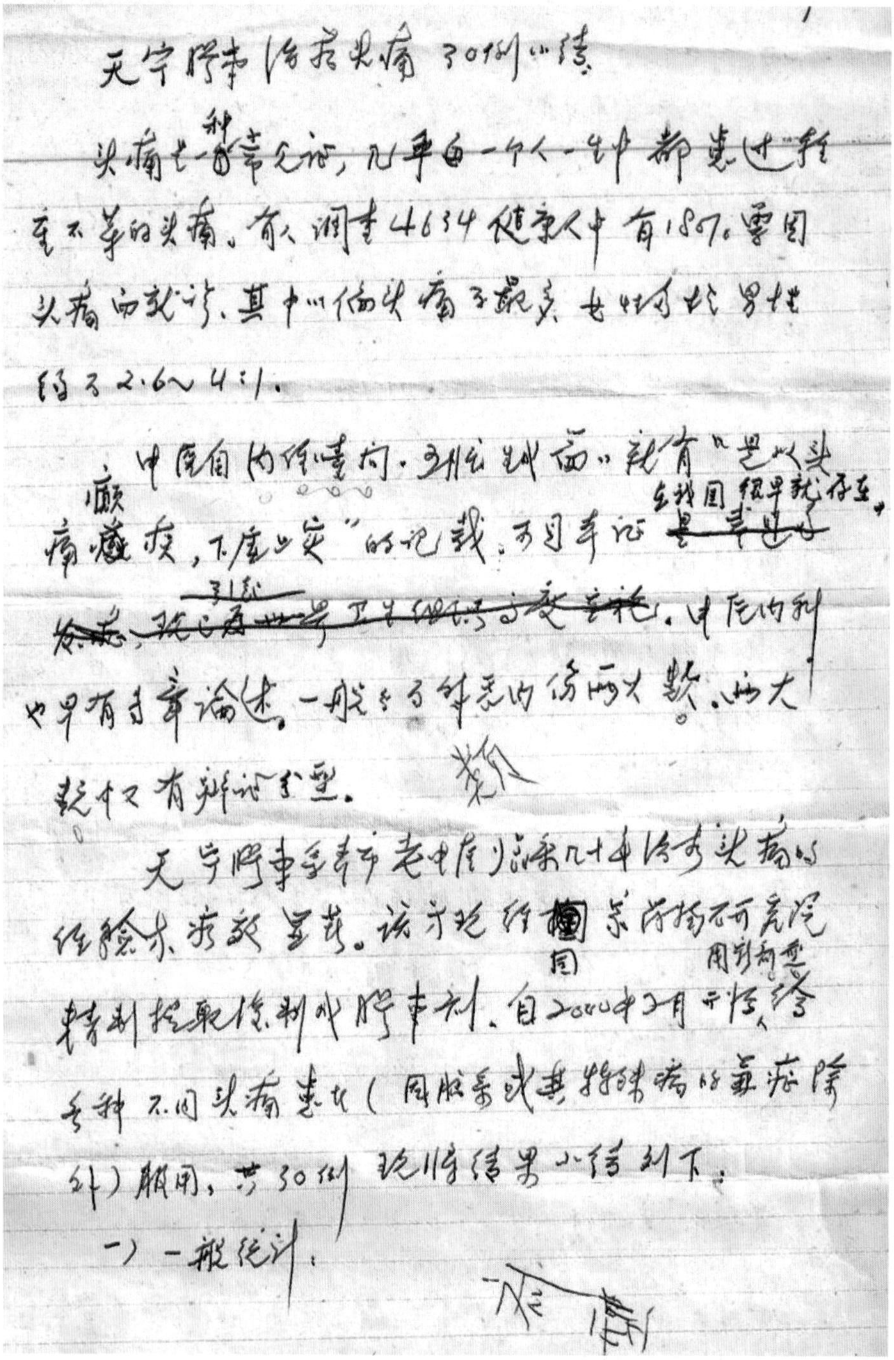

天宁胶囊治疗头痛30例小结

头痛是一种常见证，几乎每一个人都患过轻重不等的头痛。有人调查4634健康人中有18%曾因头痛而就诊。其中以偏头痛多见，女性多于男性约为2.6～4:1。

中医自内经素问·五脏生成篇就有"是以头痛巅疾，下虚上实"的记载。历代医家[illegible]。中医内科书中均有专章论述。一般分为外感内伤两大类，而大类中又有辨证分型。

天宁胶囊系本老中医临床几十年治疗头痛的经验方[illegible]。该方[illegible]精制提取浓制成胶囊剂。自2000年2月开始给各种不同头痛患者（用胶囊或其他药物治疗无效除外）服用，共30例，现将结果小结如下：

一）一般统计：

图2-42 阮教授对"头痛"病症及"天宁胶囊"的简单介绍

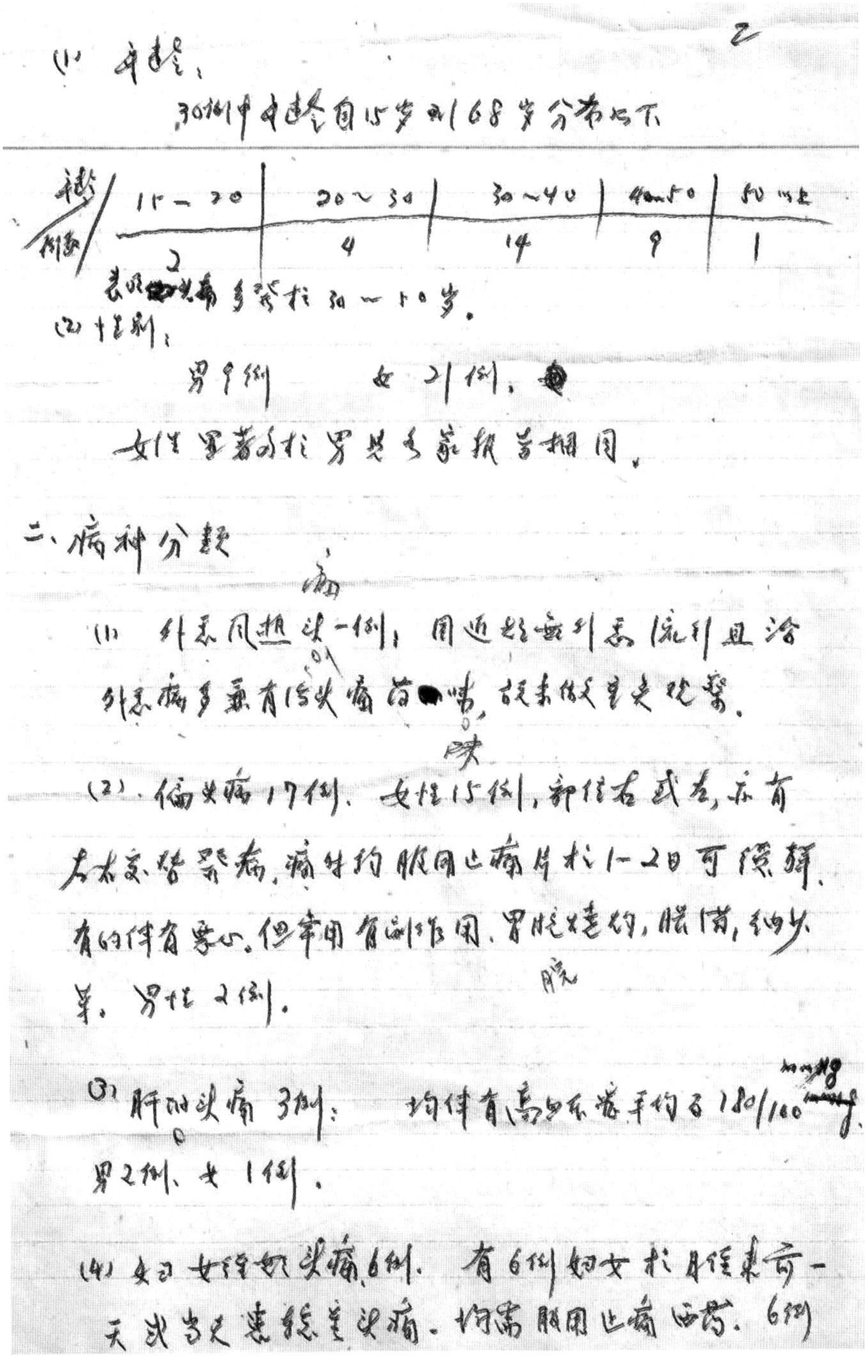
2

(1) 年龄：

30例中年龄自15岁到68岁分布如下

年龄	15～20	20～30	30～40	40～50	50以上
例数	2	4	14	9	1

表明头痛多发于30～50岁。

(2) 性别：

男9例　女21例。

女性罹患多于男者，与各家报告相同。

二、病种分类

(1) 外感风热头痛1例，因近数年外感流行且治外感病多兼有偏头痛的患者，故未做专题观察。

(2) 偏头痛17例，女性15例，部位右或左，亦有左右交替发痛，痛时均服用止痛片於1-2日可缓解，有的伴有恶心。但常用有副作用，胃脘烧灼，脘闷，纳少等。男性2例。

(3) 肝阳头痛3例：均伴有高血压，常平均在180/100mmHg。男2例，女1例。

(4) 妇女经期头痛6例，有6例妇女於月经来前一天或当天患经前头痛，均需服用止痛西药。6例

图2–43　阮教授按照不同症状对30例头痛患者进行的分类

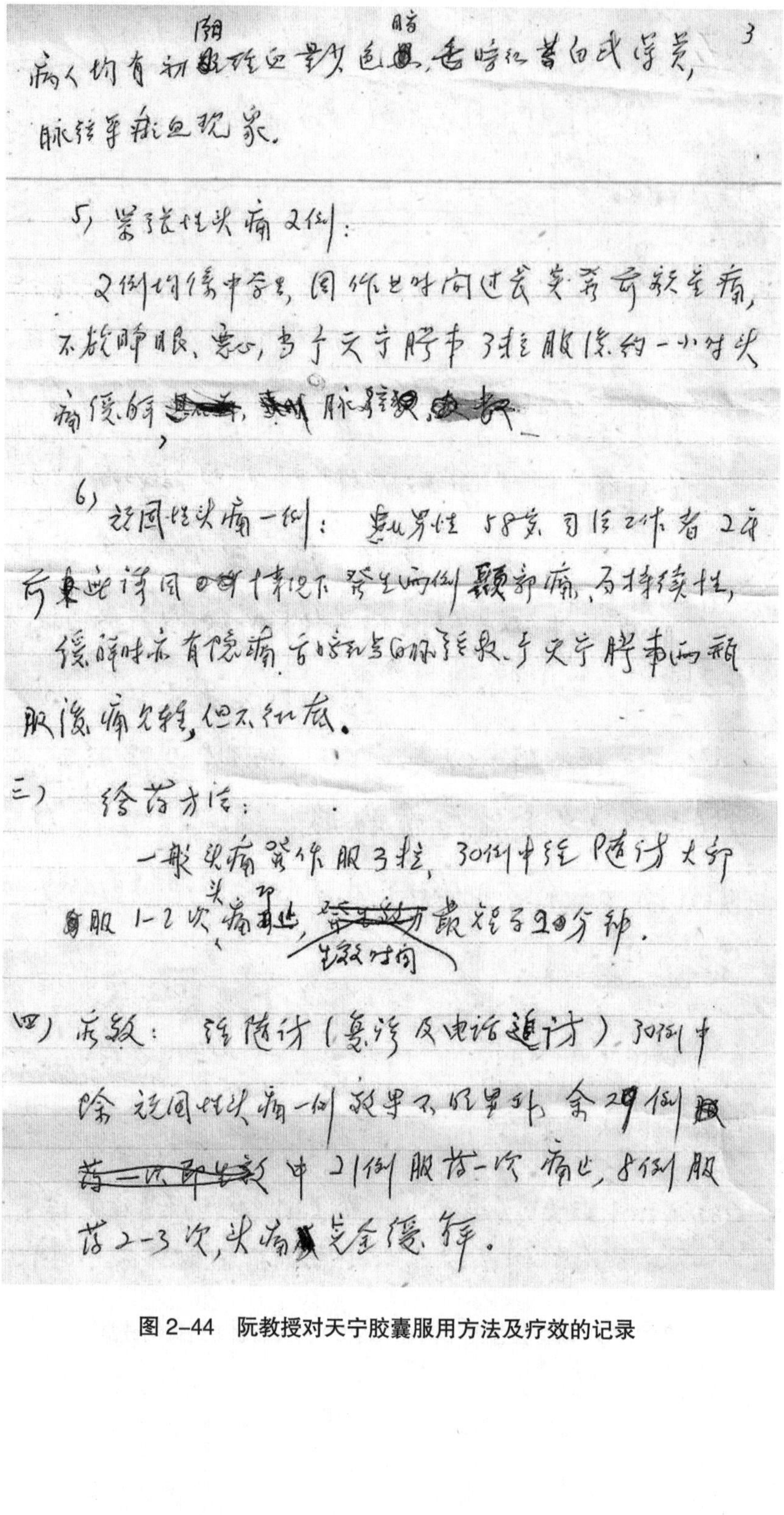

3

病人均有初期性血量少，色暗，舌暗红苔白或紫黄，脉弦等瘀血现象。

5）紧张性头痛2例：

2例均系中学生，因作业时间过长，突发前额疼痛，不能睁眼、恶心，当予天宁胶囊3粒，服后约一小时头痛缓解，脉弦。

6）神经性头痛一例：患者男性 58岁 司法工作者 2年前某次淋雨情况下发生两侧颞部痛，为持续性，缓解时亦有隐痛，舌暗红苔白脉弦数，予天宁胶囊两瓶服后痛减轻，但不彻底。

三）给药方法：

一般头痛发作服3粒，30例中经随访大部服1-2次、头痛即止，起效时间最短为20分钟。

四）疗效：经随访（复诊及电话追访）30例中除神经性头痛一例效果不明显外，余29例中21例服药一次痛止，8例服药2-3次，头痛完全缓解。

图 2-44 阮教授对天宁胶囊服用方法及疗效的记录

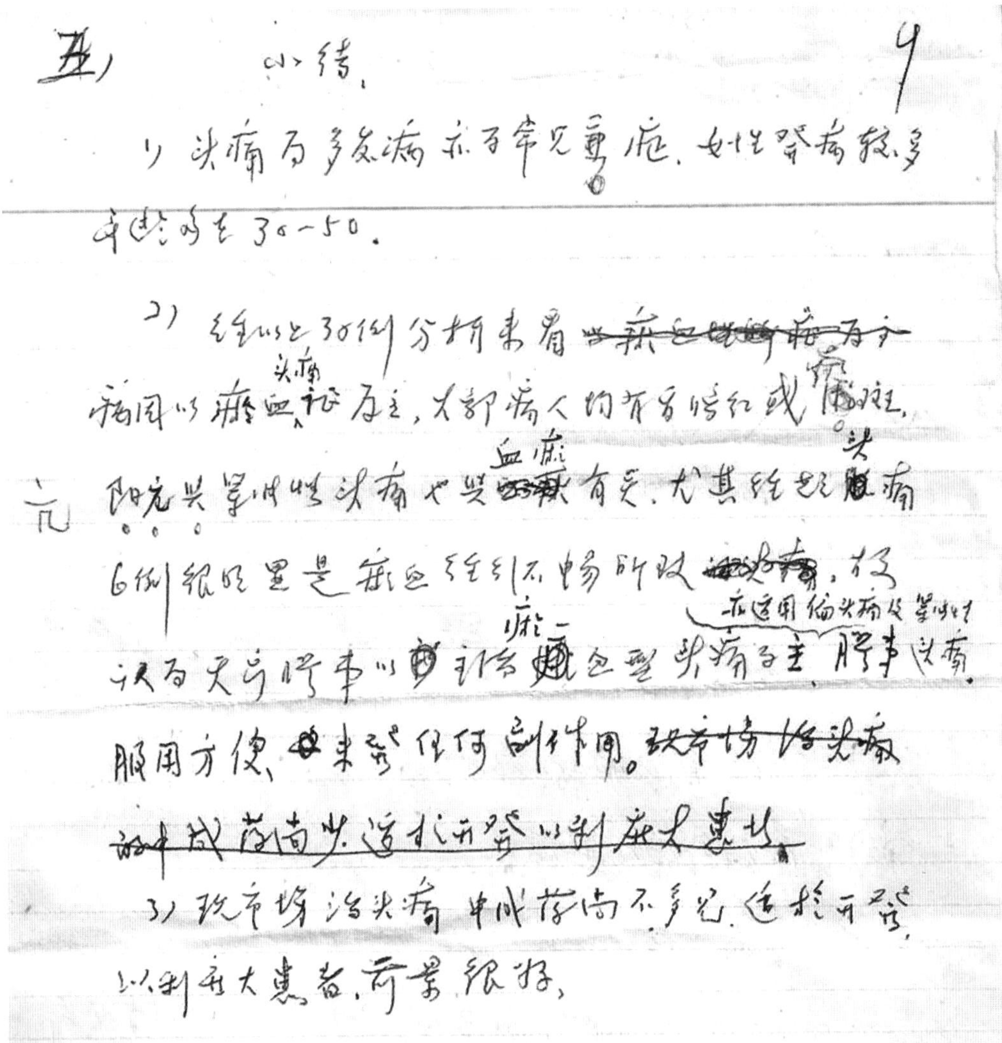

五）　小结。　4

1）头痛为多发病亦为常见症，女性患者较多，年龄均在30–50。

2）经以上30例分析来看~~瘀血……症为主~~痛因以瘀血头痛证为主，大部病人均有舌暗红或瘀斑，阳亢头晕性头痛也与血瘀有关。尤其经期头痛6例很明显是瘀血经行不畅所致~~头痛~~，故认为天宁胶囊以活血通络治瘀血型头痛为主，亦适用偏头痛及血管性头痛。胶囊服用方便，未发现任何副作用。~~故本方治头痛的中成药尚少，适于开发以利广大患者。~~

元

3）此方治头痛中成药尚不多见，适于开发，以利广大患者，前景很好。

图 2–45　阮教授对天宁胶囊治疗头痛病症的分析与总结

（四）中药治疗绝经前后诸证 58 例小结

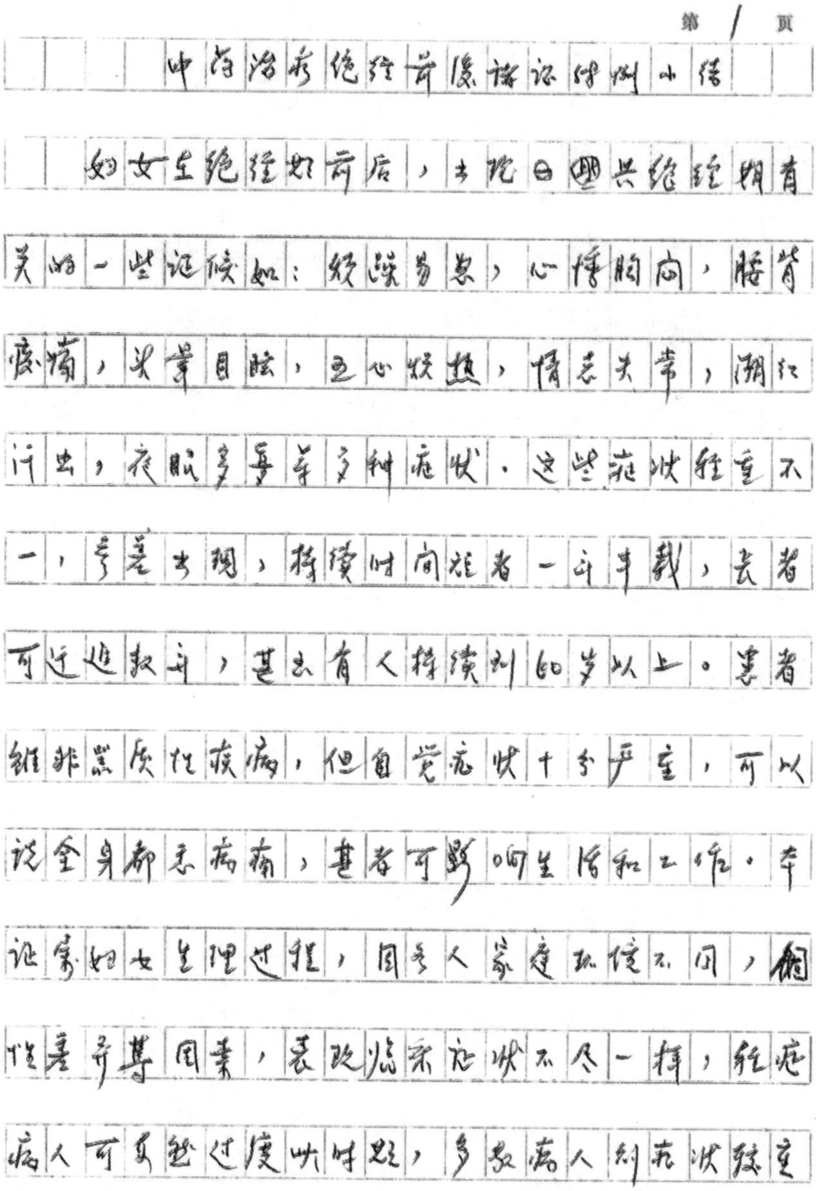
第 1 頁

中药治疗绝经前后诸证58例小结

妇女在绝经期前后，出现与绝经期有关的一些证候如：烦躁易怒，心悸胸闷，腰背痠痛，头晕目眩，五心烦热，情志失常，潮红汗出，夜眠多梦等各种症状。这些症状轻重不一，参差出现，持续时间短者一二年载，长者可迁延数年，甚至有人持续到60岁以上。患者虽非器质性疾病，但自觉症状十分严重，可以说全身都是病痛，甚者可影响生活和工作。本证系妇女生理过程，因个人家庭环境不同，個性差异甚大，表现临床症状不尽一样，轻症病人可安然渡过此时期，多数病人则症状较重

图 2-46　阮教授对“绝经前后诸证”的介绍

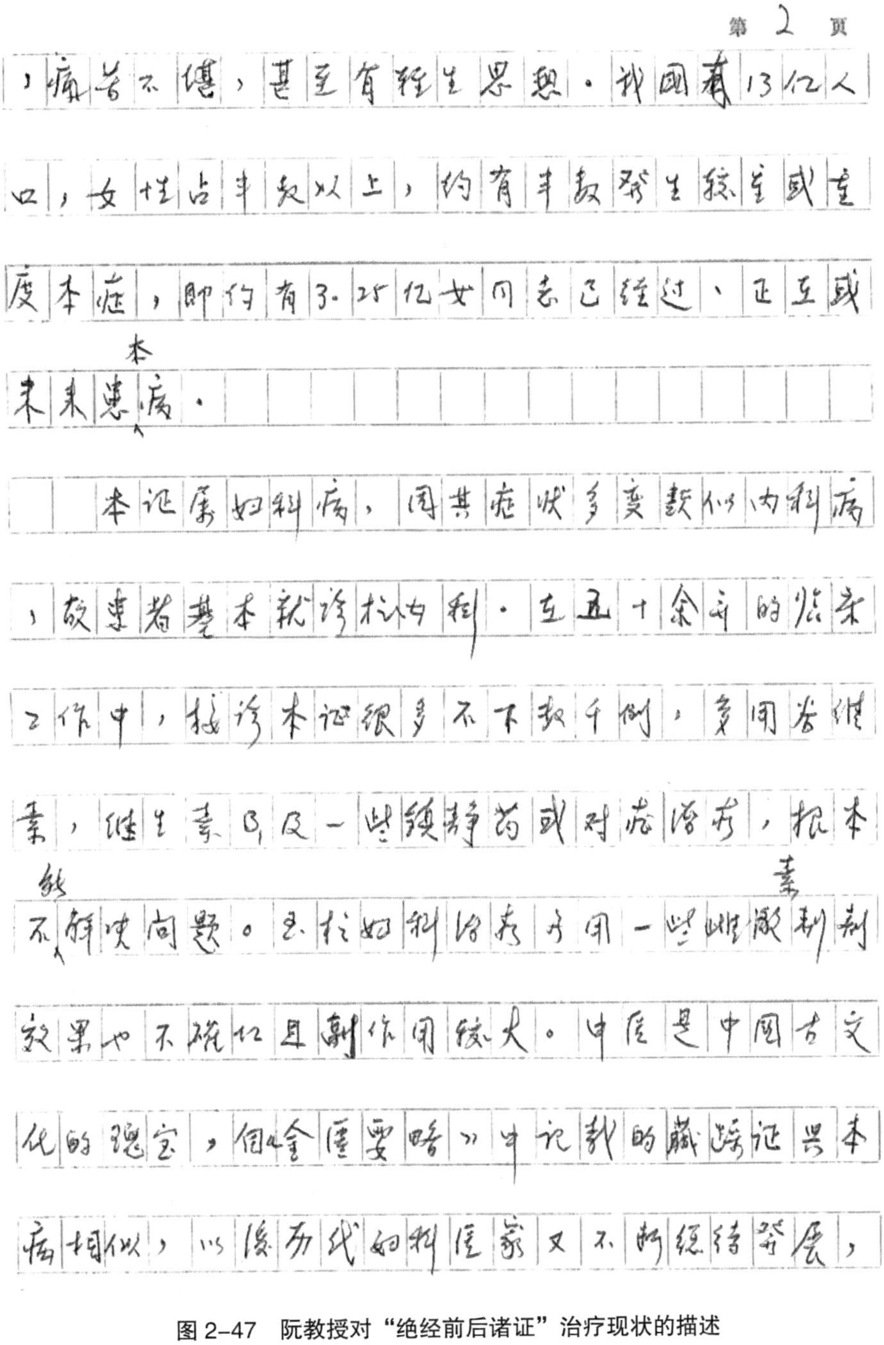
第 2 页

…痛苦不堪，甚至有轻生思想。我国有13亿人口，女性占半数以上，约有半数发生轻至或重度本症，即约有3.25亿女同志已经过、正在或未来患本病。

本证属妇科病，因其症状多变类似内科病，故患者基本就诊于内科。在五十余年的临床工作中，接诊本证很多不下数千例，多用激素，维生素B及一些镇静药或对症治疗，根本不能解决问题。且于妇科治疗予用一些雌激素制剂效果也不确切且副作用较大。中医是中国古文化的瑰宝，但《金匮要略》中记载的脏躁证与本病相似，以后历代妇科医家又不断继续发展，

图 2–47　阮教授对“绝经前后诸证”治疗现状的描述

第 3 页

认为发病病机为妇女年余七七任脉虚，太冲脉衰少，天癸竭如此。即肾阴亏损，冲任失荣而发病。肾虚肝盛，用补益肾阴及平肝潜阳之剂标本兼治，果均多症状大减并可缩短病程。过去对本病重视不够，经几十年经验，体会到医生以解除病人痛苦为本职，国家又大力提出重视妇女健康，对此精神有害妇女之证，应予深入研究以解除病人痛苦。曾经门诊治本证好例，但因重视不够，资料多不完善，兹将近三年来记录较全的本证患者作统计列如下：

表I. 发病年龄：

年龄：	35—39	40—55	56—60	60以上
	1	99	16	2

图 2–48　阮教授对“绝经前后诸证”病因病机的概括

第 4 页

表Ⅰ示本病发生于40—60岁占大多数，39岁以前，60以上也有少数人发病。60以上发病的两例，实际已绝经三年，後经仍可发病。说~~本证不一定发生月经紊乱期~~

表Ⅱ 职业：

脑力劳动	体力劳动	无职业
37例	18例	3例

表Ⅱ示脑力劳动发病较多。经验中脑力劳动者表现症状较重。

表Ⅲ 月经情况：

月经紊乱期（提前，错后，量少）	月经正常	停经后
45例	5例	8例

除上述2例60以上患者停经后发病外，有

图 2-49 阮教授对58例患者按照年龄、职业和月经情况的不同所做出的分类

第 5 页

6例于60岁以前行经後发病，说明本病发生时间不一定在月经紊乱期。

IV. 本病患者多有头晕目眩，心悸气短症状，经检查多数患者有血压增高及心电图改变，有的病人误以为冠心病施治。

(1) 血压：58例中有34例有中度血压升高，34例中仅3例有高血压家族史，58例过去全部未发现高血压，此34例高血压多发生在~~发病~~与绝经前后诸证同时。血压多为中度升高，经治后多有显效，但有时波动。

(2) 心电图：在本病发生时患者来诊主诉或有"冠心病"，经查58例中有38例心电图确有ST、T改变，且多为12导联同时均有异常。

图 2-50 阮教授对 58 例患者的血压情况及心电图检查结果的综合分析

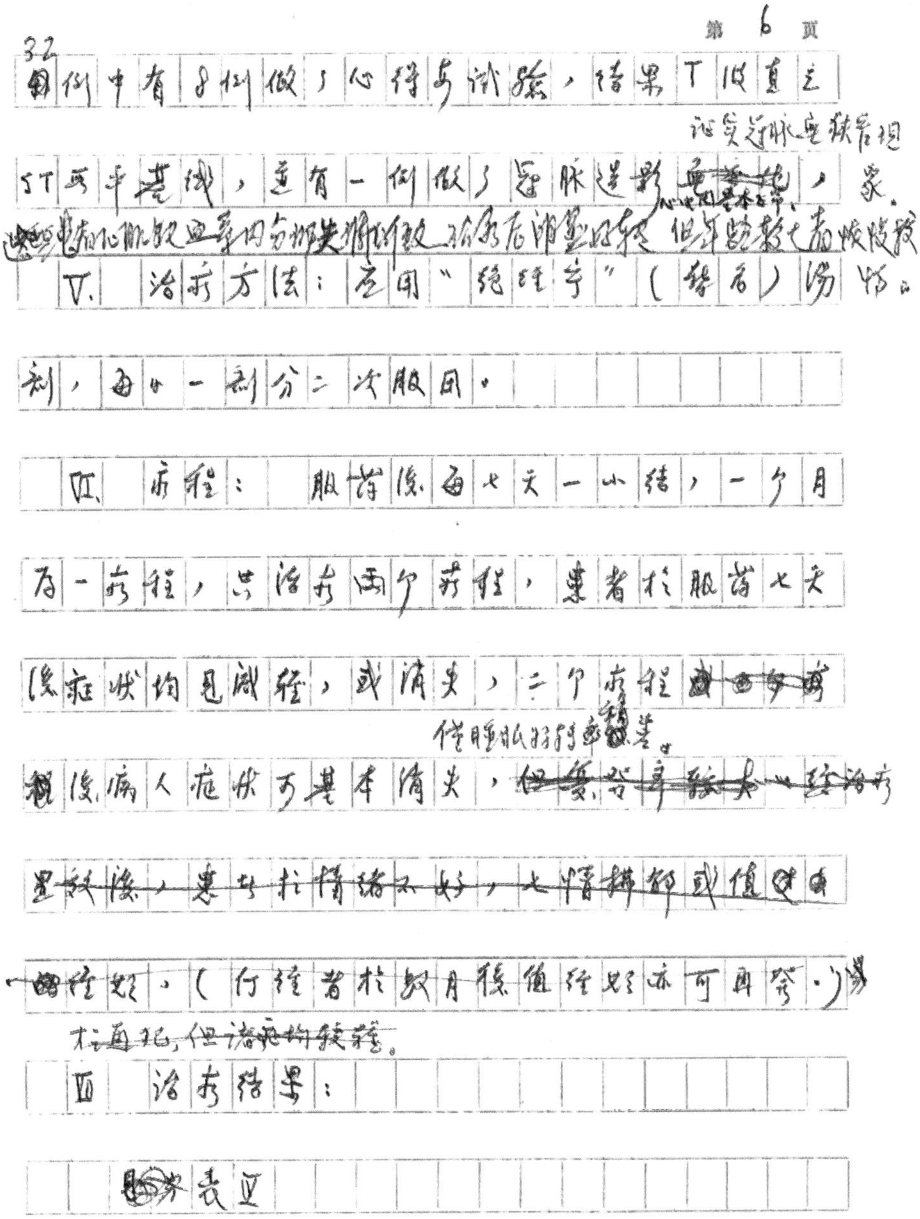

图 2–51　阮教授对 58 例患者的治疗方法及疗程记录

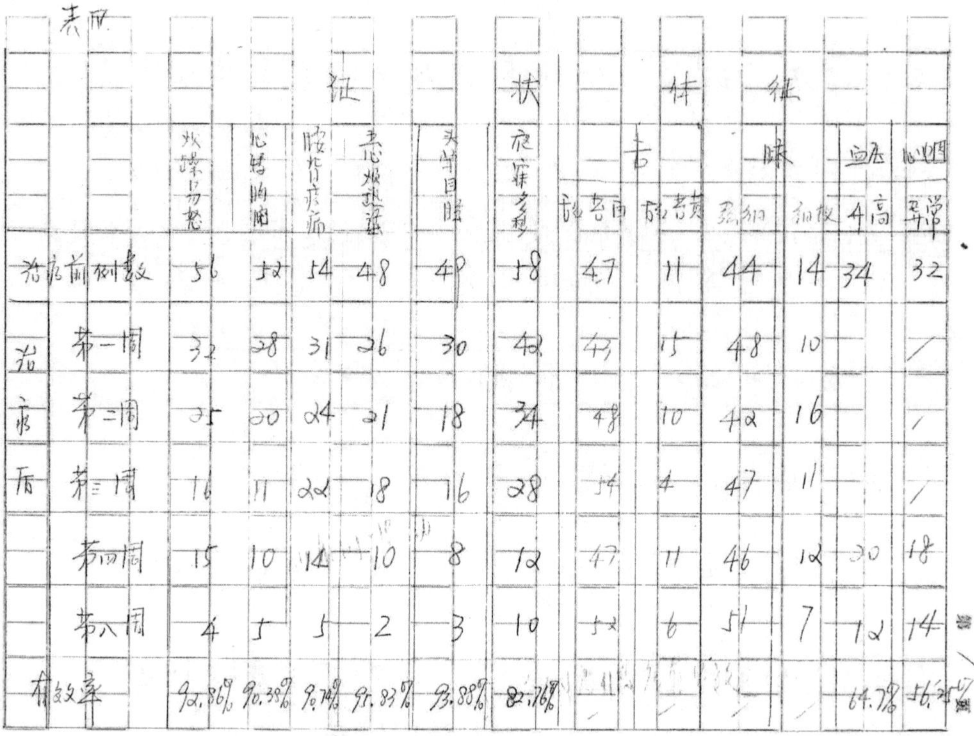

表Ⅳ

		症	状					体	征				
		烦躁易怒	心悸胸闷	腰背疼痛	五心烦热	头晕目眩	夜寐多梦	舌：舌红苔白	舌：舌红苔黄	脉：弦细	脉：细数	血压升高	心电图异常
治疗前例数		56	52	54	48	49	58	47	11	44	14	34	32
治疗后	第一周	32	28	31	26	30	42	43	15	48	10		/
	第二周	25	20	24	21	18	34	48	10	42	16		/
	第三周	16	11	22	18	16	28	54	4	47	11		/
	第四周	15	10	14	10	8	12	47	11	46	12	20	18
	第八周	4	5	5	2	3	10	52	6	51	7	12	14
有效率		92.86%	90.38%	90.74%	95.83%	93.88%	82.76%	/	/	/	/	64.7%	56.25%

图 2-52　阮教授对 58 例患者临床观察结果的记录

阮教授归纳了中药治疗 58 例绝经前后诸证病例，通过对“绝经前后诸证”从定义、临床表现、症状体征、病因病机、治疗和预防等几个方面进行整理，分别以中医和西医的角度，从生理、病理方面探讨了该病的症状和体征，然后进行分类总结。其中列举了一位诊断为“更年期综合征”的患者，详细记录了整个诊疗过程，无不体现了阮教授善于总结的治学习惯及严谨的工作态度。

（五）用中医药理论阐述“胸痹病”的病因病机、治法与方药

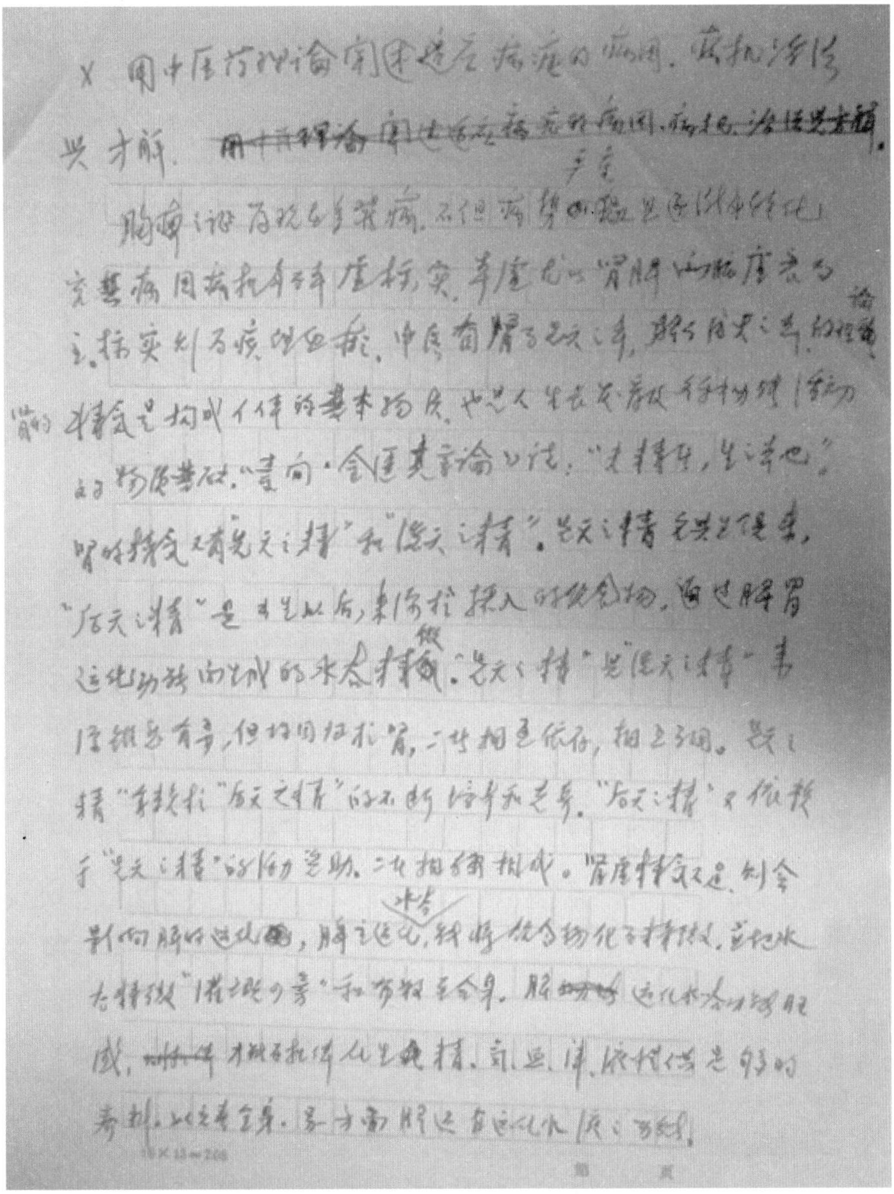

图 2-53　阮教授将《内经》与病症结合所作论述（之一）

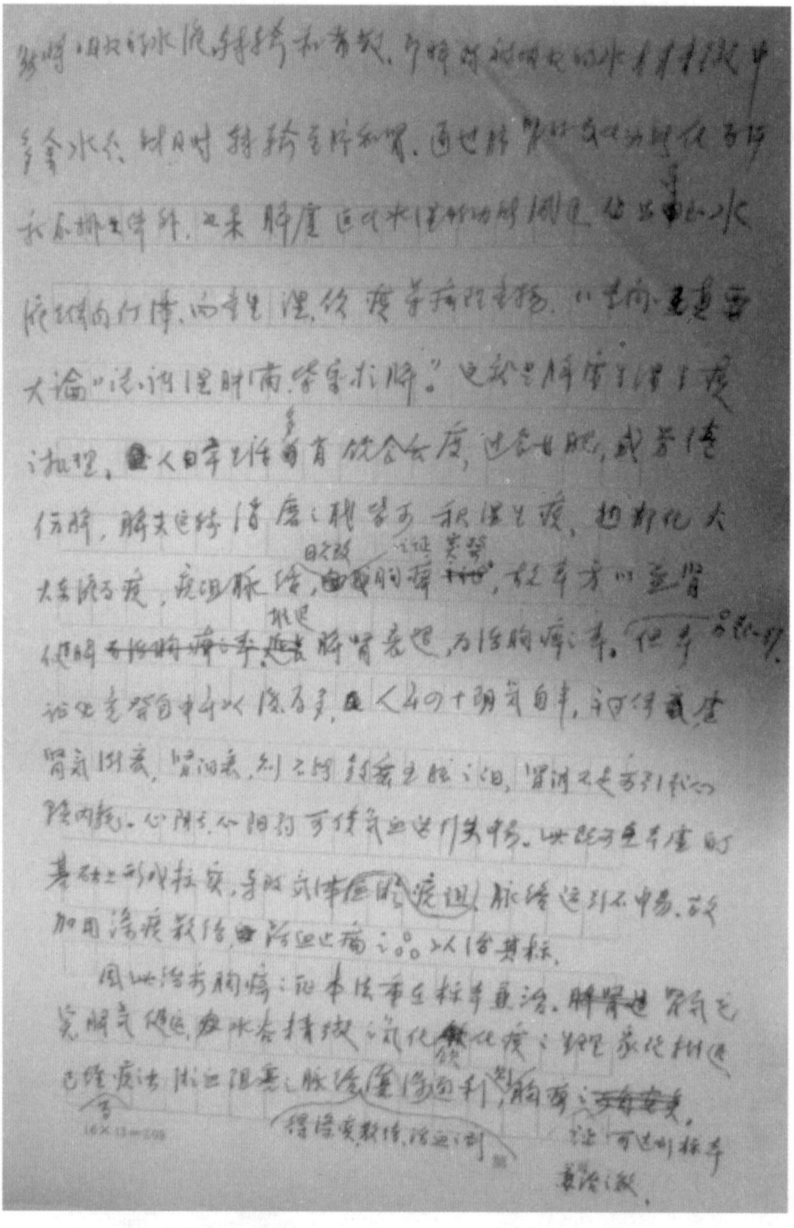

图 2–54 阮教授将《内经》与具体病症结合所作论述（之二）

图 2–53、2–54 为阮教授临证思考所写下的一篇文章。文中通过引用《黄帝内经》原文，全面地阐释了“先天之精”（肾）与“后天之精”（脾）的关系，以此来论证“脾肾亏虚证”与“胸痹病”之间的关系，一方面体现了阮教授勤于学习、善于思考的学风，另一方面也让我们理解了他的“益肾健脾”学术思想形成的理论基础，“一断于经”，即完全取决于《内经》理论。

（六）对中西医结合问题的思考

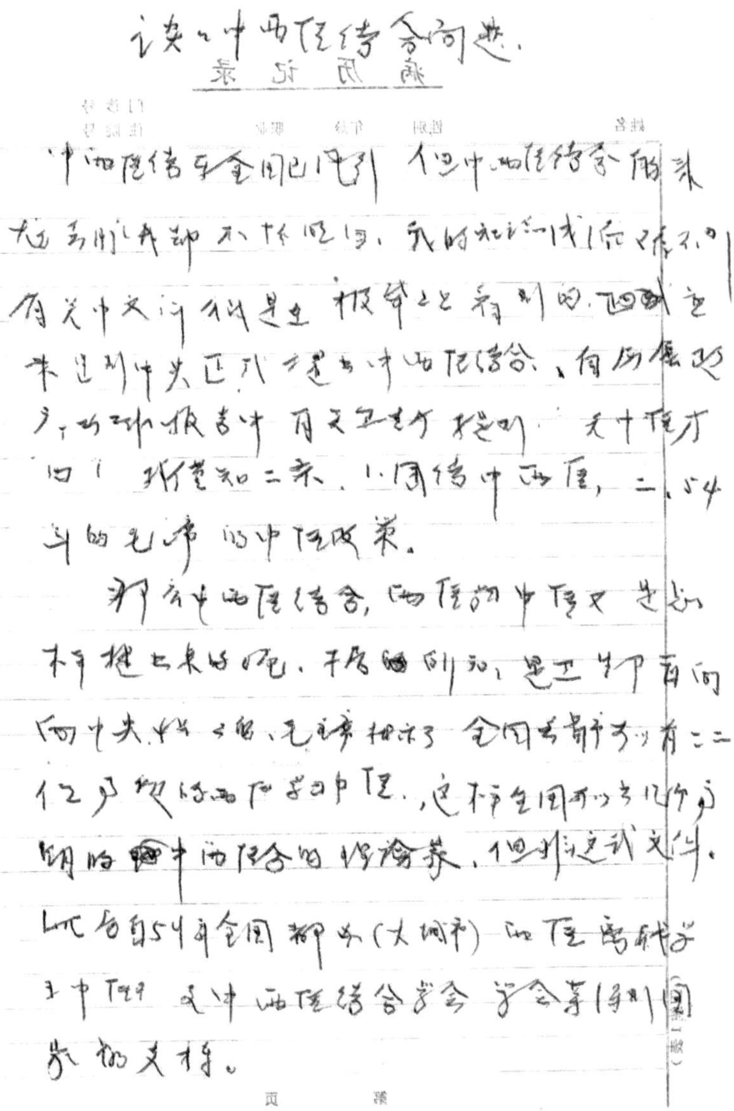
谈谈中西医结合问题

病历记录

图 2–55　阮教授就“中西医结合”问题所作文章（之一）

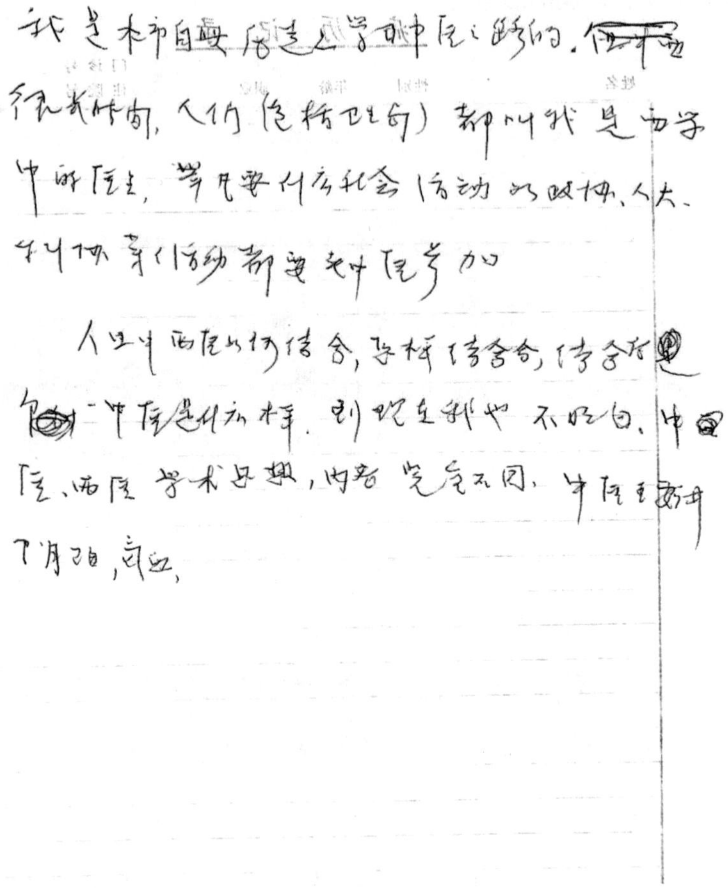
我是本市自学历走上学中医之路的。很多作家、人们（包括卫生部）都叫我是西学中的医生，举凡要什么社会活动如政协、人大、科协等活动都要我作医生参加

人说中西医如何结合，怎样结合，结合成……中医是什么样，到现在我也不明白。中国医、西医学术思想，内容完全不同，中医主要讲阴阳，气血，

图 2-56 阮教授就“中西医结合”问题所作文章（之二）

自“西学东渐”时期西医传入中国以来，中西医结合问题一直是医学界争论不休的焦点。新中国成立后，一方面，党和政府加大了对中医的扶持力度；另一方面，也不乏西医人士对中医的质疑。阮教授作为一名“西学中”的一线临床医生，自然也卷入了当时的争论之中。针对那时的局面，阮教授毫不避讳地写下这篇《谈谈中西医结合问题》的文章。文中写道：“中西医结合全国已风行”，号召同行响应毛主席的中医政策，团结中、西医。这些无不反映出阮教授对中、西医结合与发展的关切之情。阮教授心系百姓苍生、关注医药事业的创新和发展，他不仅是一名治病救人的医生，也是一名为中医事业发展奔走呼号的斗士。

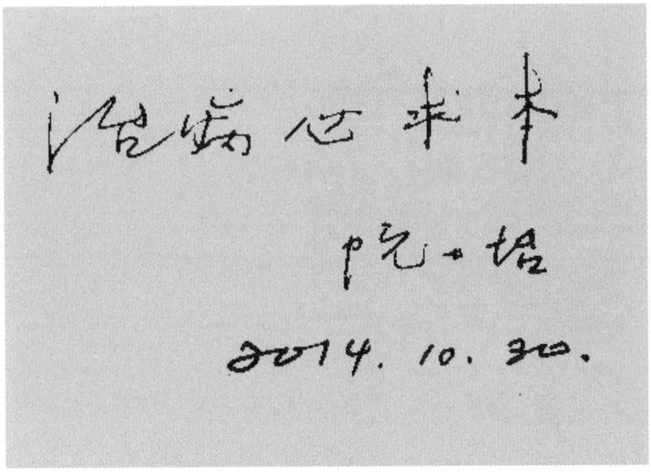

图 2-57　阮教授获“国医大师”称号时留字纪念

2014 年 10 月 30 日，阮士怡教授在人民大会堂荣获“国医大师”称号，并庄重写下：“治病必求本”。这不仅是阮教授对自己数十年从医经验的感悟，也是与广大医务工作者的共勉。

阮教授从事中医、中西医结合事业七十余载，是我国现代中医院的奠基者之一，毕生专注于临床和科研，为医药事业做出了巨大贡献。阮教授不仅运用中医辨证施治的方法服务广大患者，也借助现代科学手段穷究病因，审因论治，中西结合，临床疗效显著，深得病人的信任和尊重。即便进入期颐之年，思路依旧清晰，勤于临诊，无时无刻不竭尽所能，为中医、中西医结合事业的发展和创新做出贡献。阮教授精湛的医术、高尚的医德，以及对医学事业始终如一的挚爱精神，值得我们每一位医务工作者为之自豪并奋进而不止息。

第三篇

实践出真知，古方须赖科技兴

20 世纪 80 年代初，阮士怡教授时任天津市中医研究所副所长及心血管病研究室主任，成立并主持了实验室工作，又建成了细胞培养室，运用现代医学方法和科学技术手段进一步研究传统中医药学。自此，阮士怡教授在利用中医药延缓衰老、治疗心脑血管疾病的临床与实验研究领域形成了稳定的研究方向，并取得了一系列的科研成果。

第一章　潜心科研，务实求真

阮士怡教授以中西医结合防治心血管病、老年病为主要研究方向，早在20世纪60年代初，他就倡导并组织了中医临床科学研究。从笔记中可以看出阮教授缜密的思考和清晰的思路，内容虽然繁琐，但经他梳理后便有条不紊。阮教授认真严谨的治学态度及丰富的科研经验，由此可见一斑。

一、“冠状动脉机能不全的中医辨证论治”十年规划

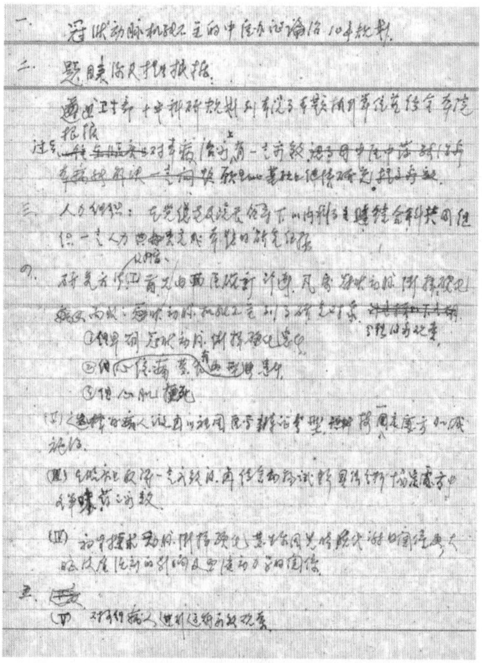

图3–1　阮教授书写的科研规划草案（之一）

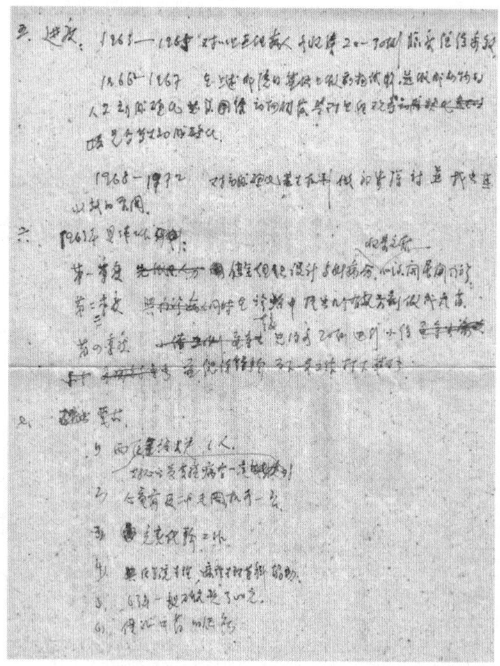

图3–2　阮教授书写的科研规划草案（之二）

图3–1、3–2所呈现的，是阮教授在1963年提出的一项关于“冠状动脉机能不全的中医辨证论治”科研规划草案，内容包含题目来源依据、人力组织、研究方法、进度安排等具体的思路和要求。那时的阮教授正值不惑之年，对于科研设计的把握已臻成熟，寥寥两页纸便将一项历时十年的科研工作规划安排得纲举目张、井井有条，可谓是高屋建瓴、运筹帷幄。

二、第一份国家自然科学基金申请书

为推动中国科技体制的改革，变革科研经费拨款方式，国务院于 1986 年 2 月 14 日批准成立国家自然科学基金委员会。

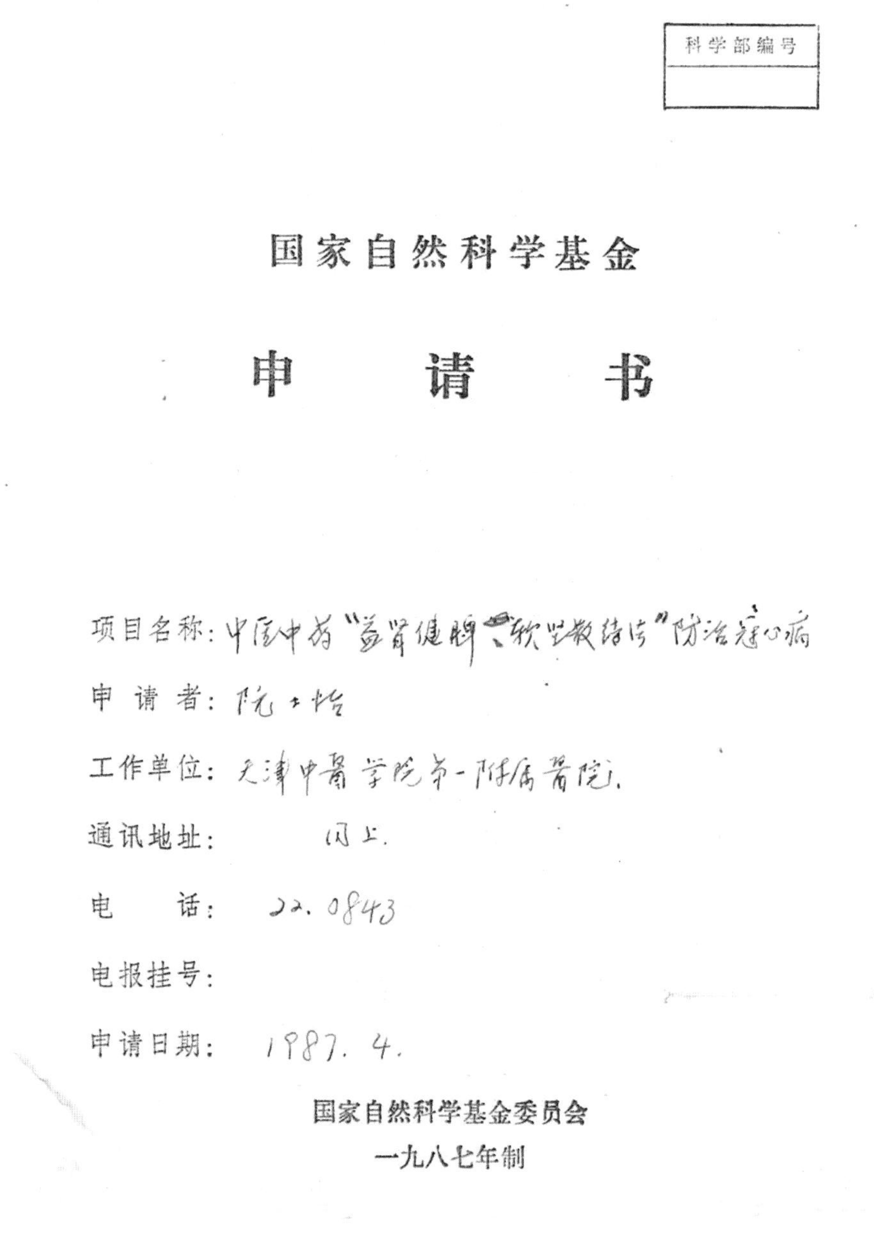

科学部编号

国家自然科学基金

申　请　书

项目名称：中医中药"益肾健脾、软坚散结法"防治冠心病

申 请 者：阮士怡

工作单位：天津中医学院第一附属医院

通讯地址：同上

电　　话：22.0843

电报挂号：

申请日期：1987.4.

国家自然科学基金委员会

一九八七年制

图 3–3　阮教授的第一份"国家自然科学基金申请书"（之一）

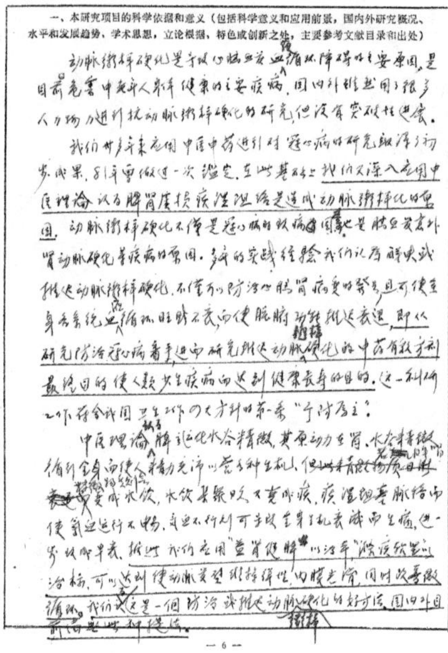
一、本研究项目的科学依据和意义（包括科学意义和应用前景，国内外研究概况、水平和发展趋势，学术思想，立论根据，特色或创新之处，主要参考文献目录和出处）

— 6 —

图 3-4 阮教授的第一份“国家自然科学基金申请书”（之二）

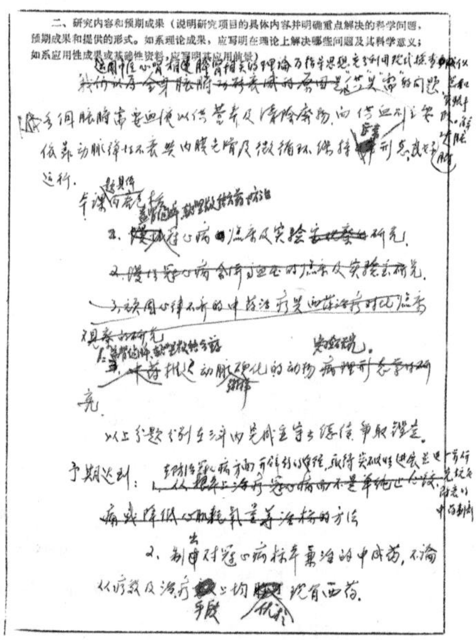
二、研究内容和预期成果（说明研究项目的具体内容并明确重点解决的科学问题，预期成果和提供的形式。如系理论成果，应写明在理论上解决哪些问题及其科学意义；如系应用性成果或基础性资料，应写明其应用前景）

图 3-5 阮教授的第一份“国家自然科学基金申请书”（之三）

阮教授于 1987 年 7 月递交了自己的第一份、同时也是天津中医药大学第一附属医院建院以来第一份国家自然科学基金申请书（详见图 3–3、3–4 和 3–5）。无论是医院的科研建设，还是阮教授个人的科研生涯，由此都迈出了坚实的一步。阮教授将申报项目名称定为“中医中药‘益肾健脾，软坚散结法’防治冠心病”，将自己的临证经验和学术思想全部融入进这一份标书中，得到了国家和医院的大力支持。

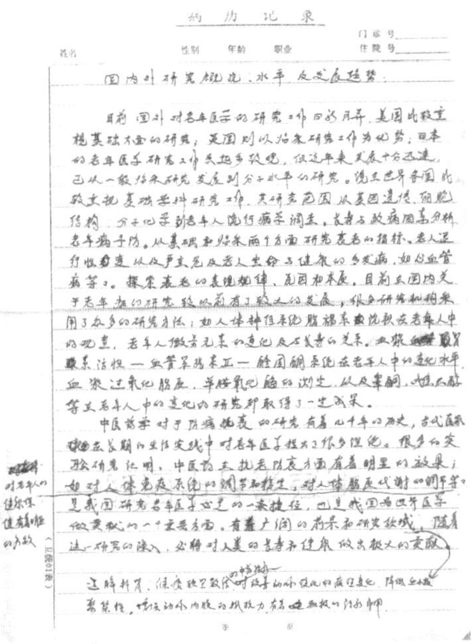

图 3-6　阮教授对学生所写的科研申请书进行批注和修改（之一）

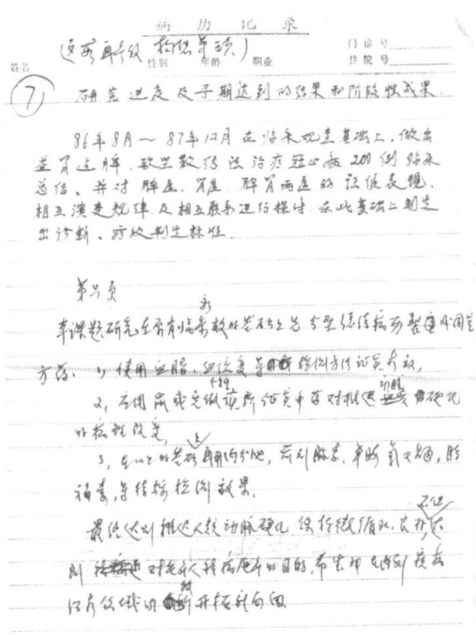

图 3-7　阮教授对学生所写的科研申请书进行批注和修改（之二）

图 3-6 和 3-7 是当年阮教授的学生王化良所撰写申请书的部分草稿，阮教授进行了批注和修改。文中总结了当时国内外对冠心病防治、延缓衰老的研究概况、水平，以及对发展趋势的分析，设计了本课题所预期达到的阶段性成果和最终结果。

三、中药降血脂研究成果简介

“益肾健脾，软坚散结法”是阮教授提出的防治冠心病的主要治则之一，前期已通过大量的临床、基础实验验证。其中，中药降血脂的实验观察便是重要的一项。

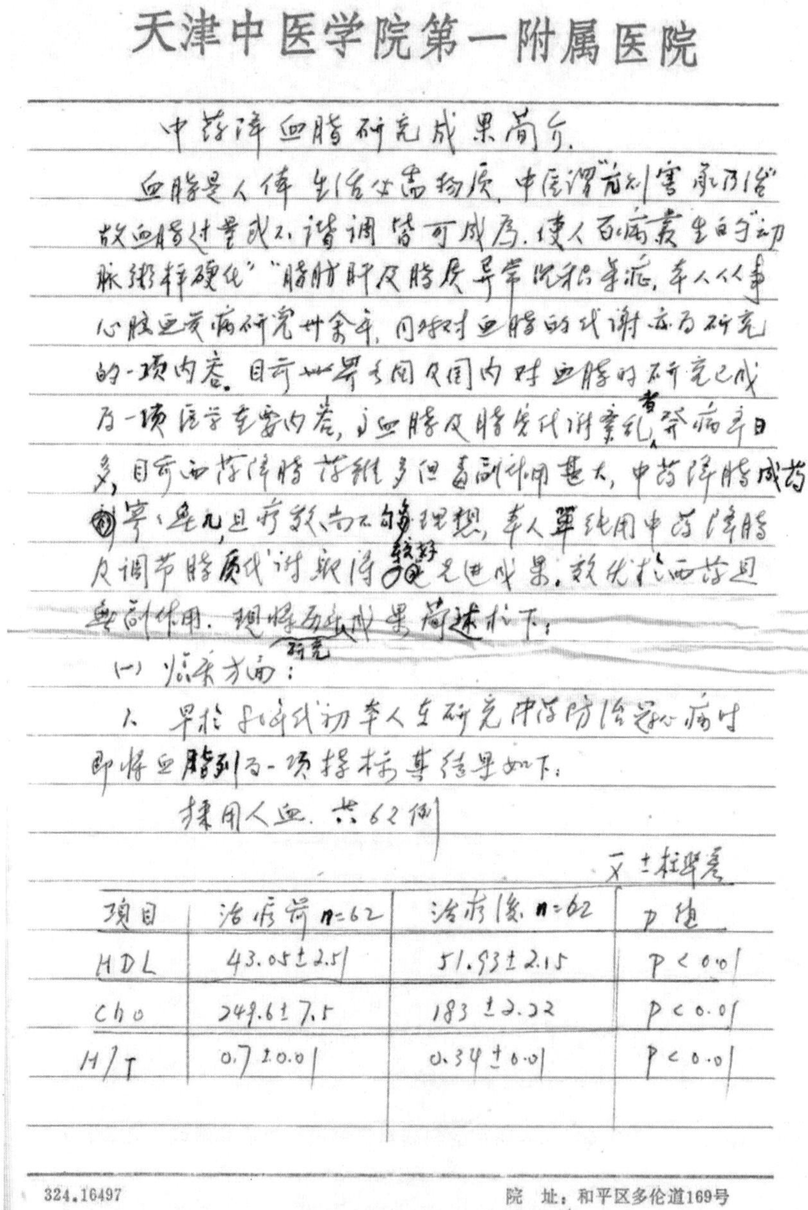

天津中医学院第一附属医院

中药降血脂研究成果简介

血脂是人体生活必需物质，中医谓“膏”、“脂”，故血脂过量或不协调皆可成病，使人百病丛生，如动脉粥样硬化、脂肪肝及脂质异常代谢等疾病。本人从事心脑血管病研究卅余年，同样对血脂的代谢亦为研究的一项内容。目前世界上和国内对血脂的研究已成为一项医学重要内容，而血脂及脂质代谢紊乱者所致疾病亦日多，目前西药降脂药虽多但有副作用甚大，中药降脂成药则寥寥无几，且疗效尚不够理想，本人单纯用中药降脂及调节脂质代谢取得较好之效果，效优于西药且无副作用。现将研究成果简述如下：

（一）临床方面：

1. 早於八十年代初本人在研究中药防治冠心病时即将血脂列为一项指标，其结果如下：

采用人血 共62例

又 t检验

项目	治疗前 n=62	治疗后 n=62	P值
HDL	43.05±2.51	51.93±2.15	P<0.01
Cho	249.6±7.5	183±2.32	P<0.01
H/T	0.7±0.01	0.34±0.01	P<0.01

324.16497　院址：和平区多伦道169号

图 3–8　阮教授的一项科研成果简介（之一）

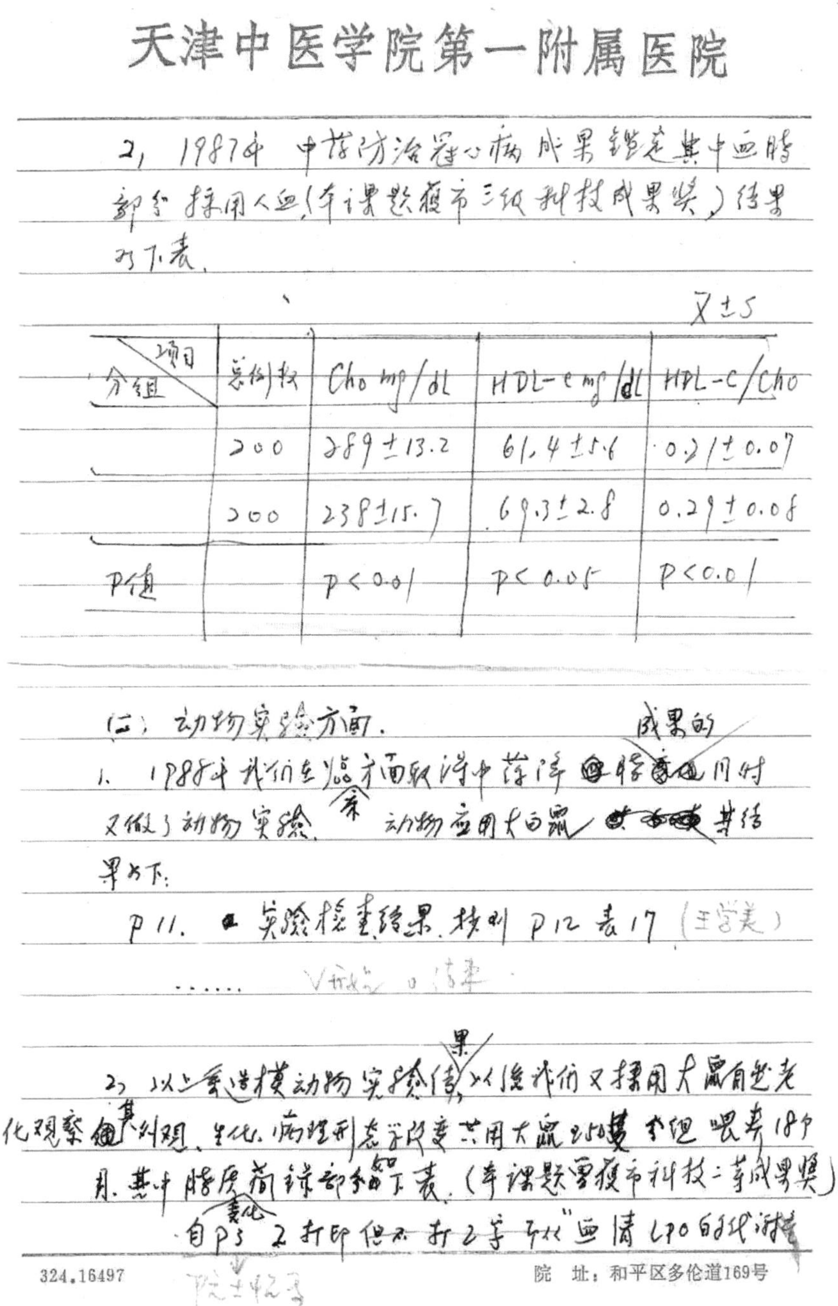

天津中医学院第一附属医院

2，1987年 中药防治冠心病成果鉴定其中血脂部分採用人血（本课题获市三级科技成果奖）结果如下表。

$\bar{X} \pm S$

项目 / 分组	总例数	Cho mg/dL	HDL-c mg/dL	HDL-C/Cho
	200	289±13.2	61.4±5.6	0.21±0.07
	200	238±15.7	69.3±2.8	0.29±0.08
P值		P<0.01	P<0.05	P<0.01

（二）动物实验方面。

1. 1988年我们在临床西病中药降脂成果的同时又做了动物实验，采动物应用大白鼠，其结果如下：

P11. 实验检查结果，接到 P12 表17（王学美）

……

2，以上系造模动物实验结果，以后我们又採用大鼠自然衰老化观察其外观、生化、病理形态学改变，共用大鼠ㄨㄨ只，喂养18个月，其中脂质前稀部分如下表。（本课题曾获市科技二等成果奖）

自P3 衰老 不打印 但不打上字 下以血清LPO的代谢

324.16497　　院址略去　　院 址：和平区多伦道169号

图 3-9 阮教授的一项科研成果简介（之二）

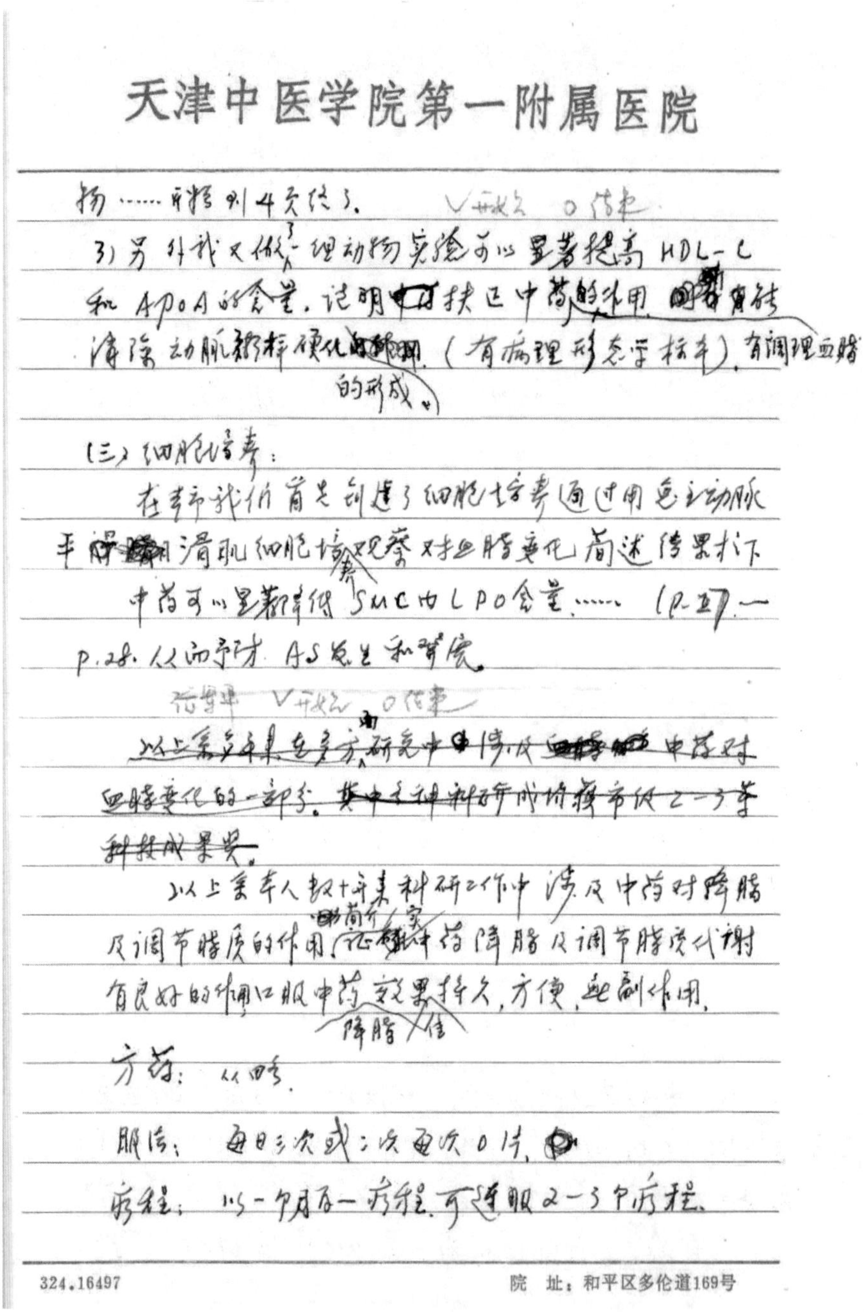

天津中医学院第一附属医院

物……可降到4天使了。 V研发 0结果

3) 另外我又做了个理动物实验可以显著提高 HDL-C 和 ApoA 的含量，说明扶正中药的作用，有利于清除动脉粥样硬化的斑块（有病理形态学标本），有调理血脂的形成。

(三) 细胞培养：

在本节我们首先创建了细胞培养通过用兔主动脉平滑肌细胞培养观察对血脂变化，前述降累杆下中药可以显著降低 SMC 内 LPO 含量……（P.27—P.28）从而预防 AS 发生和发展。

疗效 V研发 0结果

~~以上系多年来本人多方研究中药降低血脂的一部分。其中3种制剂已成功获得市级二-3等科技成果奖。~~

以上是本人数十年来科研工作中涉及中药对降脂及调节脂质的作用简介/实。证明中药降脂及调节脂质代谢有良好的作用，口服中药降脂效果持久，方便，无副作用。

方药：从略。

服法：每日三次或二次每次0片。

疗程：以一个月为一疗程，可连服2-3个疗程。

324.16497　　院址：和平区多伦道169号

图 3-10　阮教授的一项科研成果简介（之三）

图 3-8 ~ 3-10 所示便是当年阮教授设计的临床试验项目的成果简介，包含了病例录入、证型分类及样本归纳。文字几经推敲，表格工整规范，可见阮教授对于科研工作严谨认真的态度。

四、中医祛腐生肌法治疗溃疡疾患的研究

阮教授的临床科研工作并不局限于冠心病、高血压等心系疾病，而是思维开阔，涉猎甚广。

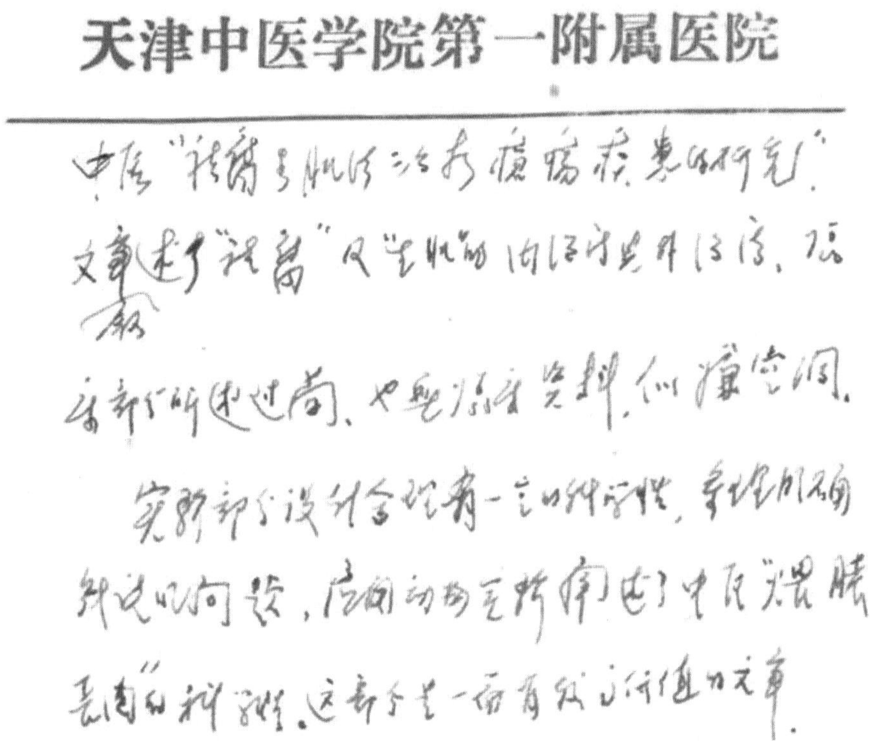
天津中医学院第一附属医院

中医"祛腐生肌法治疗溃疡疾患的研究"

图 3-11 阮教授研究治疗溃疡疾患时所写的文章

图 3-11 是阮教授针对中医“祛腐生肌法治疗溃疡疾患相关的实验研究”的文章评述。文中认为临床研究应重视治疗方案的翔实和设计的科学性，也为中医的科学研究指明了注意事项。

五、对血细胞检查的研究思考

作为一名临床医生，阮教授把最多的时间都放在临床诊治工作上。图 3–12、3–13 和 3–14 所载血细胞检查步骤的内容，是阮教授在临床上对贫血患者血细胞检查方法的研究与思考。正是扎实的生理学基础和丰富的实验经验，才能使阮教授对临床检测方法亦有如此深入的探究，并能将理论与实践结合，务实不忘创新。

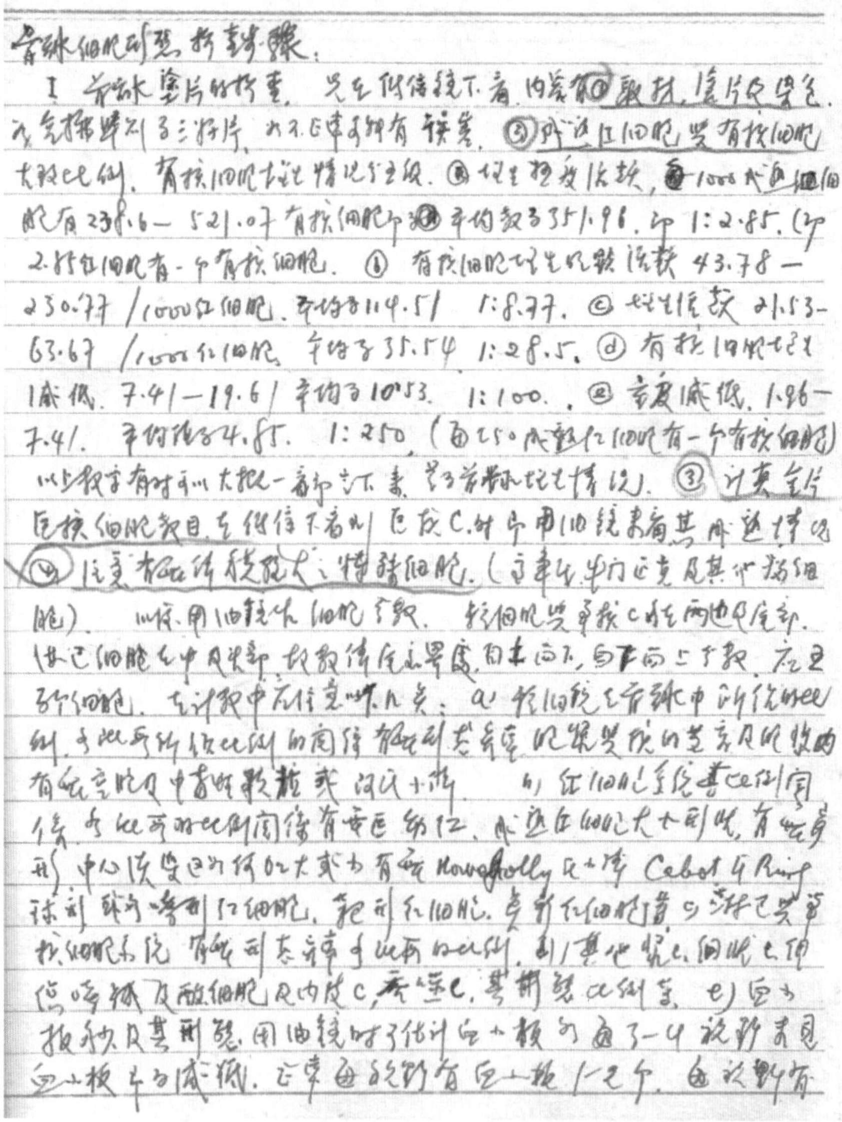

图 3–12 阮教授对血细胞检查步骤及注意事项的记载

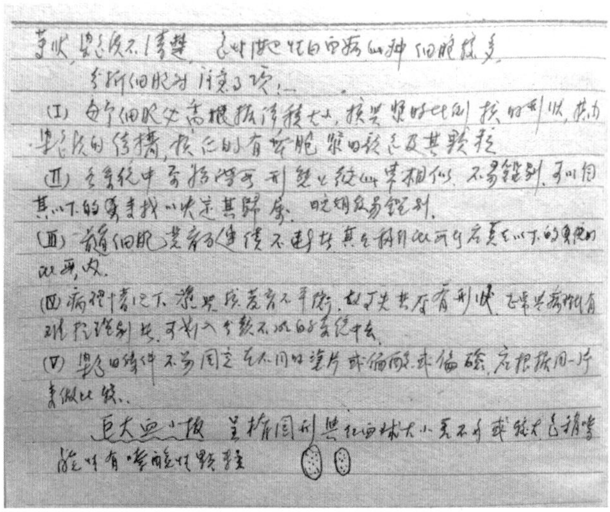

图 3–13　阮教授记录的分析细胞的注意事项

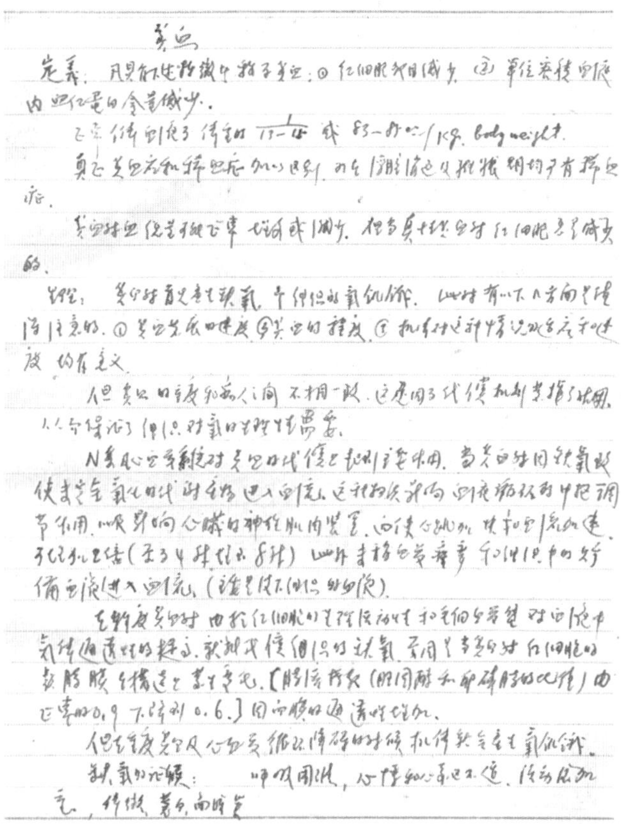

图 3–14　阮教授记录的贫血病症的定义、诊断标准、注意事项等内容

六、对中医科研的感悟、思考与建议

阮教授将一生奉献给中医药事业，晚年仍不忘初心，热衷科研工作。他曾撰文叙谈对中医科研事业的思考与感悟，并结合自己的科研经历给出了中肯的建议（详见图 3–15）。

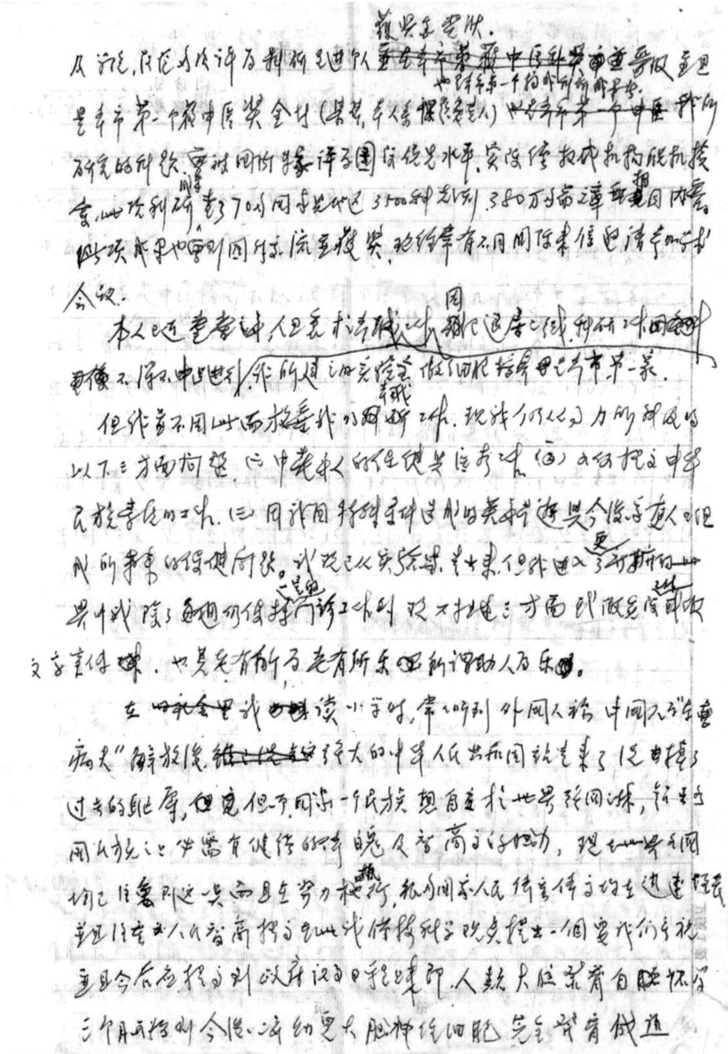

图 3–15　阮教授晚年对中医科研事业的思考与感悟

行文中可以看出，阮教授虽然谦逊地提出：“本人已近耄耋之年，年老力衰，已退居二线，科研工作不再深入进行”，但他仍立足彼时国情，提倡科研兴国，高屋建瓴地提出了许多与中医科研相关的问题和设想，表示自己晚年还想继续工作，为中医科研工作做些力所能及的事。

第二章　秉笔直书，献方为民

阮士怡教授一生工作在临床第一线，精研中药方剂，拟制多种成方，并毫无保留地献给医院，为公众健康事业做出巨大贡献。代表性的成药包括补肾抗衰片、降脂软脉灵（I ~ IV 号）、新生脉散片、活血保心丸、粘脂饮等中药制剂 8 种，其中上市药物 1 种。

一、补肾抗衰片的诞生

阮教授结合传统中医理论和自己的临床经验，创造性地提出“益肾健脾，软坚散结法”防治动脉粥样硬化的设想，并于 1987 年，以这一理念制成中药制剂“补肾抗衰片”（详见图 3–16 和 3–17），得到院方的大力支持。该方选用多种名贵中药材，针对衰老的生理病理改变对症用药，组方合理，具有填精补髓、强身益寿的功效，适用于冠心病、高血压心脏病、脑动脉硬化等心脑血管疾病。此方现为天津中医药大学第一附属医院院内制剂，临床疗效肯定，广泛用于多个相关科室。

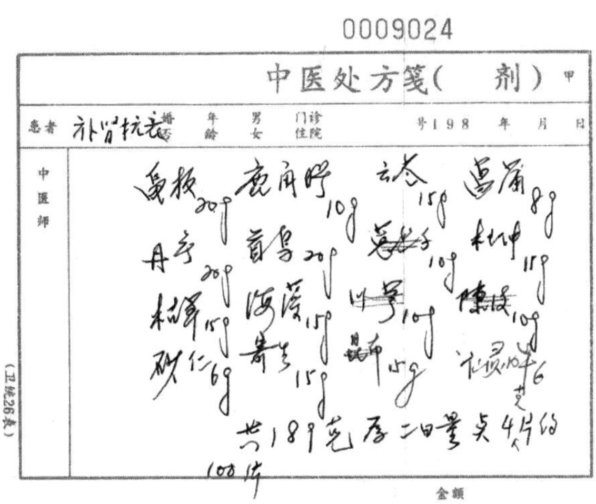

0009024

中医处方笺（　剂）甲

患者 补肾抗衰　婚否　年龄　男女　门诊住院　号 198　年　月　日

中医师

（卫统26表）

金额

图 3–16 “补肾抗衰片”处方

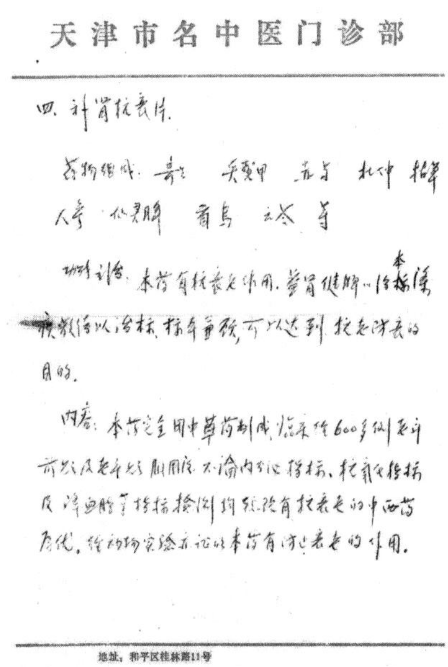

天津市名中医门诊部

四、补肾抗衰片

地址：和平区桂林路11号

图 3–17 “补肾抗衰片”功用简介

二、补肾抗衰片的再创新——益肾进寿片

在补肾抗衰片成功问世后，阮教授没有就此止步，而是在此方基础上进行了再创新。益肾进寿片就是其中的一个代表，从临床试验观察中即可以看出其良好的疗效。

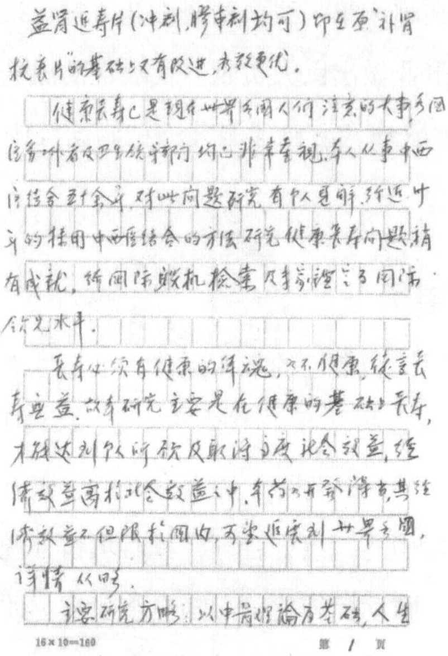

益肾进寿片（冲剂、胶囊剂均可）即在原"补肾抗衰片"的基础上又有改进，求精更优。

健康长寿已是现在世界各国人们注意的大事，各国医务工作者及卫生领导部门均已非常重视。本人从事中西医结合三十余年，对此问题研究有个人见解，经近廿年的採用中西医结合的方法研究健康长寿问题稍有成就，经国际联机检索及手检证已与国际研究水平。

长寿必须有健康的体魄，不然健康，徒言长寿无益。故本研究主要是在健康的基础上长寿，才能达到人们所欲及取得高度社会效益，经济效益寓于社会效益之中，本药一开发得市，其经济效益不但限于国内，可望远销到世界各国。详情从略。

主要研究方略：以中医理论为基础，人生

16×10=160　第 1 页

图 3-18　阮教授研制“益肾进寿片”时的记录（之一）

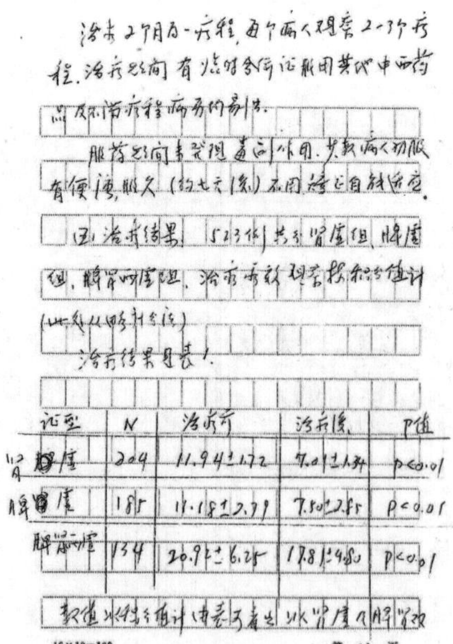

治疗2个月为一疗程，每个病人观察2～3个疗程。治疗期间有些综合征服用其他中西药品及不满疗程病例的剔除。

服药期间未发现毒副作用。少数病人初服有便溏，服久（约七天后）不用停药自然消失。

（五）治疗结果：523例共分肾虚组、脾虚组、脾肾两虚组。治疗前后观察按积分值计（此处从略计分法）

治疗结果见表1.

证型	N	治疗前	治疗后	P值
肾虚	204	11.94±1.72	7.01±1.34	P<0.01
脾虚	185	11.18±2.79	7.50±2.85	P<0.01
脾肾两虚	134	20.97±6.25	17.81±4.80	P<0.01

积值以综合值计，由表可看出以肾虚及脾肾

16×10=160　第 4 页

图 3-19　阮教授研制“益肾进寿片”时的记录（之二）

三、降脂软脉灵及其疗效评价

阮教授根据数十年冠心病的临床治疗经验和实验研究结果，提出了“益肾健脾，软坚散结”的治则，并研制了“降脂软脉灵”（Ⅰ～Ⅳ号）[①]（图3-20～3-22为阮教授在一次汇报中对降脂软脉Ⅰ号、Ⅲ号的介绍）。该系类药物对动脉粥样硬化的发生、发展有明显的延缓效果，尤其适用于高脂血症合并冠心病的患者。

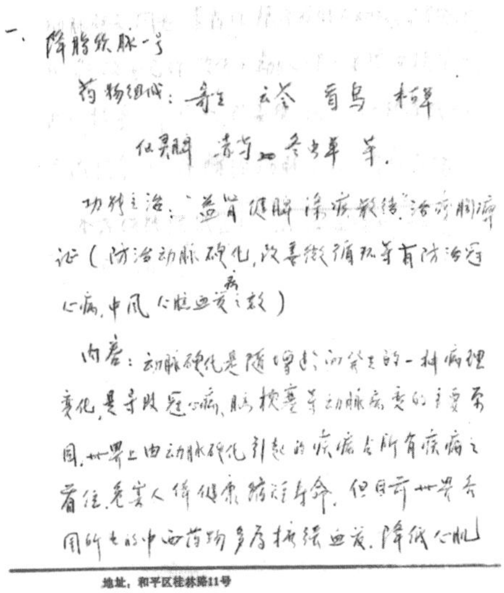
一、降脂软脉一号
药物组成：寄生　云苓　首乌　杜仲
仙灵脾　赤芍　冬虫草　等。
功能主治：“益肾健脾，涤痰散结”治疗胸痹证（防治动脉硬化，改善微循环并有防治冠心病、中风、心脑血管病之效）
内容：动脉硬化是随增龄而发生的一种病理变化，是导致冠心病、脑梗塞等动脉病变的主要原因。世界上由动脉硬化引起的疾病占所有疾病之首位，危害人体健康，缩短寿命。但目前世界各国所用的中西药物多属扩张血管，降低心肌
地址：和平区桂林路11号

图3-20　阮教授关于“降脂软脉灵”（Ⅰ～Ⅳ号）的汇报稿（之一）

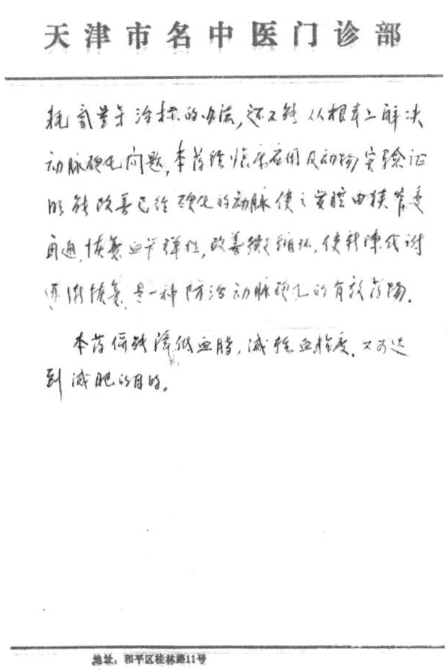
天津市名中医门诊部
耗氧量等治标的办法，还不能从根本上解决动脉硬化问题，本药经临床应用及动物实验证明能改善已经硬化的动脉使之管腔由狭窄变再通，恢复血管弹性，改善微循环，使新陈代谢恢复，是一种防治动脉硬化的有效药物。
本药能降低血脂，减轻血粘度，又可达到减肥的目的。
地址：和平区桂林路11号

图3-21　阮教授关于“降脂软脉灵”（Ⅰ～Ⅳ号）的汇报稿（之二）

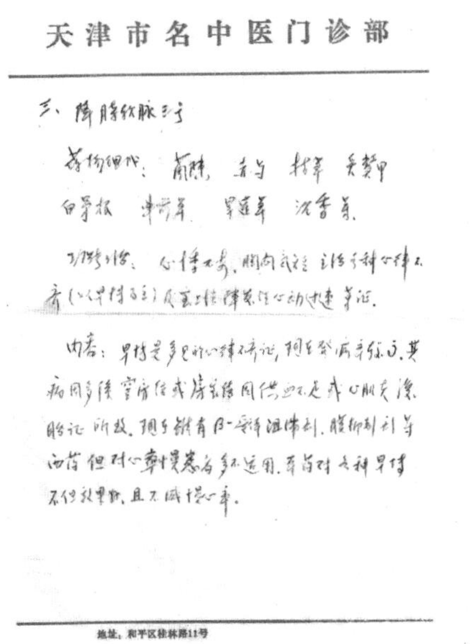
天津市名中医门诊部
三、降脂软脉三号
药物组成：[illegible]　赤芍　[illegible]　[illegible]
白茅根　[illegible]　[illegible]　[illegible]。
功能主治：心悸不寧，胸闷气短，主治各种心律不齐（以早搏为主）及窦性心律失常心动过速等证。
内容：早搏是多见的心律不齐证，现在发病率较高，其病因多须…，…心肌失养所致。现在虽有…等西药，但对心率慢患者多不适用，本药对各种早搏不但效果好，且不减慢心率。
地址：和平区桂林路11号

图3-22　阮教授关于“降脂软脉灵”（Ⅰ～Ⅳ号）的汇报稿（之三）

这篇报告是当时的天津中医一附院科研实验科对降脂软脉灵的临床疗效评价，肯定了其临床疗效，提出扩大临床应用范围的建议。

---

① 阮士怡教授在20世纪80年代创制了降脂软脉系列方（Ⅰ～Ⅳ号）。经过大量基础实验和临床研究验证，疗效确定，制成院内制剂，现命名为“降脂软脉灵”（Ⅰ～Ⅳ号）。

四、养胎益智健脾冲剂的可行性报告

阮教授认为，养生要自孕胎开始。从胎儿 3 个月至 2 岁，母亲就应合理安排其营养和饮食，保证胎儿和婴儿大脑的发育完善，提高智商。他还认为儿童期的脾胃健康是基础，和日后长寿关系密切。这些都体现了阮教授重视脏腑辨证的中医学术理念，及“补后天之本以养先天之本”的学术思想。“养胎益智健脾冲剂”乃阮教授专为儿童研制，旨在健脾益智，为儿童健康成长保驾护航。

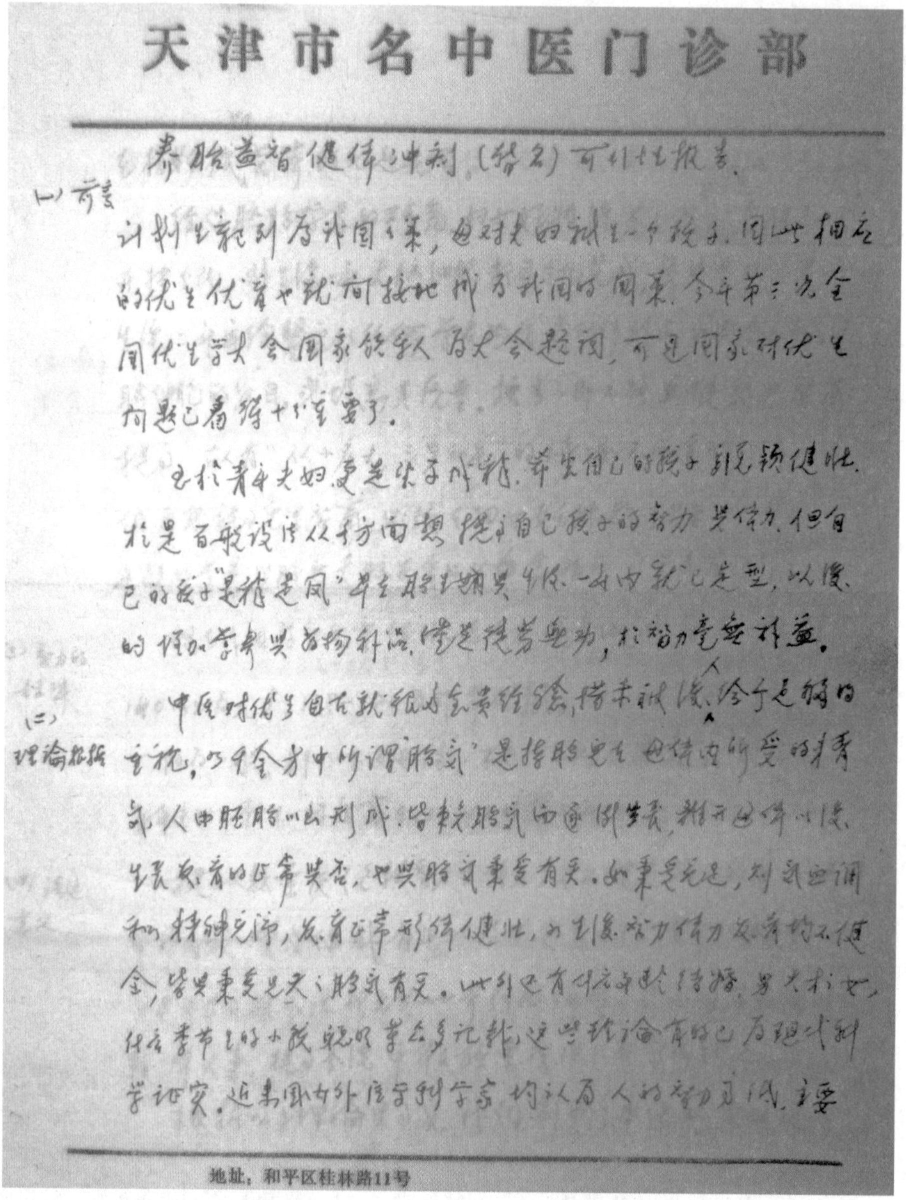

天津市名中医门诊部

养胎益智健脾冲剂（暂名）可行性报告

（一）前言

计划生育列为我国国策，每对夫妇只生一个孩子，因此相应的优生优育也就自然地成为我国的国策。今年第三次全国优生学大会国家领导人为大会题词，可见国家对优生问题已看得十分重要了。

至于青年夫妇更是望子成龙，希望自己的孩子身强体健壮，于是百般设法从多方面想提高自己孩子的智力与体力，但自己的孩子“是龙是凤”早在胎生期与生后一年内就已定型，以后的增加营养与药物补品，也是徒劳无功，于智力毫无补益。

（二）理论根据

中医对优生自古就很为重视[illegible]，古今医书中所谓“胎气”是指胎儿在母体内所受的精气，人由胚胎以至形成，皆赖胎气而逐渐生长，胎儿出生以后，生长发育的正常与否，也与胎气禀受有关。如禀受充足，则气血调和，精神充沛，发育正常，形体健壮，以后智力体力发育均很健全，皆与禀受先天之胎气有关。此外还有[illegible]，[illegible]，这些理论有的已为现代科学证实。近来国内外医学科学家均认为人的智力与体质主要

地址：和平区桂林路11号

图 3-23 阮教授创制“养胎益智健脾冲剂”时所著文章（之一）

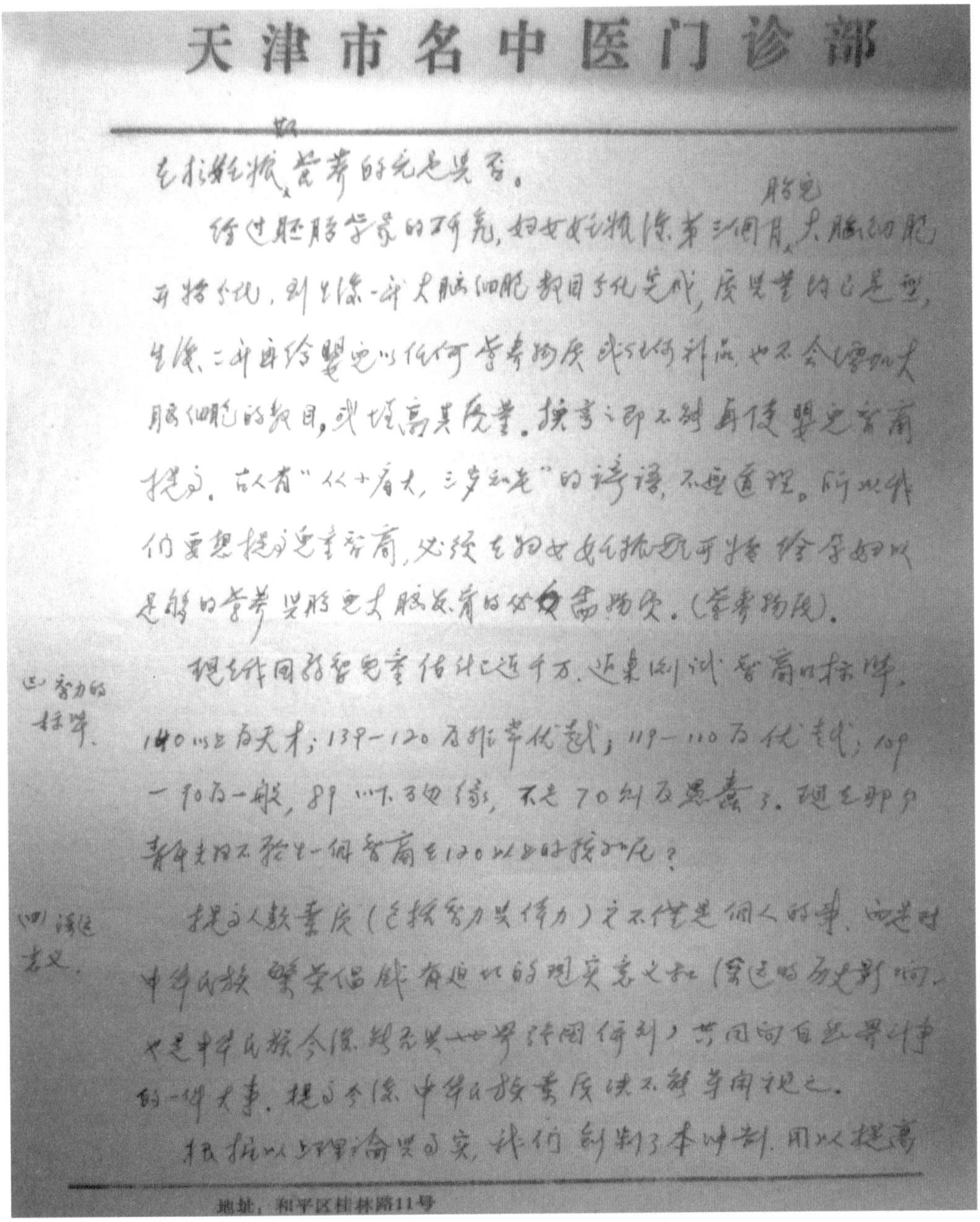

天津市名中医门诊部

在于妊娠期营养的完善与否。

经过胚胎学家的研究，妇女妊娠除第三个月胎儿大脑细胞开始分化，到出生前一年大脑细胞数目分化完成，质其量均已定型，出生后二年再给婴儿以任何营养物质或补什么补品也不会增加大脑细胞的数目，或提高其质量。换言之即不能再使婴儿智商提高。古人有"从小看大，三岁知老"的谚语，不无道理。所以我们要想提高儿童智商，必须在妇女妊娠期开始给孕妇以足够的营养与胎儿大脑发育所必需物质。（营养物质）。

（三）智力的标准。

据外国科学家估计已近千万，近来测试智商的标准，140以上为天才；139－120为非常优秀；119－110为优秀；109－90为一般，89以下为愚钝，不足70则为愚蠢了。现在那个青年夫妇不希望生一个智商在120以上的孩子呢？

（四）深远意义。

提高人类素质（包括智力与体力）不仅是个人的事，而是对中华民族繁荣昌盛有近代的现实意义和深远的历史影响，也是中华民族今后能否与世界强国并列，共同向自然界斗争的一件大事。提高今后中华民族素质决不能等闲视之。

根据以上理论与事实，我们创制了本冲剂，用以提高

地址：和平区桂林路11号

图3-24　阮教授创制"养胎益智健脾冲剂"时所著文章（之二）

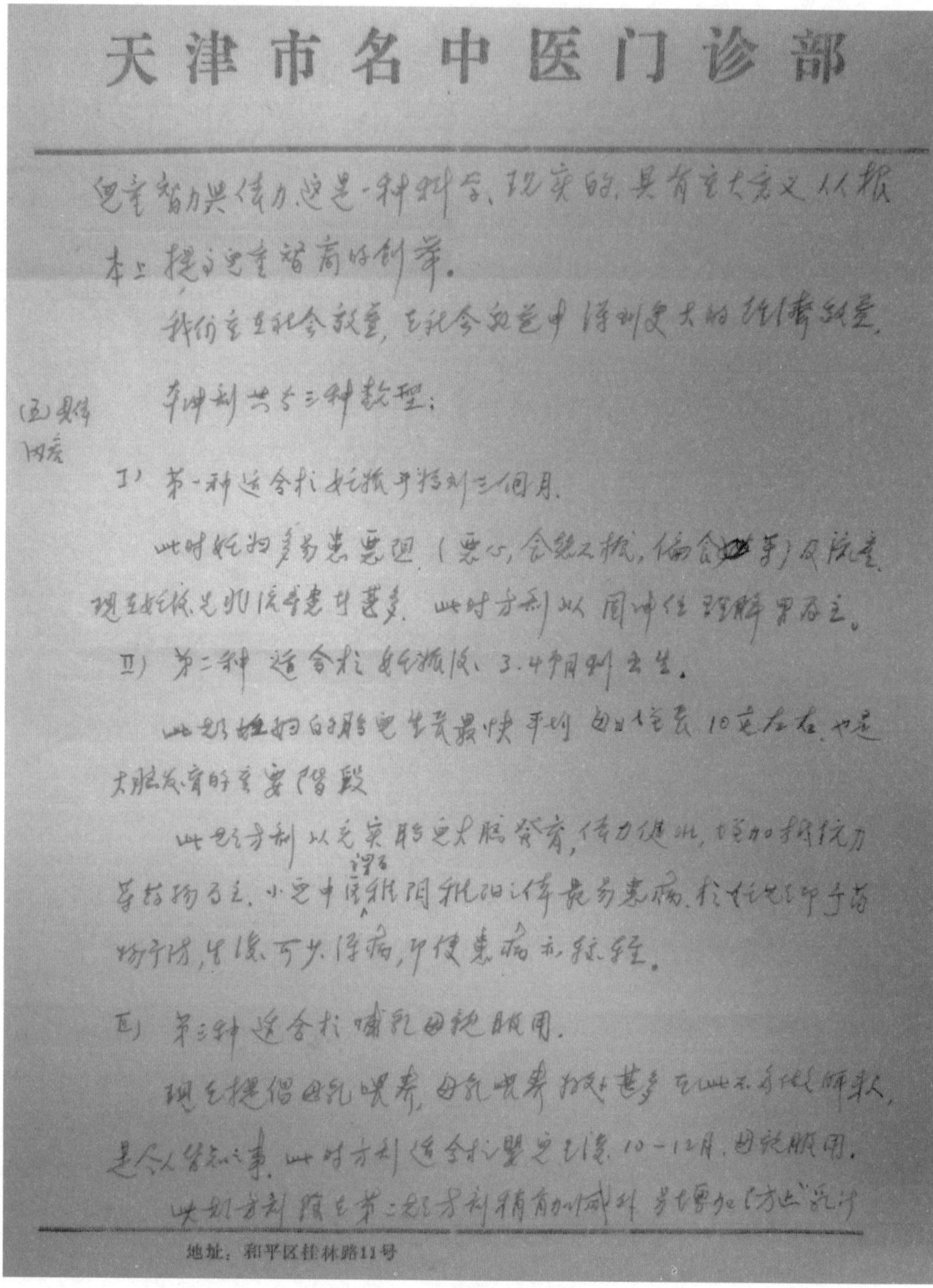

天津市名中医门诊部

儿童智力与体力这是一种科学、现实的，具有重大意义，从根本上提高儿童智商的创举。

我们注重社会效益，在社会效益中得到更大的经济效益。

(五)具体内容

本冲剂共分三种类型：

Ⅰ）第一种适合于妊娠开始到三个月。

此时妊妇多易患恶阻（恶心，食欲不振，偏食等）及流产，现在妊娠先兆流产患者甚多。此时方剂以固冲任、理脾胃为主。

Ⅱ）第二种适合于妊娠后3、4个月到出生。

此段妊妇的胎儿生长最快平均每日增长10克左右，也是大脑发育的重要阶段。

此段方剂以充实胎儿大脑发育，体力健壮，增加抵抗力等药物为主。小儿中医谓为稚阴稚阳之体，最易患病，于妊娠期给予药物预防，生后可少得病，即使患病亦较轻。

Ⅲ）第三种适合于哺乳断奶服用。

现在提倡母乳喂养，母乳喂养好处甚多，在此不予一一阐述，是众人皆知之事。此时方剂适合于婴儿生后10－12月，断奶服用。

此期方剂除在第二期方剂稍有加减外，另增加了防止……

地址：和平区桂林路11号

图 3–25　阮教授创制“养胎益智健脾冲剂”时所著文章（之三）

五、院内制剂

在治疗心血管疾病方面，阮教授在益气养阴大法基础上，首创“益肾健脾，涤痰散结”法，临证加减、辨证施治，主要用于动脉粥样硬化性疾病、心绞痛、心律失常、冠心病等的防治。他所研制的“活血保心丸”，用于治疗冠心病心绞痛，其疗效获得了广泛的肯定，并且沿用至今。针对冠心病的不同证型，阮教授又从中医滋阴、益气、活血的治则出发，结合现代药理研究成果，研制了“降脂软脉灵”（Ⅰ～Ⅳ号）等系列中成药，临床取得了巨大成功。

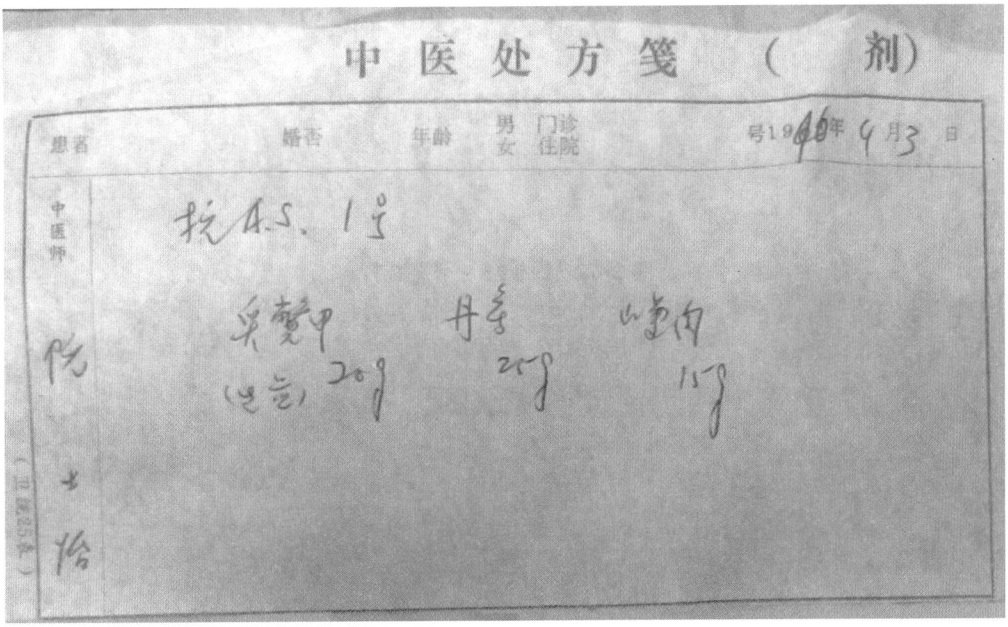

图 3-26　“抗 AS 1 号”药方（AS 即动脉粥样硬化）

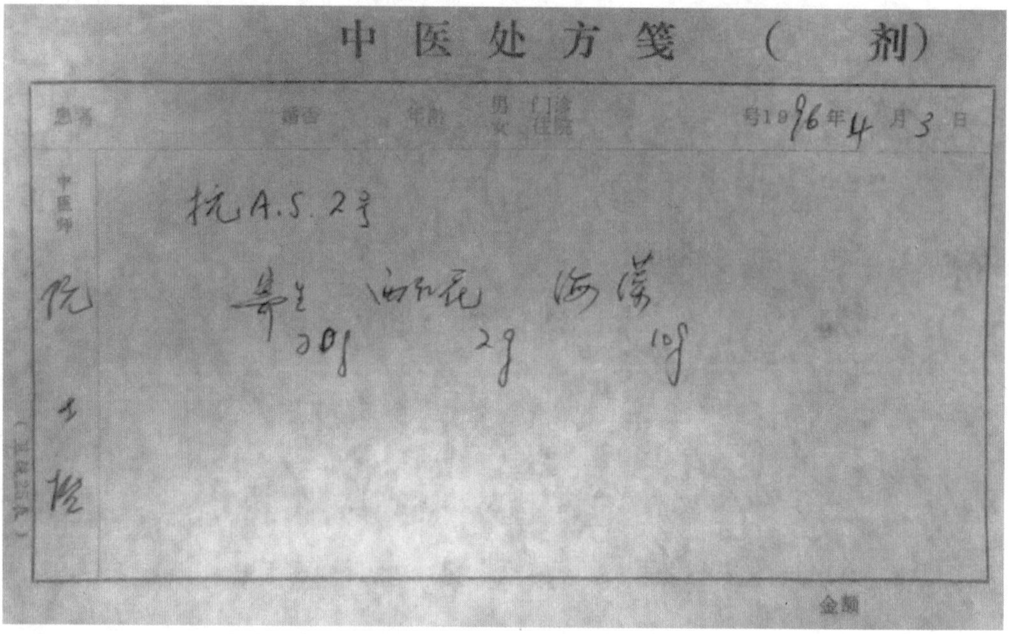
中医处方笺（ 剂）

患者 性别 年龄 男 女 门诊 住院 1996年4月3日

中医师 阮士怡

抗A.S.2号

金额

图 3-27 “抗 AS 2 号”药方

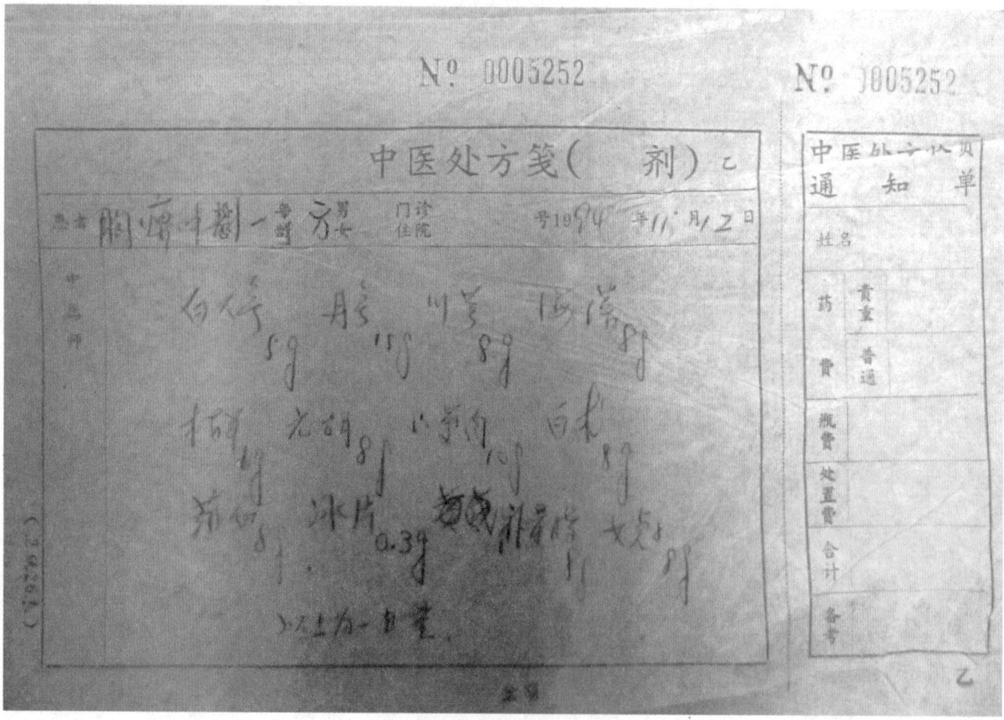
№ 0005252

中医处方笺（ 剂）乙

患者 男 女 门诊 住院 1994年11月12日

中医师

金额

№ 0005252

中医 通知单

姓名

药费 贵重 普通

挑费

处置费

合计

备考

乙

图 3-28 “胸痹病 1 号”药方

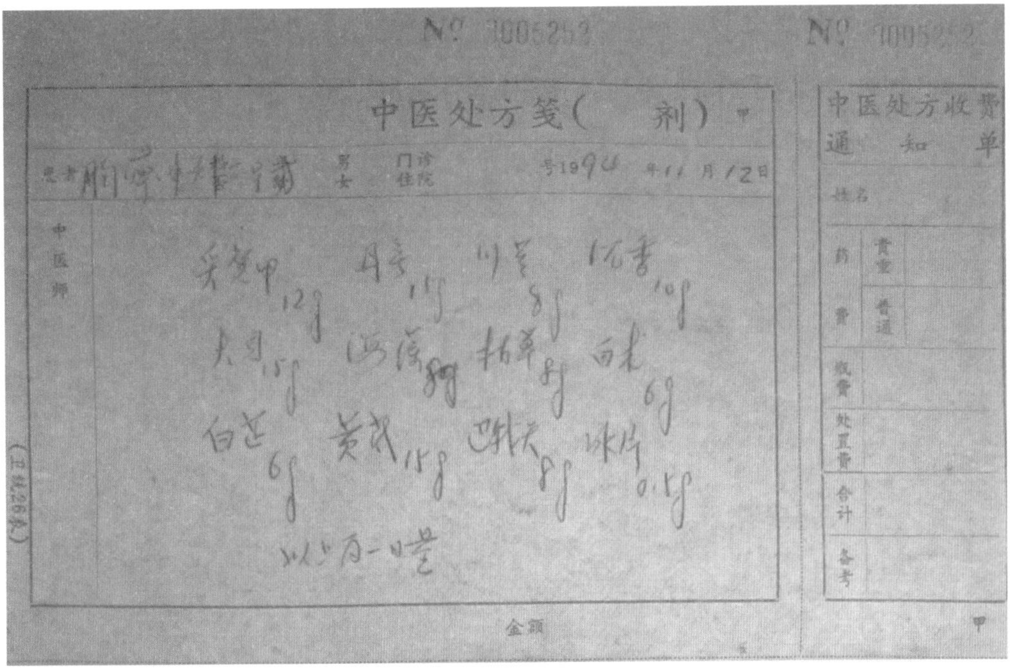
No 1005252

中医处方笺（　剂）甲

患者 胸痹病2号　男 女　门诊 住院　1994年11月12日

中医师

吴茱萸 12g　丹参 15g　川芎 8g　佐香 10g
大黄 15g　海藻 8g　桔梗 8g　白术 6g
白芷 6g　黄芪 15g　巴戟天 8g　冰片 0.5g
以上为一日量

中医处方收费通知单
姓名
药费 贵重 普通
检费
处置费
合计
备考
金额　甲

图 3-29 “胸痹病 2 号”药方

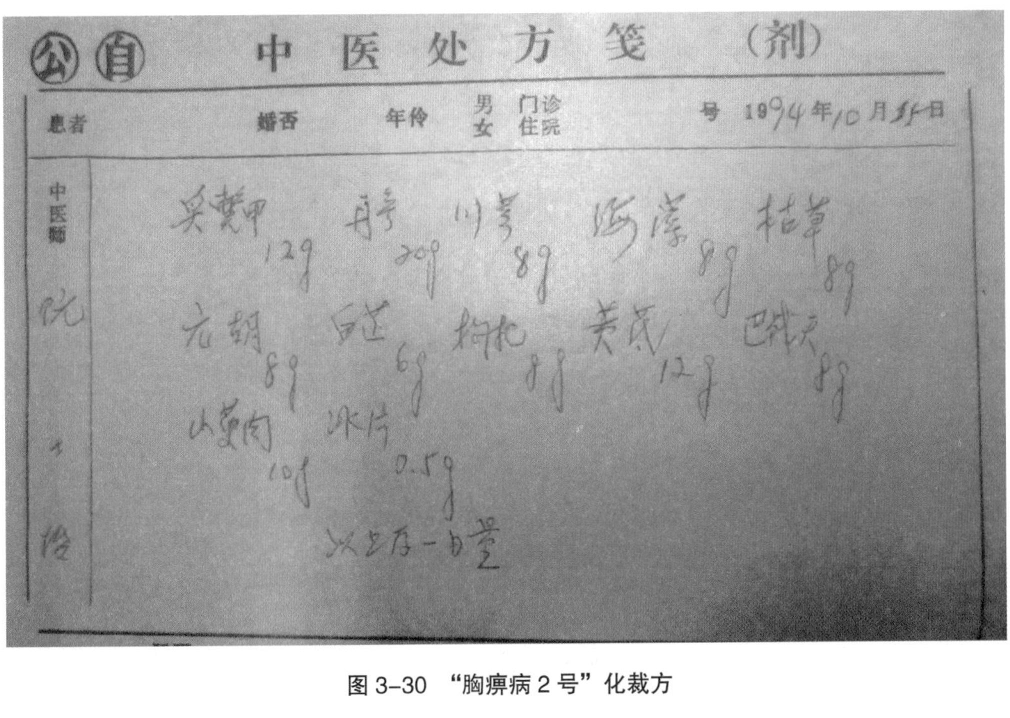
公 自　中医处方笺（剂）

患者　婚否　年龄　男 女　门诊 住院　1994年10月25日

中医师

吴茱萸 12g　丹参 20g　川芎 8g　海藻 8g　桔梗 8g
元胡 8g　白芷 6g　枸杞 8g　黄芪 12g　巴戟天 8g
山萸肉 10g　冰片 0.5g
以上为一日量

图 3-30 “胸痹病 2 号”化裁方

六、其他特色处方

1994年，“脾肾同治方”补泻同施，标本兼治。此乃阮教授“益肾健脾，软坚散结”学术思想的具体体现。

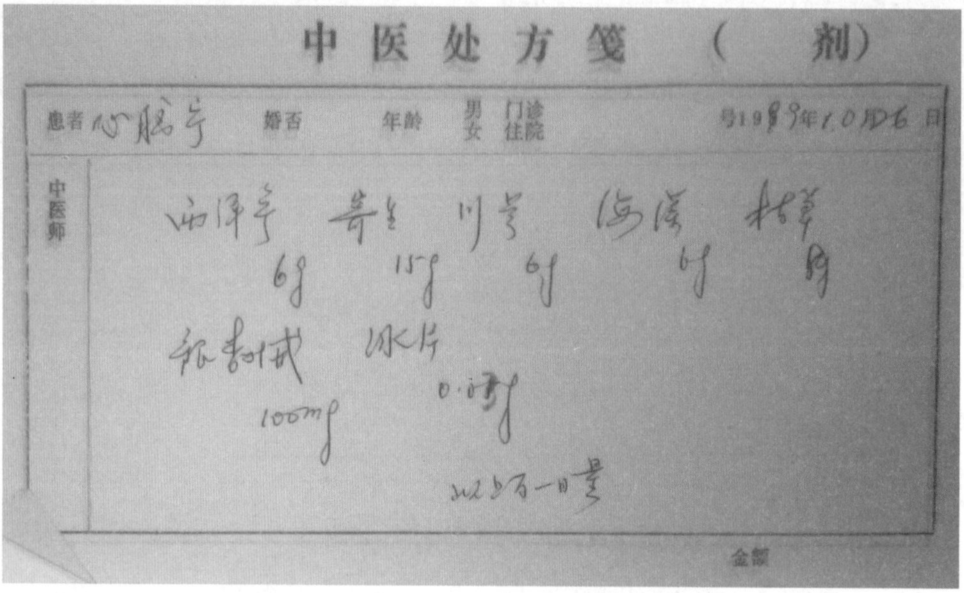

中医处方笺（ 剂）

患者 心脑宁 婚否 年龄 男 女 门诊 住院 1989年10月26日

中医师

西洋参 6g 寄生 15g 川芎 6g 海藻 6g 枯草 8g

银杏叶甙 100mg 冰片 0.03g

以上为一日量

金额

图3-31 “心脑宁”药方化裁（之一）

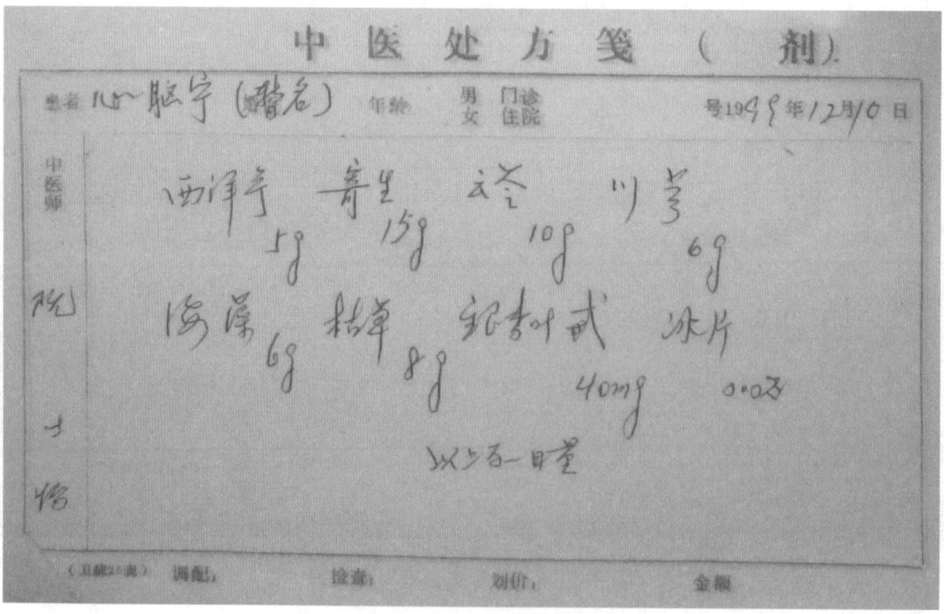

中医处方笺（ 剂）

患者 心脑宁（暂名） 年龄 男 女 门诊 住院 1995年12月10日

中医师 阮士怡

西洋参 5g 寄生 15g 云苓 10g 川芎 6g

海藻 6g 枯草 8g 银杏叶甙 40mg 冰片 0.03

以上为一日量

调配： 检查： 划价： 金额

图3-32 “心脑宁”药方化裁（之二）

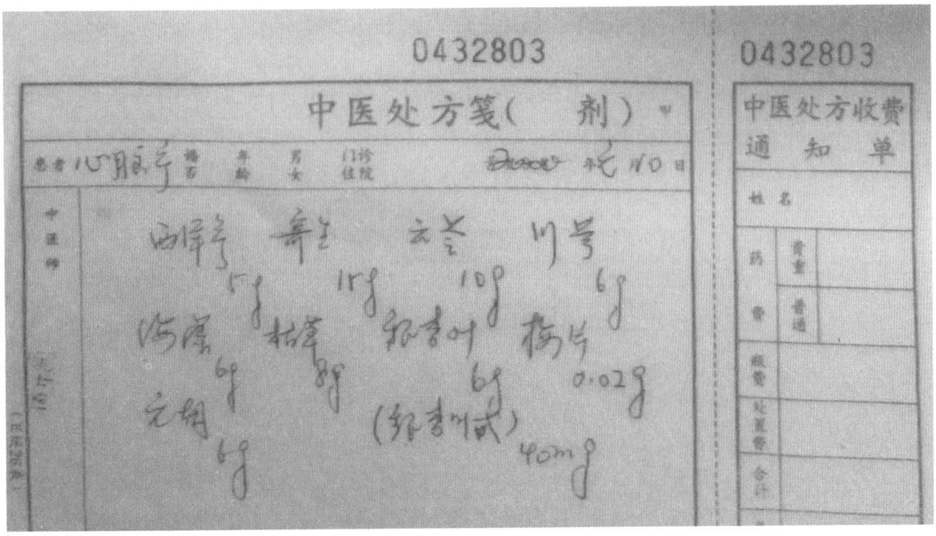

图 3–33　“心脑宁”药方化裁（之三）

以上三张处方均为阮教授临床用于治疗胸痹的常用方，即“心脑宁”的加减化裁方。临床患者症状复杂，需要根据不同证型加减用药，体现了他善于辨证论治、因人制宜。

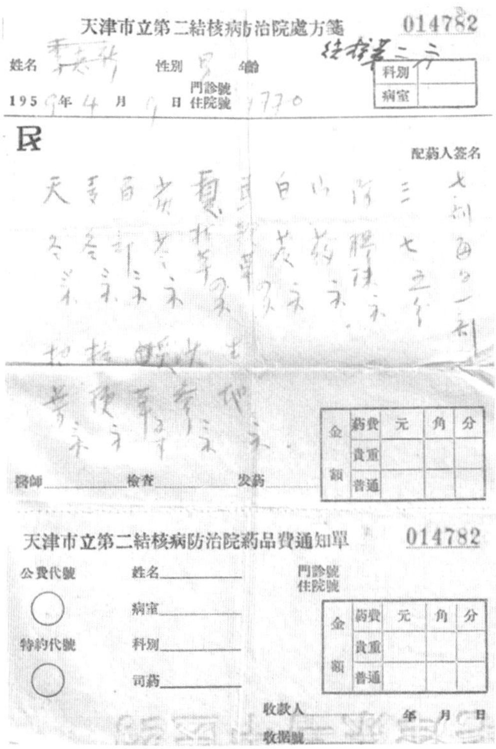

图 3–34　“结核第二方”药方

图 3–34 为 1959 年“结核第二方”处方单。阮教授不仅擅治心脑血管疾病，对结核类传染病也能脱胎中医经典，化裁古方，在治疗中发挥中医药特色。

七、针对生活习惯所拟的“防病方”

在临床实践中，阮教授善于总结，勇于创新，敢于把自己所学中西医理论知识用于临床实践，并长于临证时运用经方。

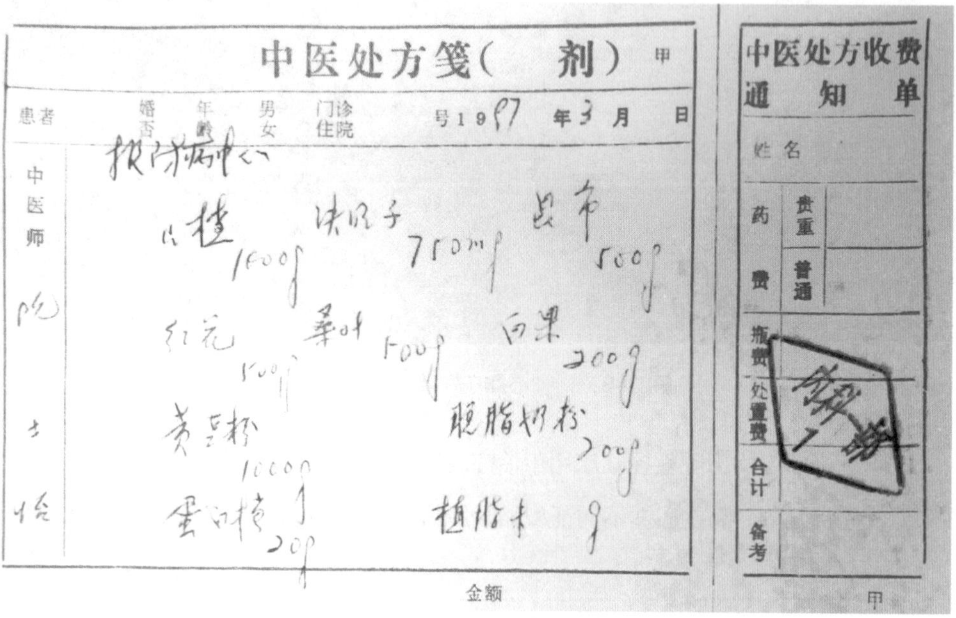

中医处方笺（ 剂） 甲

患者 婚否 年龄 男女 门诊住院 号1987年3月 日

中医师 阮士怡

报防病中心

山楂 1000g　决明子 750ml　昆布 500g

红花 500g　桑叶 500g　白果 200g

黄豆粉 1000g　脱脂奶粉 200g

蛋白糖 20g　植脂末 g

金额

中医处方收费通知单

姓名

药费 贵重 普通

拖费

处置费

合计

备考

甲

图 3-35 “报防病中心的疾病预防方”药方

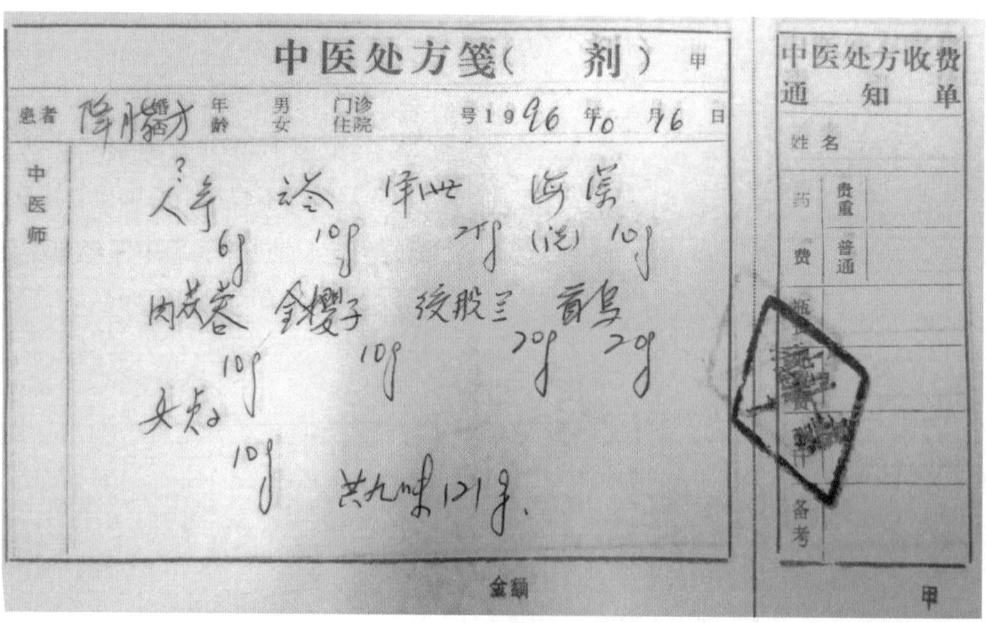

中医处方笺（ 剂） 甲

患者 降脂方 婚否 年龄 男女 门诊住院 号1996年10月16日

中医师

人参 6g　茯苓 10g　泽泻 25g　海藻（泡） 10g

肉苁蓉 10g　金樱子 10g　绞股蓝 20g　首乌 20g

女贞子 10g

共九味 121g.

金额

中医处方收费通知单

姓名

药费 贵重 普通

备考

甲

图 3-36 “降脂方”药方

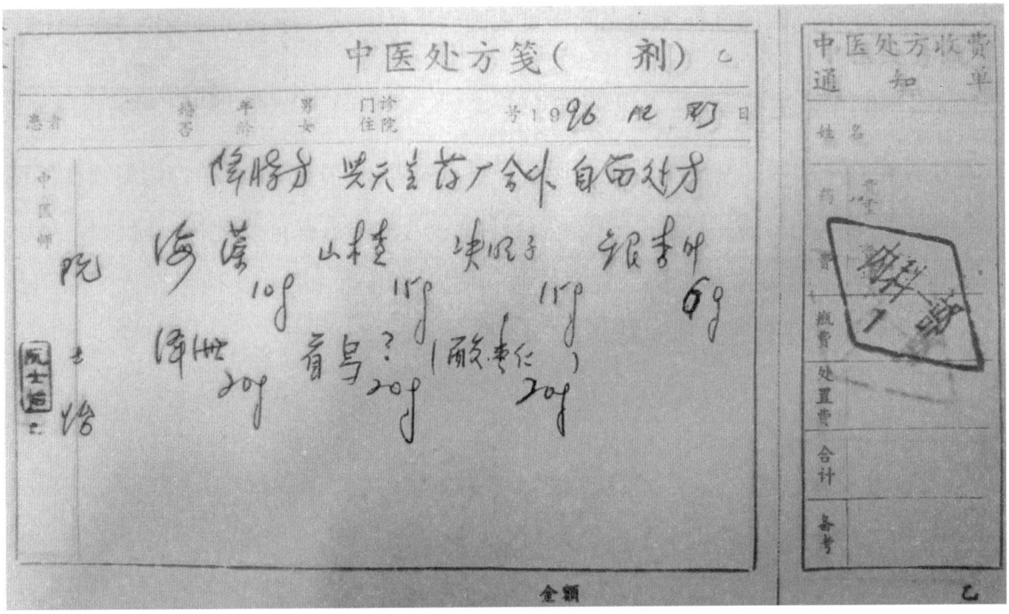
中医处方笺（　剂）乙

患者　婚否　年龄　男女　门诊住院　号　日

中医师

中医处方收费通知单

姓名　药费　挂号费　煎费　处置费　合计　备考

金额　乙

图 3-37　“降脂方”（与某药厂合作）药方

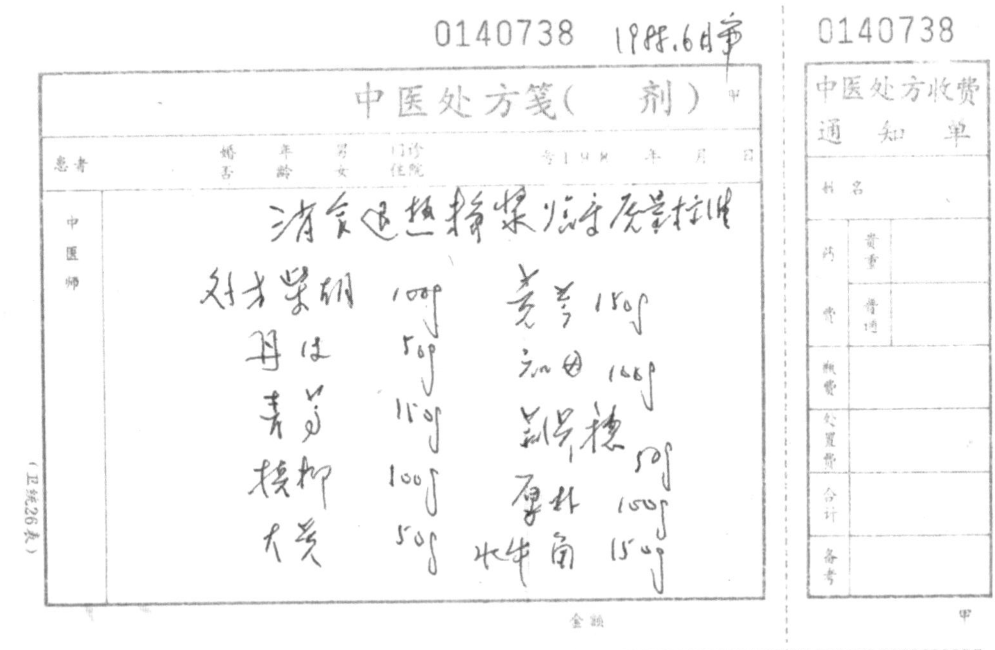
0140738　　0140738

中医处方笺（　剂）甲

患者　婚否　年龄　男女　门诊住院　号198　年　月　日

中医师

（卫统26表）

中医处方收费通知单

姓名　药费　贵重　普通　煎费　处置费　合计　备考

金额　甲

图 3-38　“消食退热糖浆”药方

图 3-35 ~ 3-38 均为阮教授的“经验方”。“报防病中心的疾病预防方”“降脂方”“消食退热糖浆”，顾名思义，均为针对人们生活方式所创，体现了中医“治未病”

思想，也传达了阮教授重视未病先防、重视健康生活方式、注重保健养生等思想。

八、推广养生抗衰的“保健方”

在长期临床实践的基础上，阮教授结合自身对养生的理解，在治疗内科疾病的同时，亦重视老年病的防治，在中西医结合延缓衰老领域也有重要建树。阮教授认为：人体“衰”和“老”关系密切，衰则易病，病则可致老。因此，他强调以“养阴益气”“益肾健脾”法延缓人体的衰老。

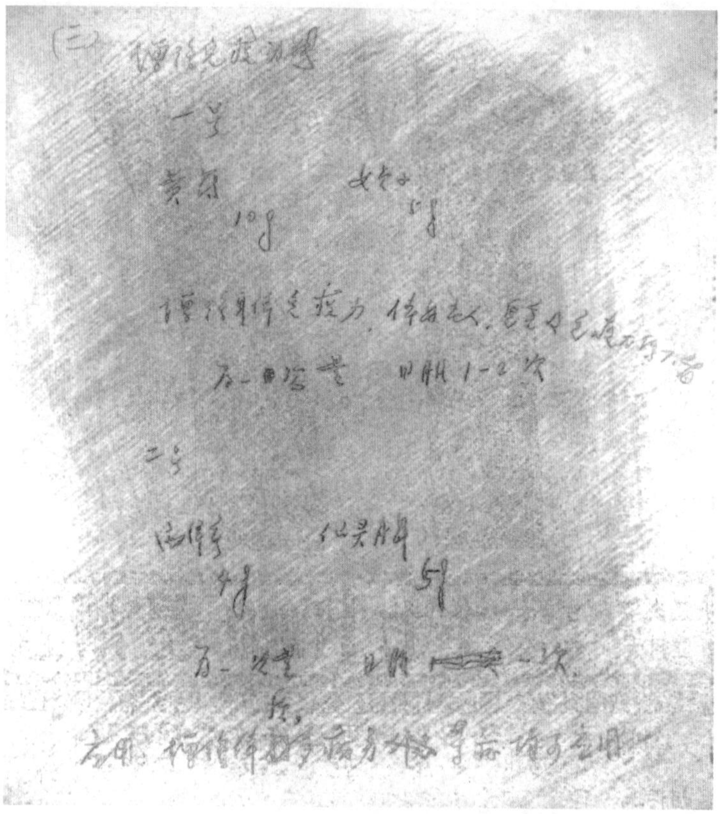

图 3–39 “增强免疫功能”类药方

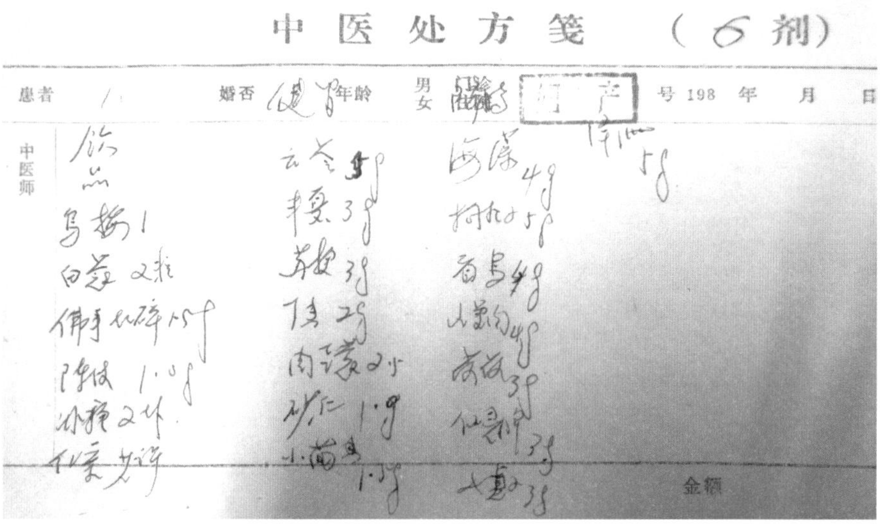

图 3–40　自拟中药饮品

图 3–39 为阮教授所拟“增强免疫功能一号”和“增强免疫功能二号”处方。该处方旨在增强大众免疫力，以保健养生，延缓衰老。由于年代久远，加之当时保存条件有限，原手稿部分文字模糊不清。为保留手稿原貌，在此未予处理，望读者见谅。

图 3–40 是阮教授为适应大众养生保健需求而自创的“中药饮品”配方。观其处方，里面不仅有极佳的药用价值，还考虑到了饮品的口感，可见他在处方用药中的缜密思维，从不放过点滴细节，表现出极高的从医素养。

九、“日历本上的处方”

上述介绍只是挂一漏万，阮教授尚有大量成方制剂未能逐个列举。阮教授临证善于总结经验，多有创新思维，每有心悟，便将灵光一现的几组药对信手拈来，拟成一方，并加以揣摩考量，每每付诸临床，常见奇效。为强化处方的针对性，故将方名直接冠以所治疾病，使患者亦知该方作用。由于平时工作任务繁重，而灵感常会稍纵即逝，故阮教授有时便将所思所想随手记录在手边案头的便签、处方笺，甚至日历的背面，可见阮教授心系中医中药、醉心岐黄方略已到废寝忘食的地步。

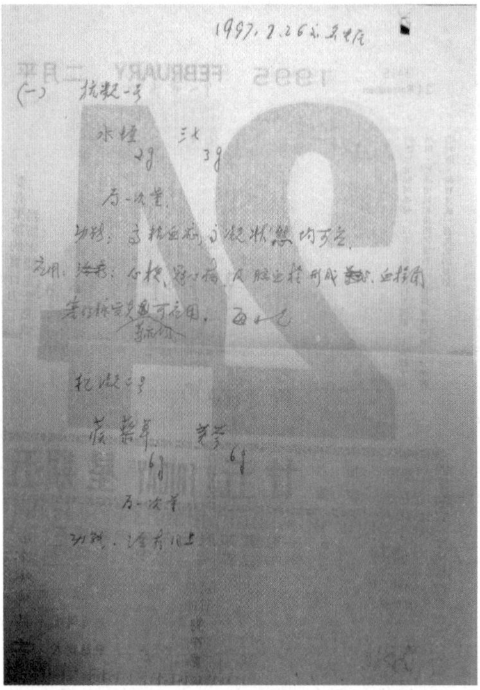

图 3-41a “日历本上的处方”（之一）

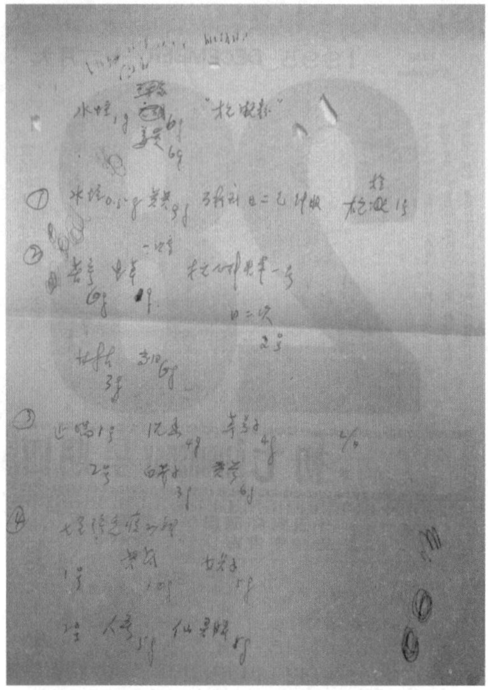

图 3-41b “日历本上的处方”（之二）

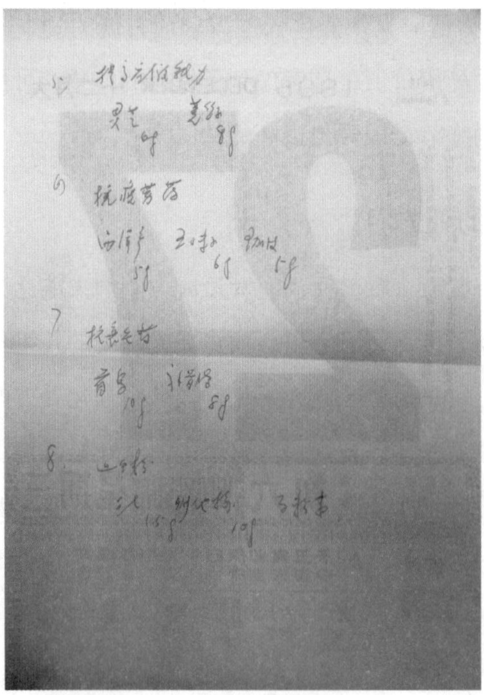

图 3-41c “日历本上的处方”（之三）

十、百岁国医，深情献方

“老骥伏枥，志在千里。烈士暮年，壮心不已。”阮士怡教授年近期颐之时，仍不辍悬壶济世的雄心壮志。2015 年 9 月 22 日，在一次思想研讨会上，阮教授慷慨赠方，将晚年潜心凝练出的四张药方——“育心保脉防治冠心病方”“慢性心衰方”“治老年抑郁症方”“治糖尿病方”，分别授予弟子张军平、学术传承人李明，以及两位传承博士后程坤、耿晓娟。今朝恩师将毕生经验倾囊相授，他日四位学生必将感怀师恩师德，悉数用之于临床，救死扶伤，将恩师的临床经验和学术思想发扬光大！正可谓“岐黄代代薪火传，新故相推行不滞”。

阮士怡教授用其一生去践行传承、发展中医事业，相信有了“国医大师阮士怡”这面旗帜，我们中医后辈也会在其传承的道路上更上一层楼，走得更远、更坚定！

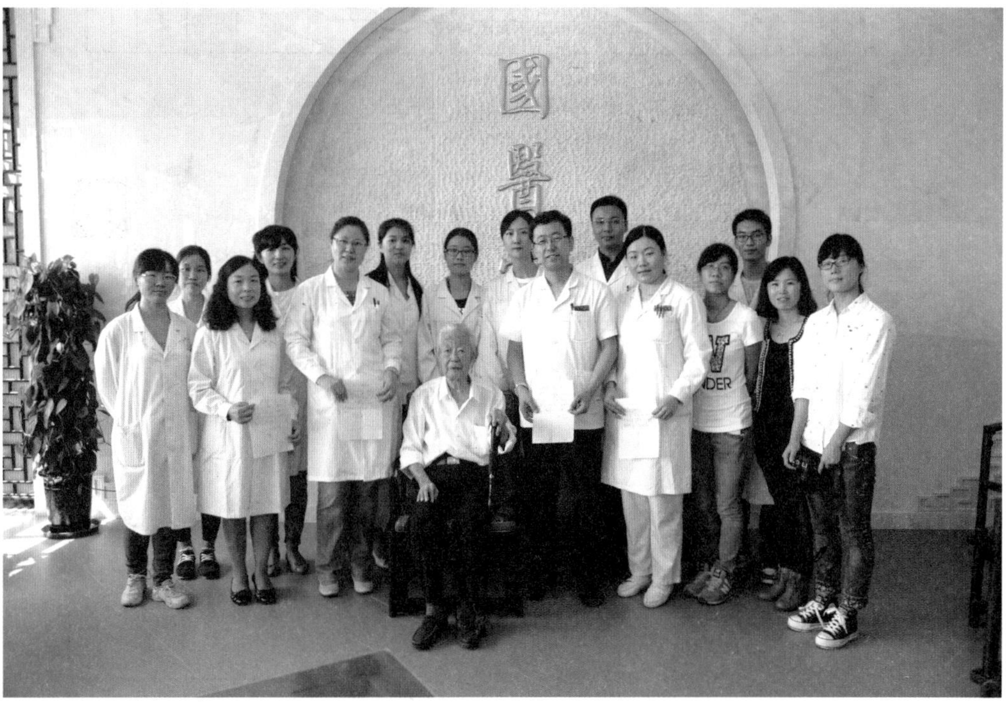

图 3-42　阮士怡教授为学生授方（前排左四）

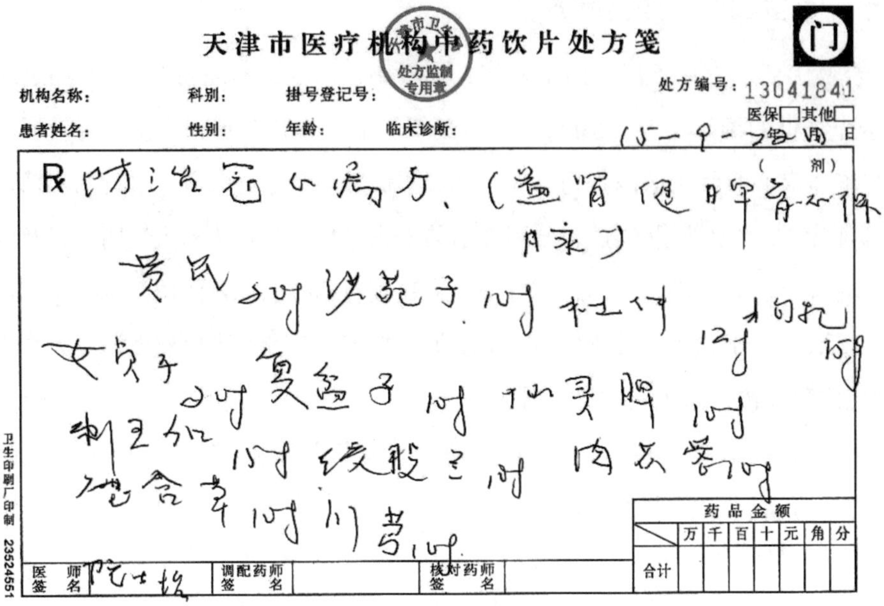

天津市医疗机构中药饮片处方笺

门

机构名称： 科别： 挂号登记号： 处方编号：13041841

医保□其他□

患者姓名： 性别： 年龄： 临床诊断： 15-9-23日

（ 剂）

Rx 防治冠心病方、（益肾健脾育心保脉）

黄芪30g 菟丝子10g 杜仲12g 枸杞15g

女贞子20g 覆盆子10g 仙灵脾10g

制首乌15g 绞股蓝30g 肉苁蓉10g

鹿衔草10g 川芎10g

药品金额							
	万	千	百	十	元	角	分
合计							

医师签名 阮士怡 调配药师签名 核对药师签名

卫生印刷厂印制 23524551

图 3-43 防治冠心病方

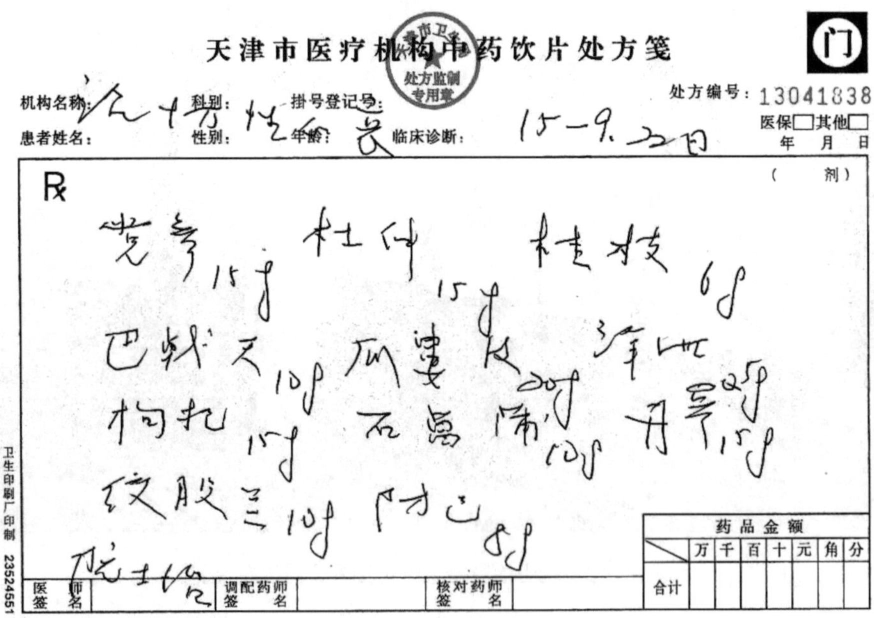

天津市医疗机构中药饮片处方笺

门

机构名称：阮士怡 科别： 挂号登记号： 处方编号：13041838

医保□其他□

患者姓名： 性别：慢性心衰 年龄： 临床诊断： 15-9.22日

年 月 日

（ 剂）

Rx

党参15g 杜仲15g 桂枝6g

巴戟天10g 瓜蒌皮20g 泽泻25g

枸杞15g 石菖蒲10g 丹参15g

绞股蓝10g 防己8g

药品金额							
	万	千	百	十	元	角	分
合计							

医师签名 阮士怡 调配药师签名 核对药师签名

卫生印刷厂印制 23524551

图 3-44 治慢性心衰方

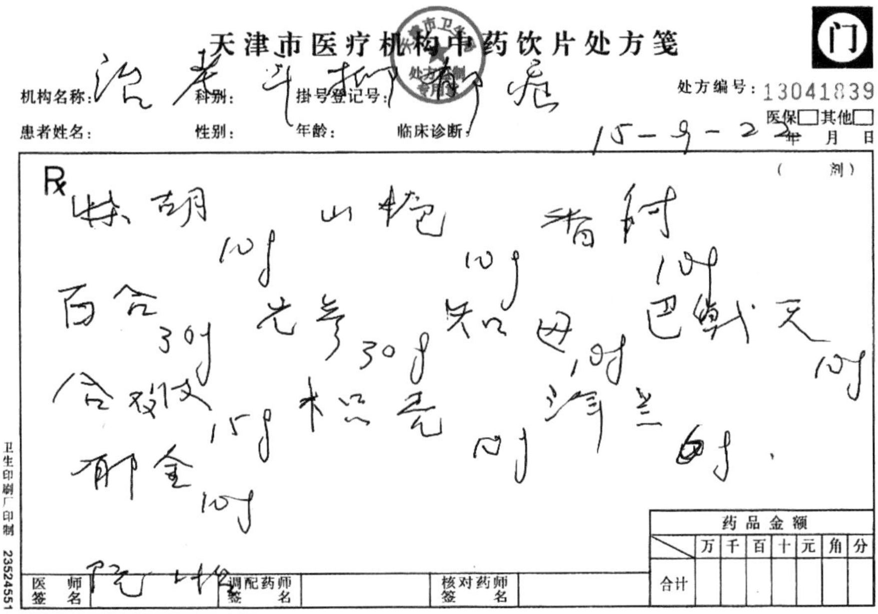
天津市医疗机构中药饮片处方笺　门

机构名称：　科别：　挂号登记号：　处方编号：13041839

患者姓名：　性别：　年龄：　临床诊断：　医保□其他□　年　月　日

R　（　剂）

药品金额							
	万	千	百	十	元	角	分
合计							

医师签名　调配药师签名　核对药师签名

卫生印刷厂印制　23524551

图 3–45　治老年抑郁症方

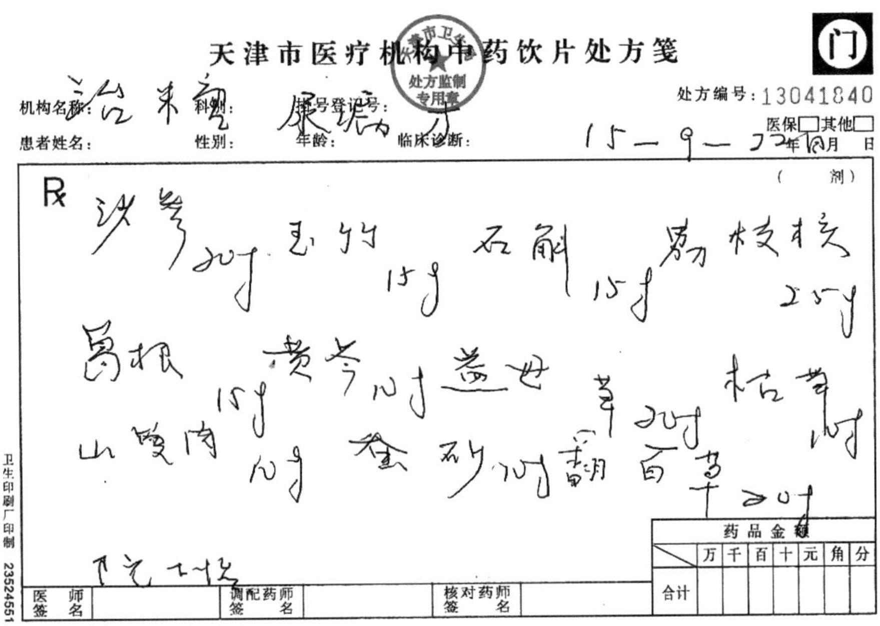
天津市医疗机构中药饮片处方笺　门

机构名称：　科别：　挂号登记号：　处方编号：13041840

患者姓名：　性别：　年龄：　临床诊断：　医保□其他□　年　月　日

R　（　剂）

药品金额							
	万	千	百	十	元	角	分
合计							

医师签名　调配药师签名　核对药师签名

卫生印刷厂印制　23524551

图 3–46　治糖尿病方

第四篇

躬耕育桃李，传道授业师德尚

阮士怡教授长期以来非常注重医学临床与实验研究相结合，重视临床治疗疾病过程中所总结出的有效经验与方药，并用先进的科学实验技术进行深入研究验证，取得了众多的科研成果。科研之余，阮教授还将自己临床经验结合时代大背景编写成多本医学教材，志在传道授业，发展中医。除此之外，阮教授在平日的教学过程中也非常重视培养学生的科研思路，将自己的科研理念传授给学生，引导更多人致力于中医药的科学研究。

第一章　悉心备案，鞠躬尽瘁

阮教授对祖国医学事业的贡献不仅体现在临床诊疗方面，其在科研、教学方面也获得了很大的成绩。

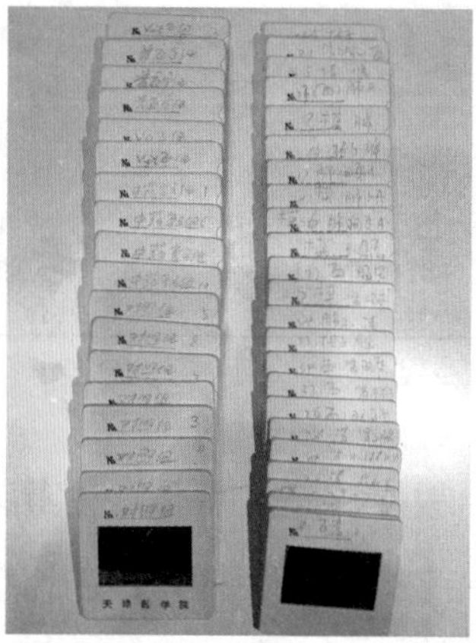

图 4–1　阮教授为科研工作制作的投影胶片

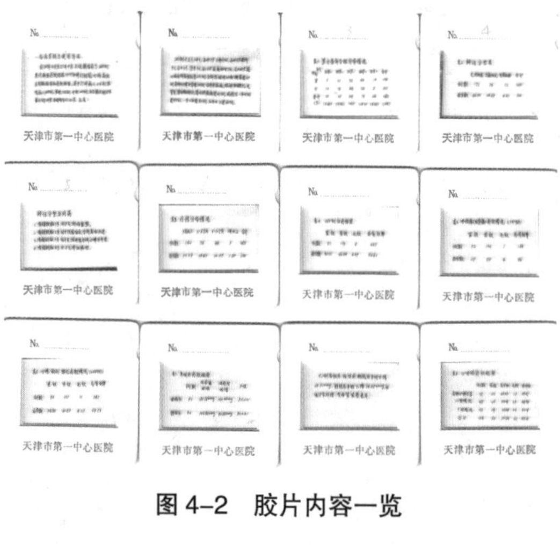

图 4–2　胶片内容一览

图 4–1 和 4–2 为阮教授在课题研究期间，为了能更好地阐述自己的科研思路而手写的投影胶片。他将现代医学理论与科学实验研究手段相结合用于临床，获得多项科研成果及奖项。

透过这些胶片，我们能大致了解到当时阮教授清晰、严谨的科研思路。而历时多年，这些胶片仍可以保存完好，令我们不得不佩服阮教授心思之细腻。

阮教授平日教学中十分重视提高学生综合素质。他讲课从不只局限于课本上的知识，还注重结合自身多年的临床经验，让学生深度探讨各类临床问题，培养学生的思维能力。

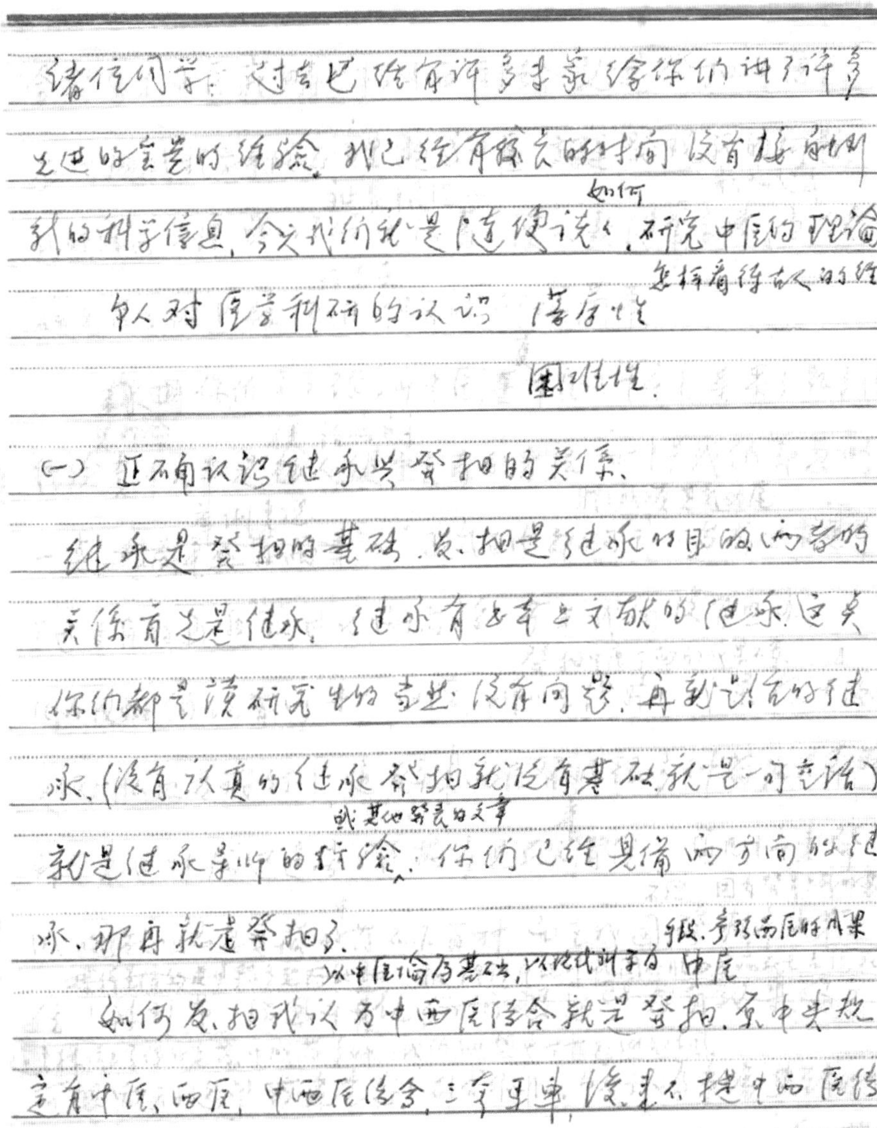
诸位同学：过去已经有许多专家给你们讲了许多
先进的宝贵的经验，我已经有较长时间没有接触新
新的科学信息，今天我们就是随便谈谈，（如何）研究中医的理论
（怎样看待古人的经验）
个人对医学科研的认识　谨慎性
困难性。
（一）正确认识继承与发扬的关系。
继承是发扬的基础，发扬是继承的目的，两者的
关系首先是继承。继承有古书与文献的继承，这点
你们都已读研究生的当然没有问题，再就是自己的继
承。（没有认真的继承发扬就没有基础，就是一句空话）
（或其他发表的文章）
就是继承导师的经验，你们已经具备两方面的继
承，那再就是发扬了。（假如参考西医的成果）
（以中医理论为基础，以现代科学为　中医）
如何发扬，我认为中西医结合就是发扬，原中央规
定有中医、西医、中西医结合三支队伍，现在不提中西医结
合了，认为医学科学只有中医西医，实际中西医结

图 4-3　阮教授为学生讲授“冠心病”的讲稿（之一）

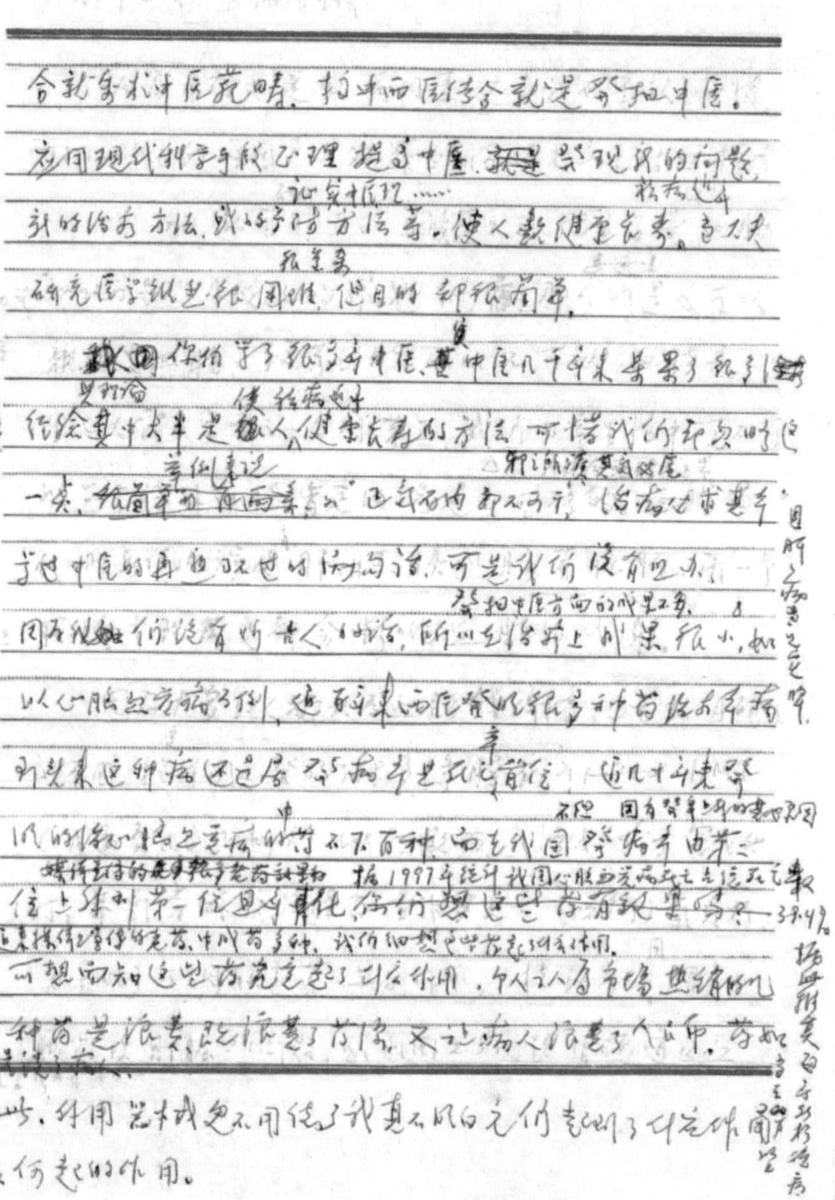

图 4–4　阮教授为学生讲授“冠心病”的讲稿（之二）

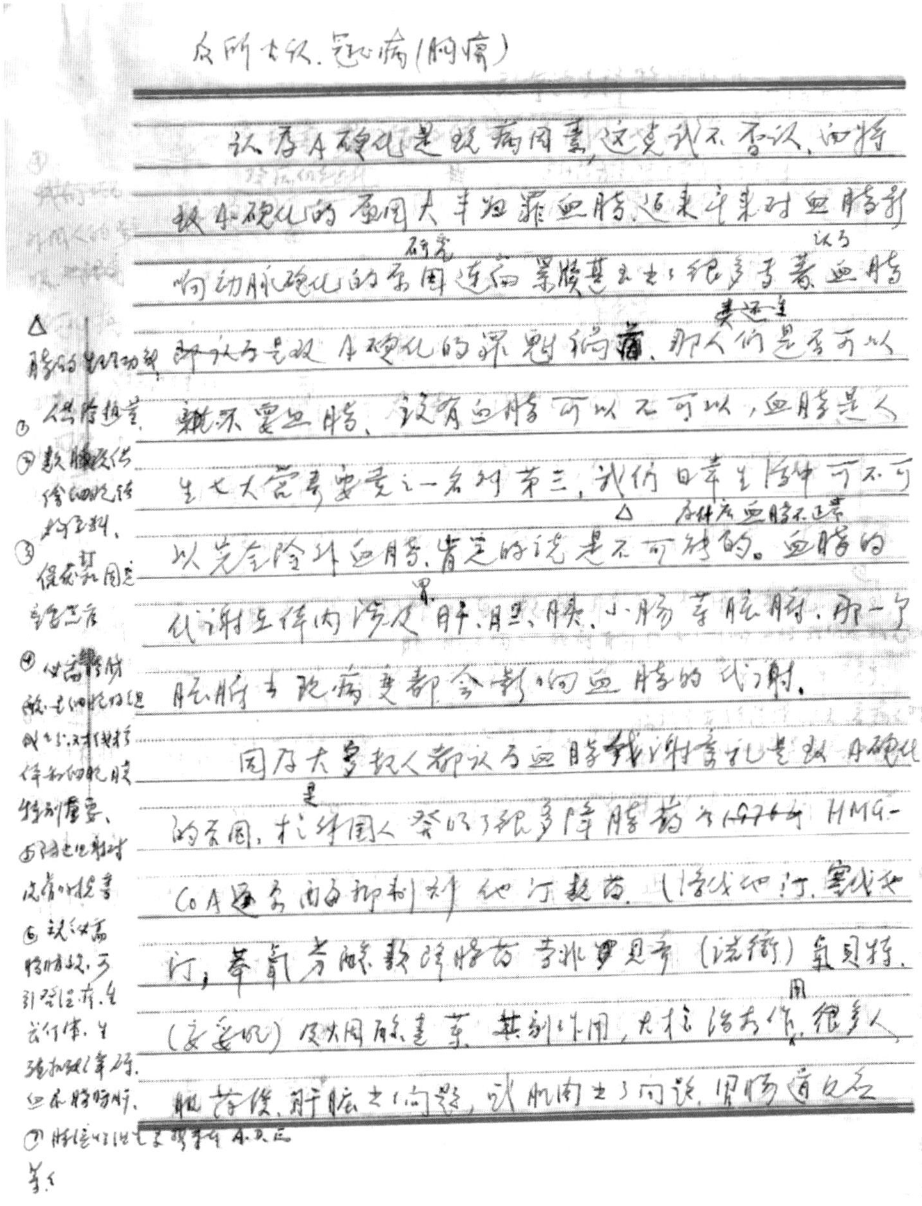

反所大纲．冠心病（胸痹）

认为A硬化是致病因素，这是我不否认，西医将胡A硬化的原因大半归罪血脂，近来年来对血脂影响动脉硬化的原因进行研究得甚多，很多学者认为血脂都认为是致A硬化的罪魁祸首，那么我们是否可以就不要血脂，没有血脂可以不可以，血脂是人生七大营养要素之一名列第三，我们日常生活中可不可以完全除外血脂，肯定的说是不可行的。血脂的代谢在体内除胃肝、胆、胰、小肠等脏腑，那一个脏腑有疾病更都会影响血脂的代谢。

因为大多数人都认为血脂代谢紊乱是致A硬化的原因，于是国人发明了很多降脂药 HMG-CoA还原酶抑制剂他汀类药（洛伐他汀，辛伐他汀，普伐他汀……降脂药……（诺衡）氯贝特，（安妥明）及烟酸类等，其副作用，大致的有作用很多人肌痛疼、肝脏之问题、肾脏之问题、胃肠道反应

图 4–5　阮教授为学生讲授“冠心病”的讲稿（之三）

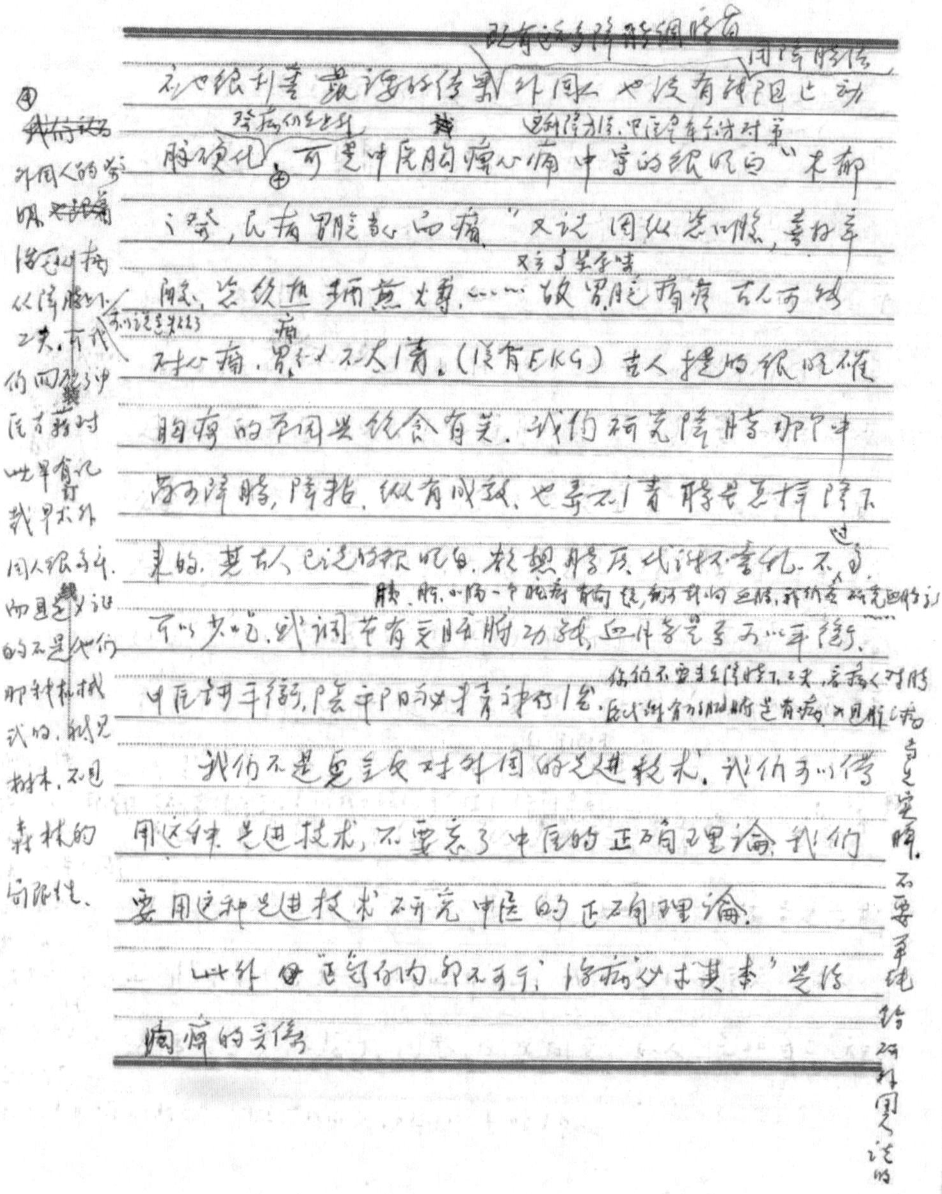

[illegible]

我们不是完全反对外国的先进技术，我们可以借用这种先进技术，不要忘了中医的正确理论，我们要用这种先进技术研究中医的正确理论。

此外[illegible]"治病必求其本"[illegible]

图 4–6　阮教授为学生讲授"冠心病"的讲稿（之四）

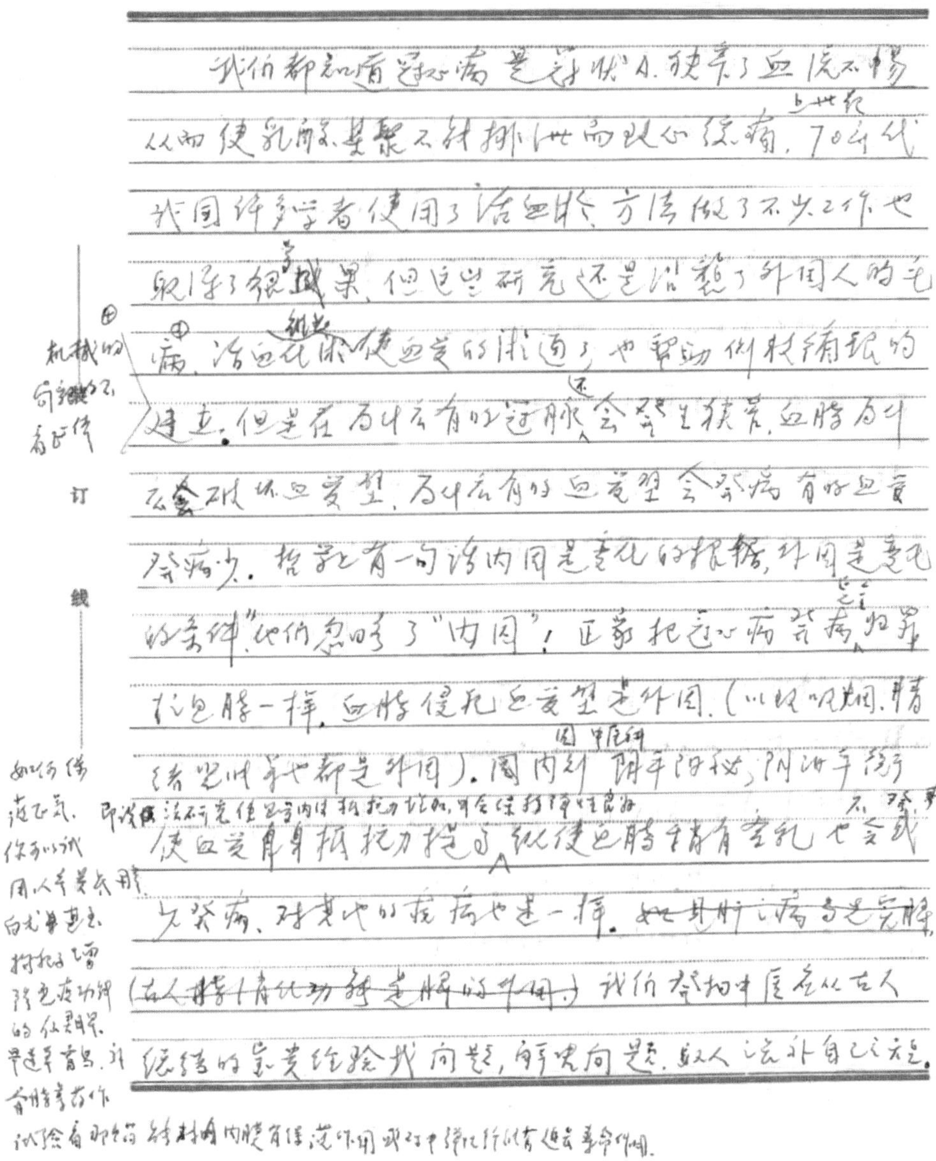
我们都知道冠心病是冠状A.狭窄了血流不畅从而使氧的供应不能满足心肌需要而引起心绞痛。70年代我国许多学者使用了活血化瘀方法做了不少工作也取得了很好效果，但这些研究还是沿着了外国人的思路。活血化瘀使血管的通畅了，也帮助侧枝循环的建立。但是在为什么有的冠脉会发生狭窄，血脂为什么会破坏血管壁，为什么有的血管壁会发病有的血管不发病。指出有一句话内因是变化的根据，外因是变化的条件，他们忽略了"内因"！正象把冠心病发病归罪于血脂一样，血脂侵犯血管壁是外因（以及吸烟、精神紧张等也都是外因）。国内外阴平阳秘，阴阳平衡使血管本身抵抗力提高了，纵使血脂稍有变化也不会发病，对其他的疾病也是一样。我们祖国医学在从古人总结的宝贵经验找问题，解决问题，致人流于自己之途。

图 4-7　阮教授为学生讲授"冠心病"的讲稿（之五）

从给您们再提点个人看法，可能会伤害了人，不过这仅是个人的想法，百家争鸣，不存在也可以讨论。

先从西医治疗本病讲：内服药不过是扩冠药和能缓解一时冠脉痉挛而止痛，不论冠心病什么名字，其基本成分不外：硝酸酯类及亚硝酸酯类、β-受体阻断药、钙拮抗剂。不论理论如何说，其结果不外舒张、降低心肌耗氧量等。这些还都是治标不治本的药物，也解决不了冠脉硬化的问题。至于现在的外科治疗，支架也好，搭桥也好，后果也是弊大于利。

所以我们应是从中医的理论，调节内因，平衡阴阳平衡，使它们之间处于相对稳定状态。如何使阴阳正气，祛除邪气，希望从根本上进行研究。至于中医传统的治疗冠心病的药，我不便对其做过多评价。

好了，说到这里，谈了冠心病的病因、诊断手段、再是，

图 4–8　阮教授为学生讲授“冠心病”的讲稿（之六）

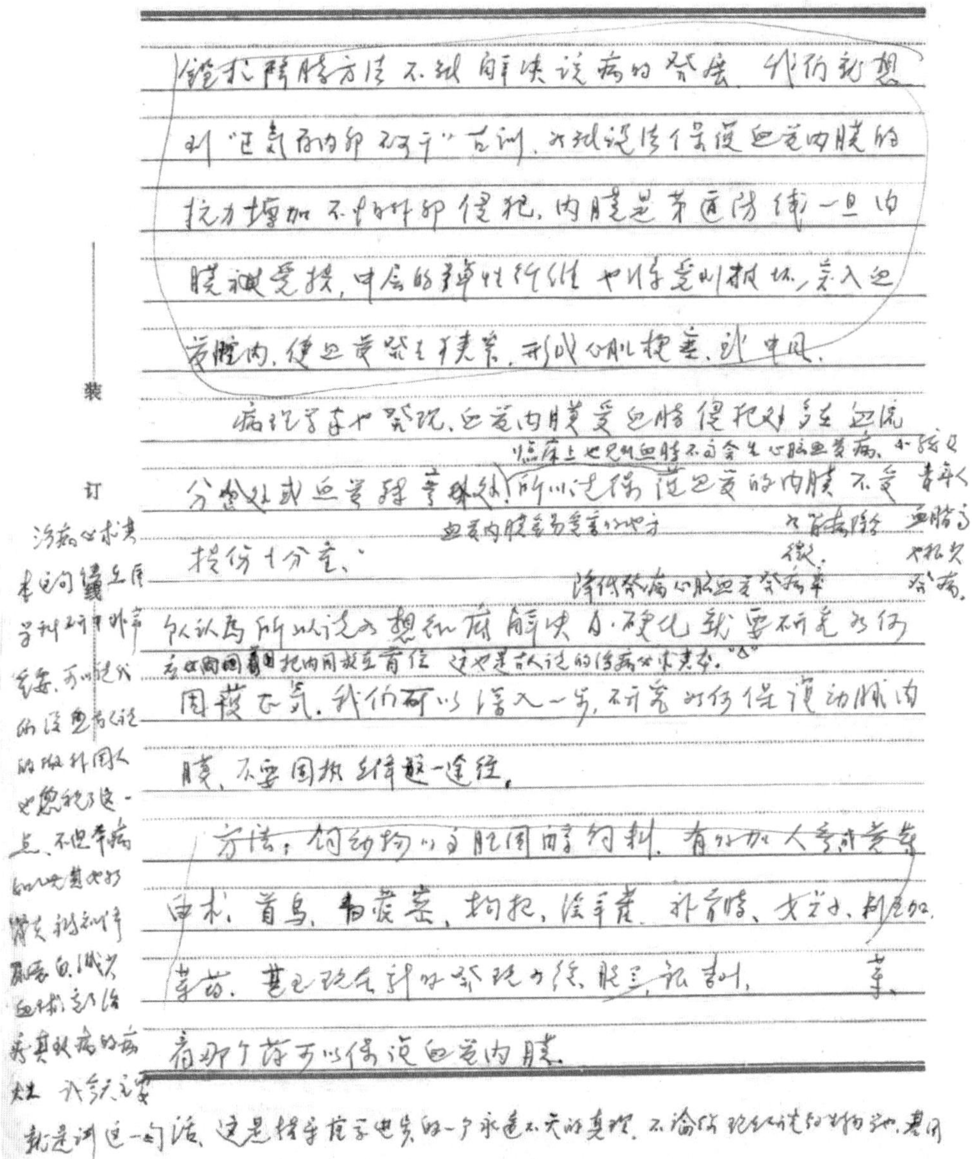

图 4–9　阮教授为学生讲授“冠心病”的讲稿（之七）

图 4–3 ~ 4–9 是阮教授在给学生讲授“冠心病”时所用过的讲稿。手稿的前部分内容（详见图 4–3、4–4）主要是阮教授与学生交流关于继承与创新、科研思路的培养以及中西医结合等问题；后部分（详见图 4–5 ~ 4–9）主要是关于“冠心病”的讲稿内容。

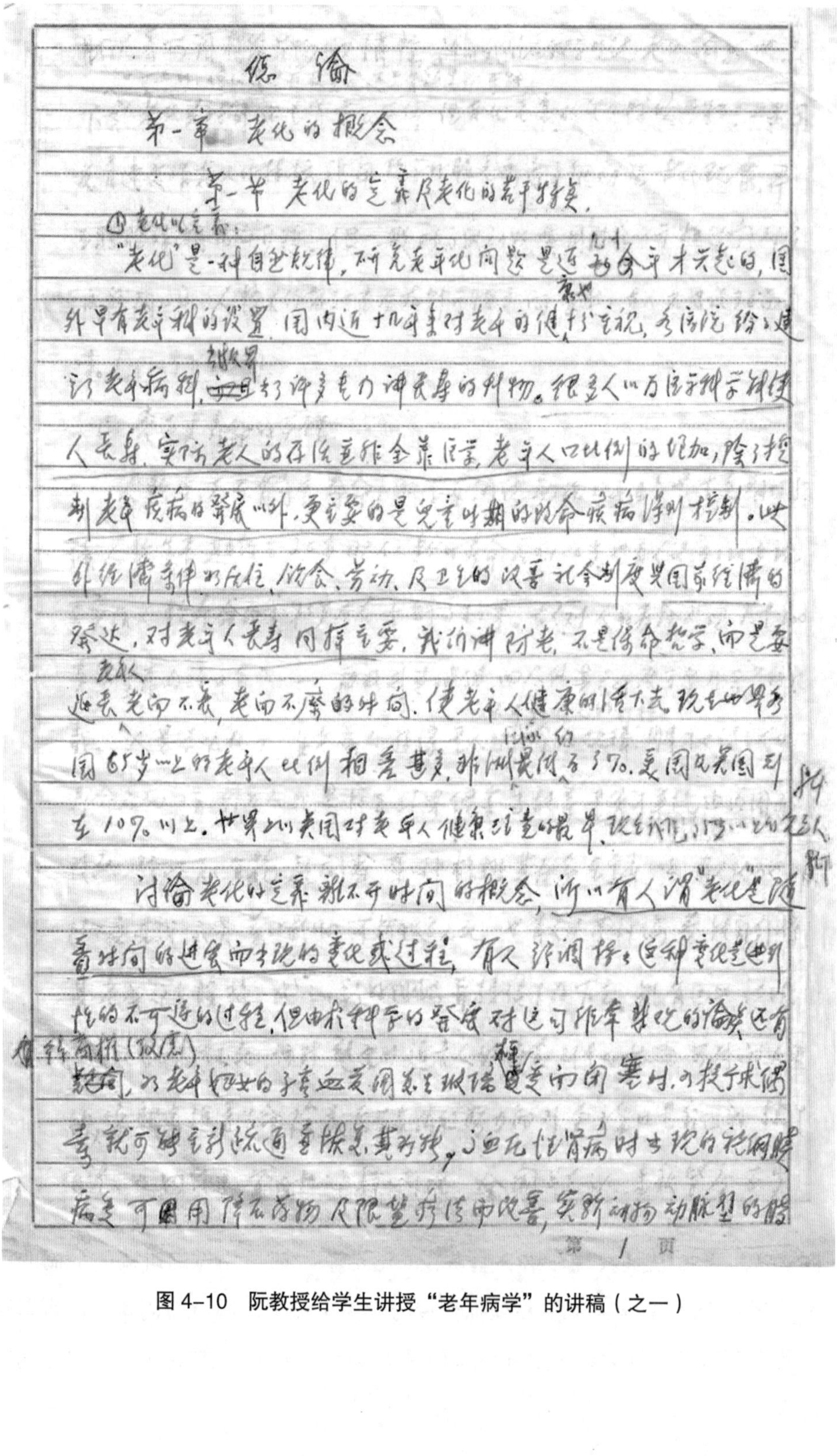

绪论

第一章 老化的概念

第一节 老化的定义及老化的若干特点

①老化的定义：

"老化"是一种自然规律，研究老年化问题是近九十余年才兴起的，国外早有老年科的设置，国内近十几年来对老年的健康才重视，各医院纷纷建立老年病科，[illegible]出了许多专门讨论长寿的刊物。[illegible]科学能使人长寿，实际老人的存活并非全靠医学，老年人口比例的增加，除了控制老年疾病的发展以外，更重要的是儿童时期的致命疾病得到控制。此外经济条件的居住、饮食、劳动、及卫生的改善，社会制度与国家经济的发达，对老年人长寿同样重要。我们讲防老，不是宿命哲学，而是要延缓衰老，老而不衰，老而不废的目的。使老年人健康长寿。[illegible]国65岁以上的老年人比例相差甚大，非洲[illegible]3%，英国及美国則在10%以上。世界上以美国对老年人健康注意的最早，[illegible]

讨论老化的定义离不开时间的概念，所以有人谓"老化是随着时间的进展而出现的变化或过程"，有人强调指出这种变化是进行性的不可逆的过程，但由于科学的发展对这个经典老化的论点还有[illegible]商榷（考虑）[illegible]，如老年妇女的子宫血管用[illegible]寿就可[illegible]，[illegible]

第 1 页

图 4–10 阮教授给学生讲授"老年病学"的讲稿（之一）

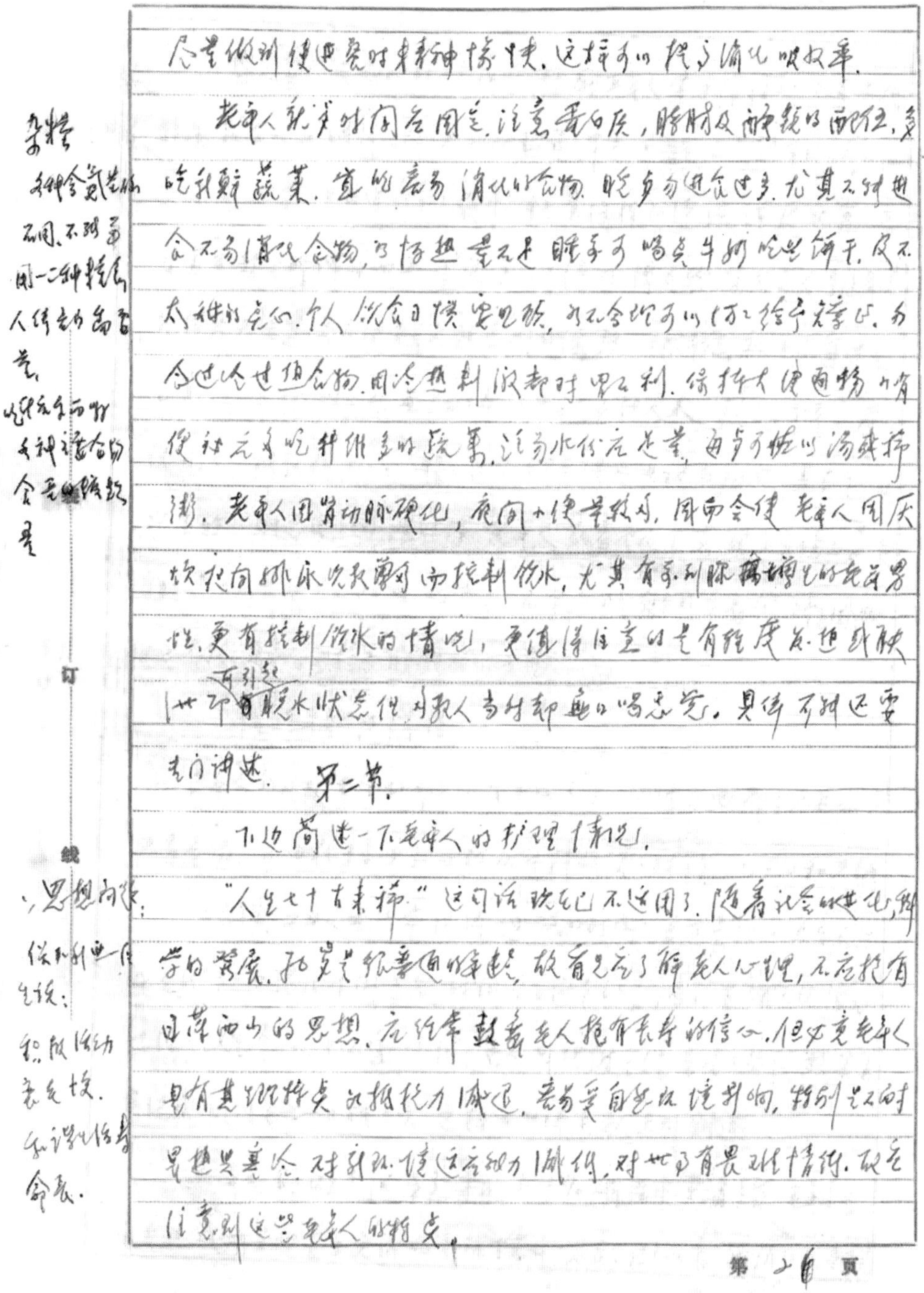
尽量做到使进食时精神愉快，这样可以促进消化吸收率。

老年人就食时间应固定，注意蛋白质，脂肪及碳水化合物的配伍，多吃新鲜蔬菜，宜吃容易消化的食物，晚餐勿进食过多，尤其不能进食不易消化食物，以防过量或不足，睡前可喝点牛奶，吃些饼干，或不太甜的点心。个人饮食习惯要照顾，尽可能作到结合实际。另食过冷过热食物，用冷热刺激都对胃不利。保持大便通畅，少有便秘者多吃纤维多的蔬菜，注意水份应充足，每天可饮少量汤或稀粥。老年人因肾动脉硬化，夜间小便量较多，因而会使老年人因厌烦夜间排尿次数增多而控制饮水，尤其有前列腺肥大的老年男性，更有控制饮水的情况，更值得注意的是有轻度失水或缺水甚至可引起脱水状态使病人有时都无口渴感觉。具体不再还要专门讲述。

第二节

下边简述一下老年人的护理情况。

"人生七十古来稀"这句话现在已不适用了，随着社会的进化，科学的发展，寿命已很普遍的延长。故首先应了解老人心理，不应抱有日落西山的思想，应经常鼓励老人抱有长寿的信心。但毕竟老年人是有其生理特点的，抵抗力减退，容易受自然环境影响，特别是天气骤然寒冷，对刺激适应能力减低，对某些事有畏难情绪，故应注意到这些老年人的特点。

一、思想问题：保持乐观……积极活动……命长。

第 26 页

图 4-11　阮教授为学生讲授“老年病学”的讲稿（之二）

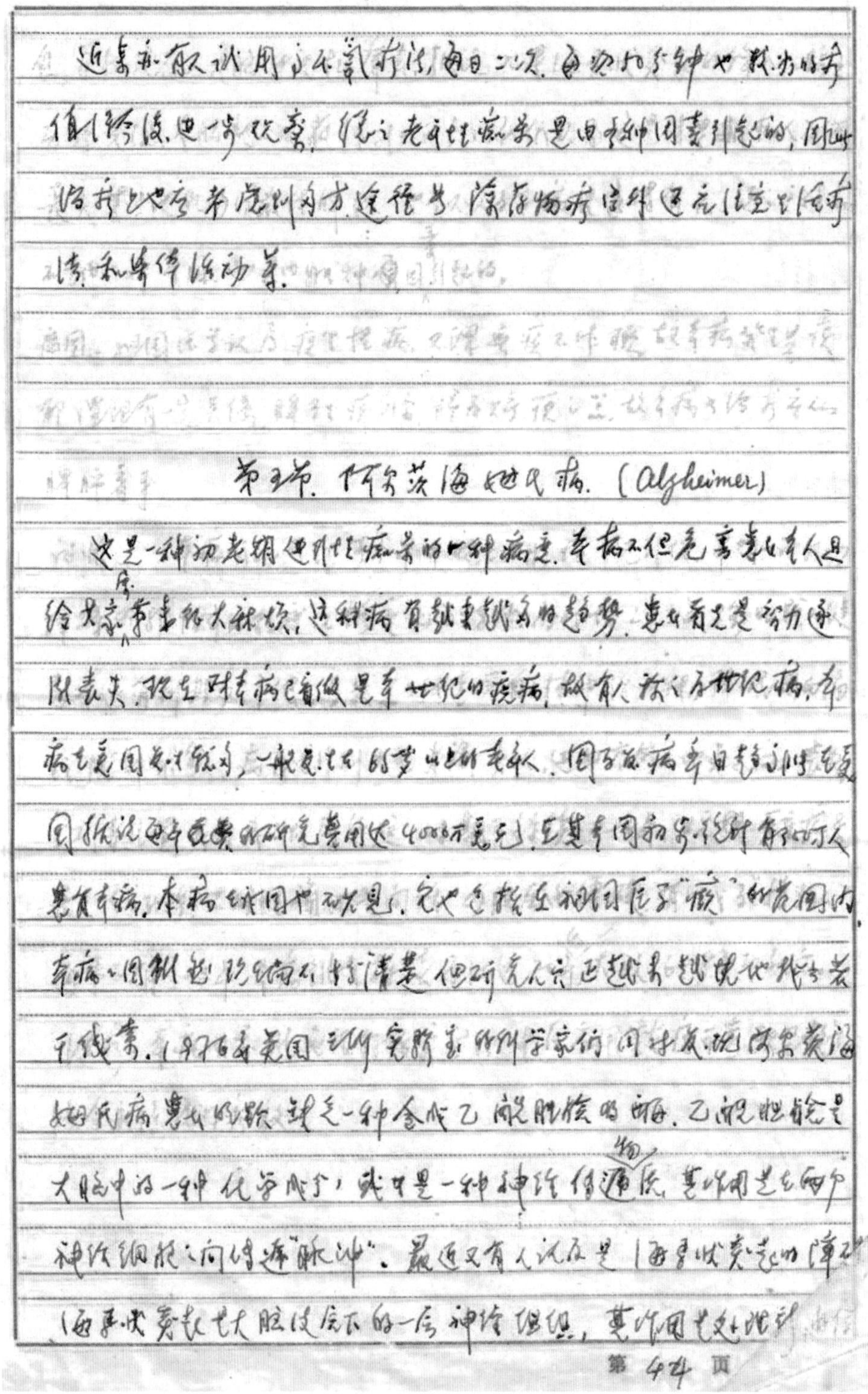

近来亦有人试用小剂量疗法，每日二次，每次30分钟也获得较好疗效，值得继续进一步观察。综上老年性痴呆是由多种因素引起的，因此治疗上也应采取综合方法途径，除药物疗法外还应注意心理治疗和参加活动等。

第五节 阿尔茨海默氏病（Alzheimer）

这是一种初老期进行性痴呆的一种病变。本病不但危害老年人且给大家庭带来很大损失，这种病有越来越多的趋势。患者首先是智力逐渐丧失，医生对本病已看做是本世纪的疾病，故有人称之为世纪病。本病在美国发病率，一般是65岁以上的老年人。美国每年为此病耗费的研究经费达4000万美元，全美国约有250万人患有本病。本病在我国也不少见，它也逐渐引起我国医学界的重视。本病的原因至今仍不清楚，但研究人员正越来越多地发现一些线索。1976年英国三位爱丁堡的科学家们发现阿尔茨海默氏病患者的脑缺乏一种含有乙酰胆碱的酶。乙酰胆碱是大脑中的一种化学成分，也就是一种神经传递物质，其作用是在两个神经细胞之间传递"脉冲"。最近又有人认为是"海马状突起"的障碍，海马状突起是大脑皮层下的一层神经组织，其作用是处理新

第44页

图 4-12 阮教授为学生讲授"老年病学"的讲稿（之三）

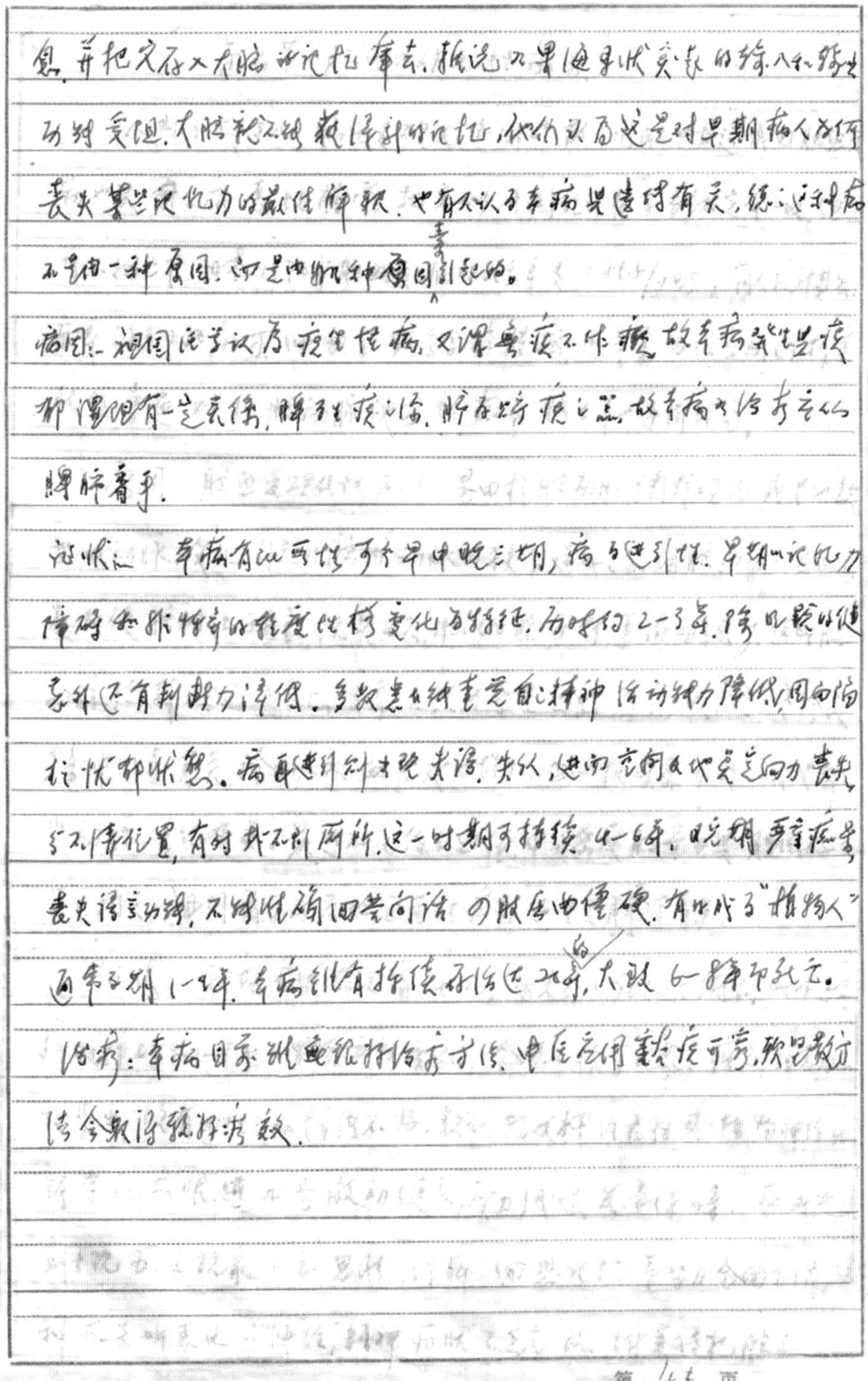

息，并把它存入大脑的记忆库去。据说，如果海马状突起的神经联系受阻，大脑就不能获得新的记忆，他们认为这是对早期病人为何丧失某些记忆力的最佳解释。也有人认为本病与遗传有关。总之，这种病不是由一种原因，而是由多种因素引起的。

病因：祖国医学认为痰生怪病，又谓无痰不作痴，故本病发生与痰郁湿阻有一定关系。脾为生痰之源，肺为贮痰之器，故本病之治亦宜从脾肺着手。

症状：本病有以下特点，可分早中晚三期，病多进行性。早期以记忆力障碍和非特异性的性格变化为特征，历时约2-3年。除明显的健忘外还有判断力降低。多数患者能意识到自己精神活动能力降低，因而陷于忧郁状态。病至中期则出现失语、失认，进而空间及时间定向力丧失，不识住处位置，有时找不到厕所，这一时期可持续4-6年。晚期严重痴呆，丧失语言功能，不能做简单问话，四肢屈曲僵硬，有些成了"植物人"而卧床不起，此期1-2年。本病能有持续存活达20年的，大致6-8年即死亡。

治疗：本病目前没有能够根治的方法，中医应用涤痰开窍，补脾益肺法会取得较好疗效。

第 45 页

图 4-13　阮教授为学生讲授“老年病学”的讲稿（之四）

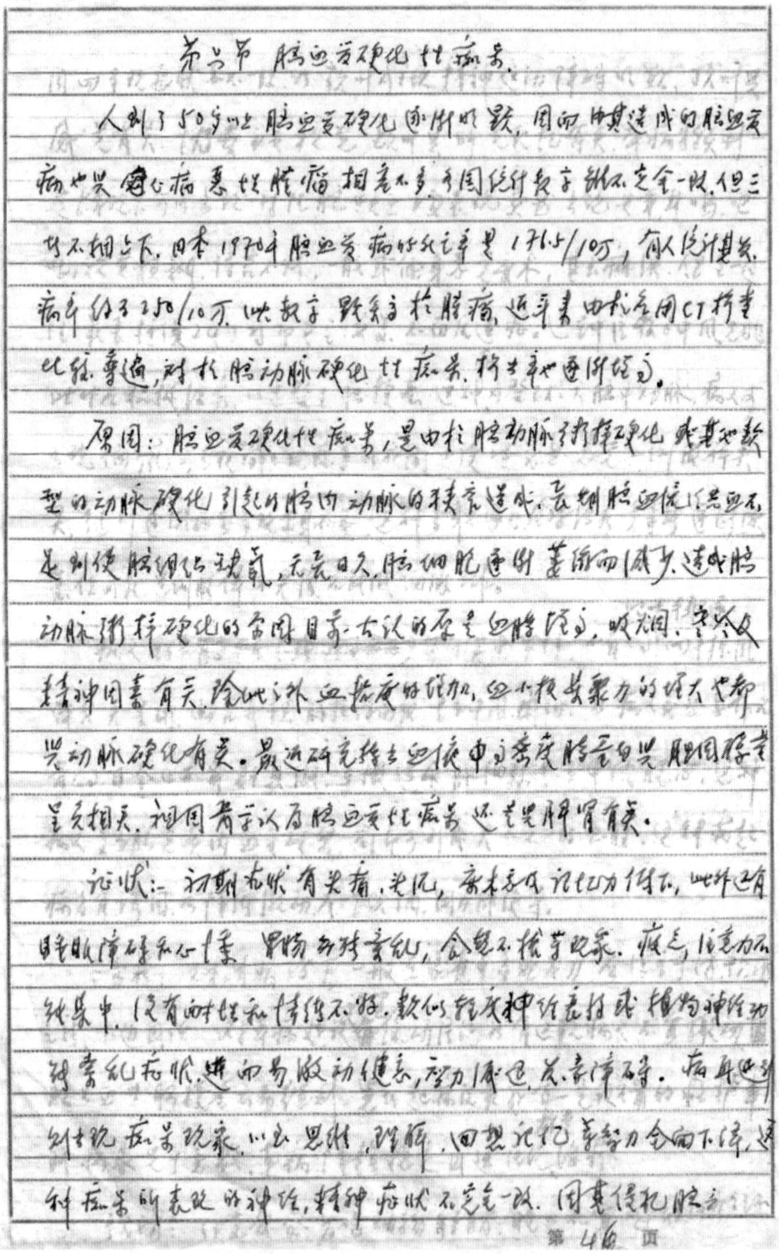
第六节 脑血管硬化性病变

人到了50岁以上脑血管硬化逐渐明显，因而由其造成的脑血管病也是与心脏病、恶性肿瘤相差不多。各国统计数字虽不完全一致，但三者不相上下。日本1970年脑血管病的死亡率是171.5/10万，有人统计高血压病率约为250/10万。此数字既高于肝癌。近年来由于应用CT扫描比较普遍，对于脑动脉硬化性病变，特别是本病也逐渐能诊断了。

原因：脑血管硬化性病变，是由于脑动脉粥样硬化或其他类型的动脉硬化引起的脑内动脉的狭窄造成。长期脑血液供应不足，则使脑细胞缺氧，天长日久，脑细胞逐渐萎缩而减少。造成脑动脉粥样硬化的原因目前公认的原是血脂增高、吸烟、受冷及精神因素有关。除此之外，血粘度的增加，血小板凝聚力的增大也都与动脉硬化有关。最近研究结果血液中高密度脂蛋白与胆固醇呈负相关。祖国医学认为脑血管性病变还是与肝肾有关。

症状：初期症状有头痛、头沉，麻木或记忆力低下，此外还有睡眠障碍和心悸、胃肠功能紊乱，食欲不振等现象。疲乏，注意力不能集中，没有耐性和情绪不稳。类似轻度神经衰弱或植物神经功能紊乱症状。进而易激动健忘，智力减退，及言语障碍。病再进一步则出现痴呆现象，以至思维、理解、回想、记忆等能力全面下降。这种病变所表现的神经、精神症状不完全一致。因其侵犯脑之

第46页

图 4–14 阮教授为学生讲授“老年病学”的讲稿（之五）

图 4–10 ~ 4–14 是阮教授在给学生讲授“老年病学”时所用过的讲稿，字里行间无不体现出阮教授对中医教育事业所付出的极大心血。通览讲稿，我们也能深刻感受到，阮教授并不因为已有的成就便固步自封，而是结合当时老年病学的发展，与时俱进，不断创新。

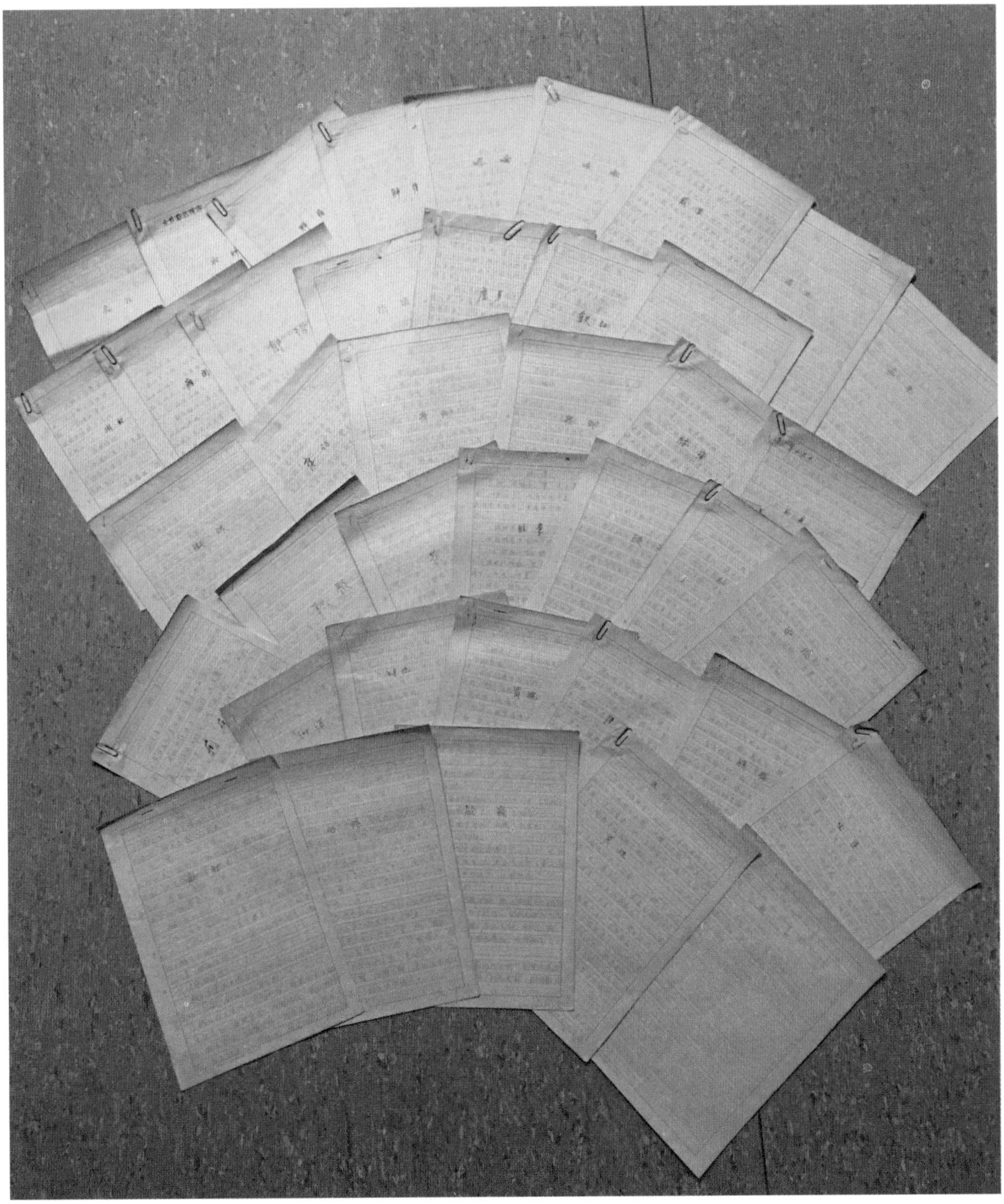

图 4–15　阮教授参与编撰的《中医内科学》手稿（之一）

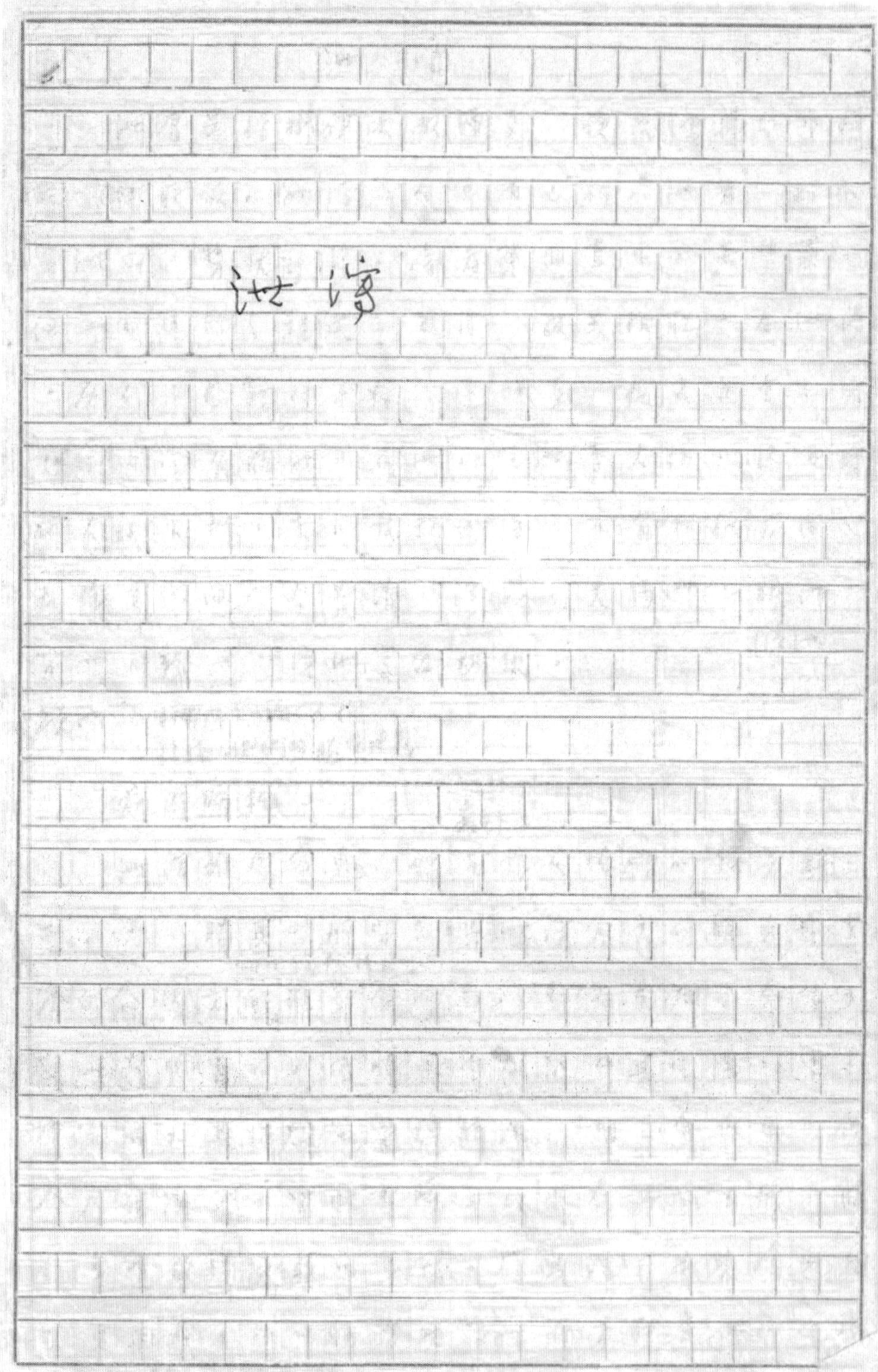

泄泻

图 4-16　阮教授参与编撰的《中医内科学》手稿（之二）

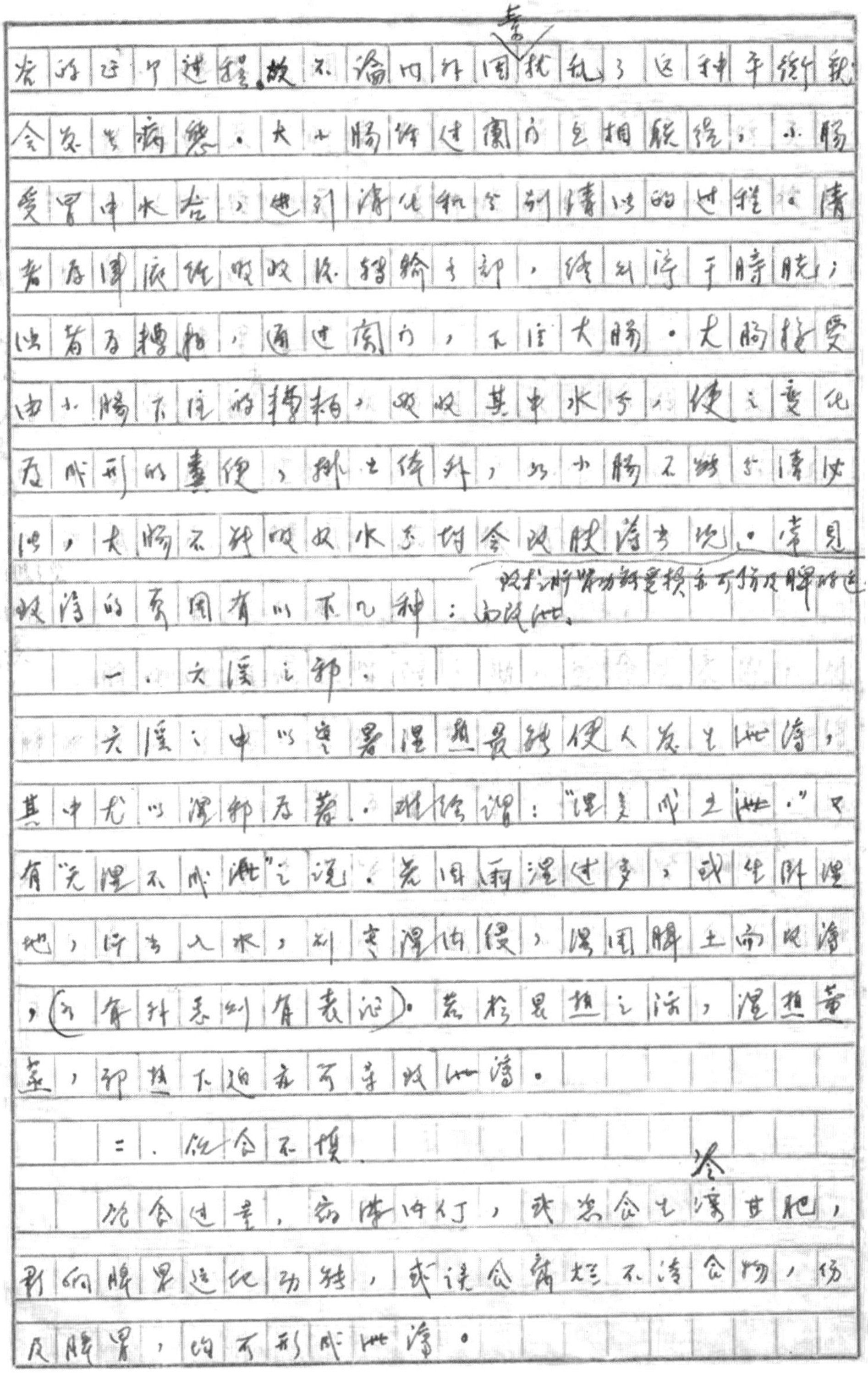

图 4-17　阮教授参与编撰的《中医内科学》手稿（之三）

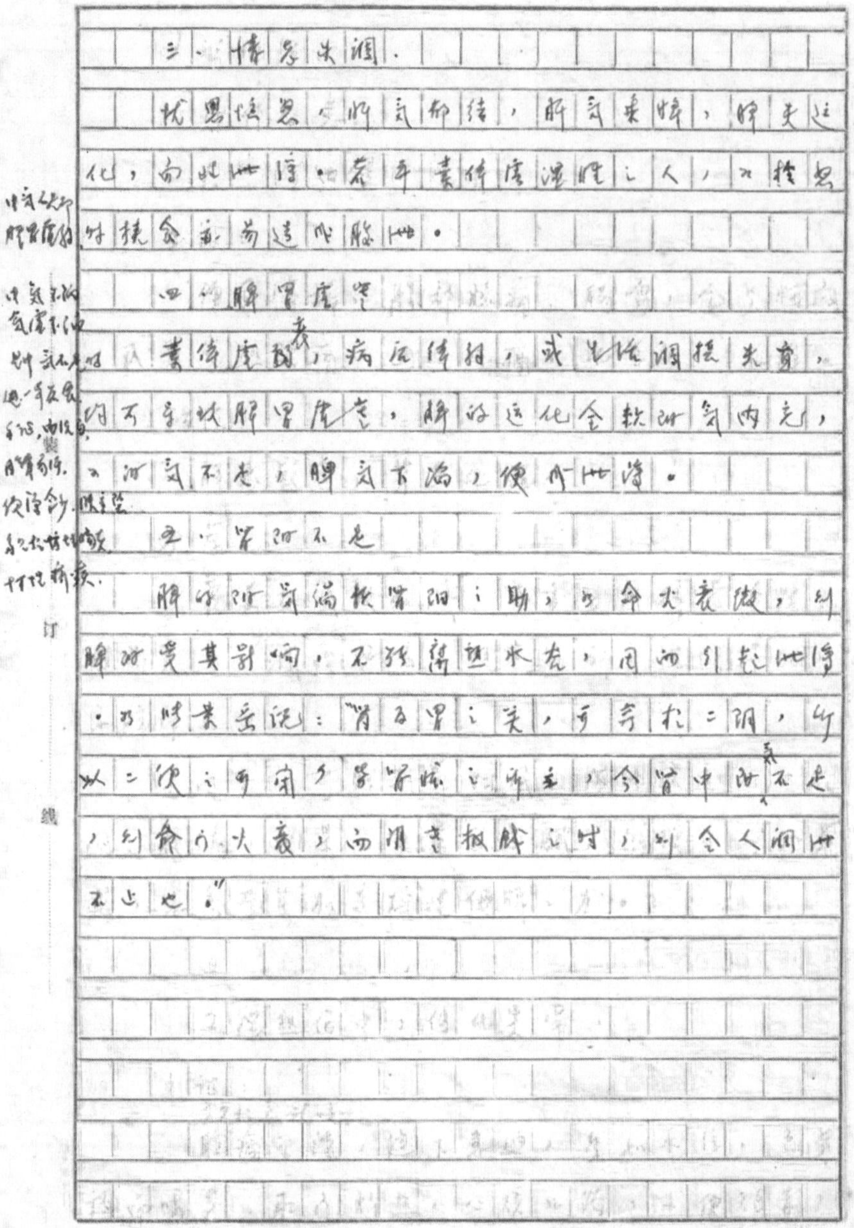

三、情志失调。

忧思恼怒，肝气郁结，肝气乘脾，脾失运化，而成泄泻。若平素体虚湿胜之人，又[illegible]时扰食，亦易造成腹泻。

四、脾胃虚弱

素体虚衰，病后体弱，或先天调摄失当，均可导致脾胃虚弱，脾的运化失职，湿气内充，则清气不运，脾气下陷，便成泄泻。

五、肾阳不足

脾的阳气源于肾阳之助，若命火衰微，则脾亦受其影响，不能腐熟水谷，因而引起泄泻。正如《景岳全书》说："肾为胃之关，开窍于二阴，所以二便之开闭，皆肾脏之所主，今肾中阳气不足，则命门火衰，而阴寒极盛之时，则令人洞泄不止也。"

图 4–18 阮教授参与编撰的《中医内科学》手稿（之四）

阮教授结合自己多年的中医内科临床经验和学科发展现状，总结汇编成《中医内科学》。图 4–15 ~ 4–18 是阮教授编撰该书时的部分手稿。其每一个字和每一处修改的笔迹，都满含着阮教授对医学生的期望，以及对未来祖国医学发展的信心。这也是天津在贯彻中医政策后首部中医著作，于 1973 年由天津人民出版社出版，并广为流传。

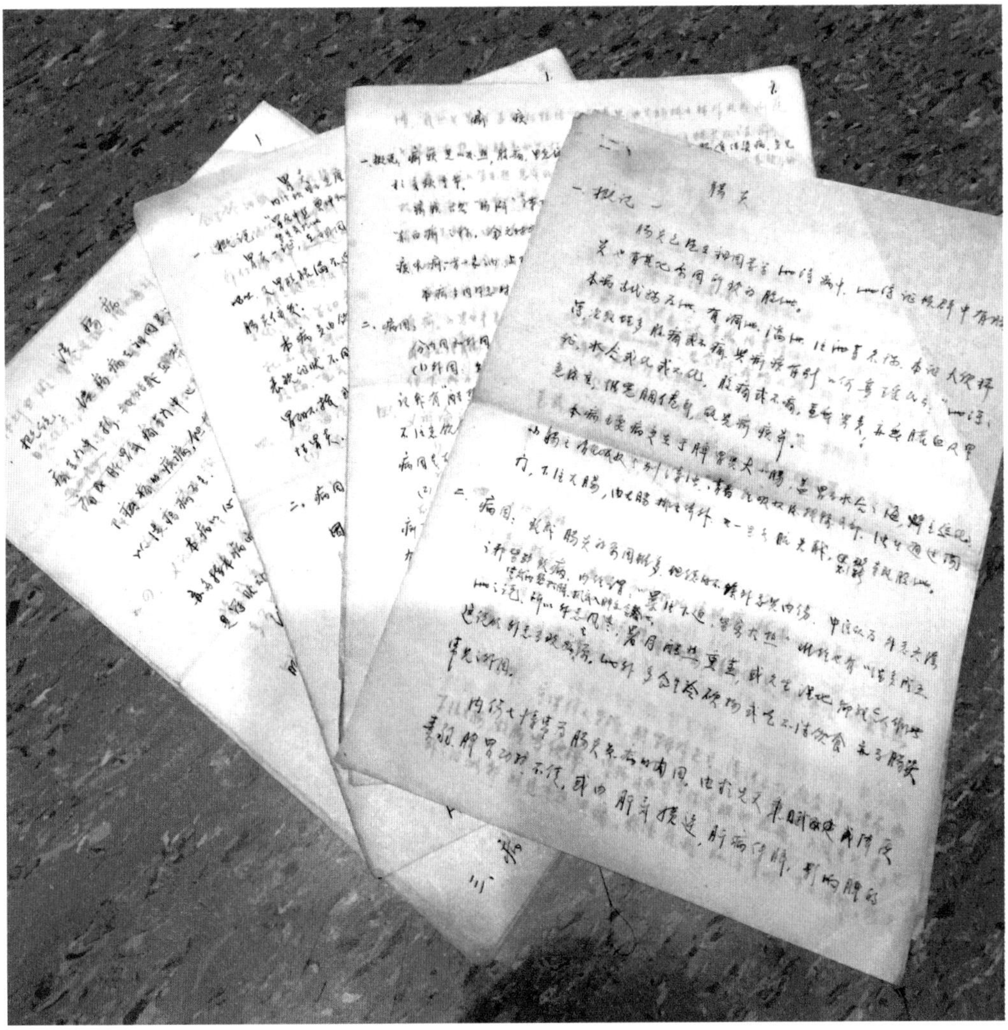

图 4-19　阮教授编撰的《中医内科》手稿（之一）

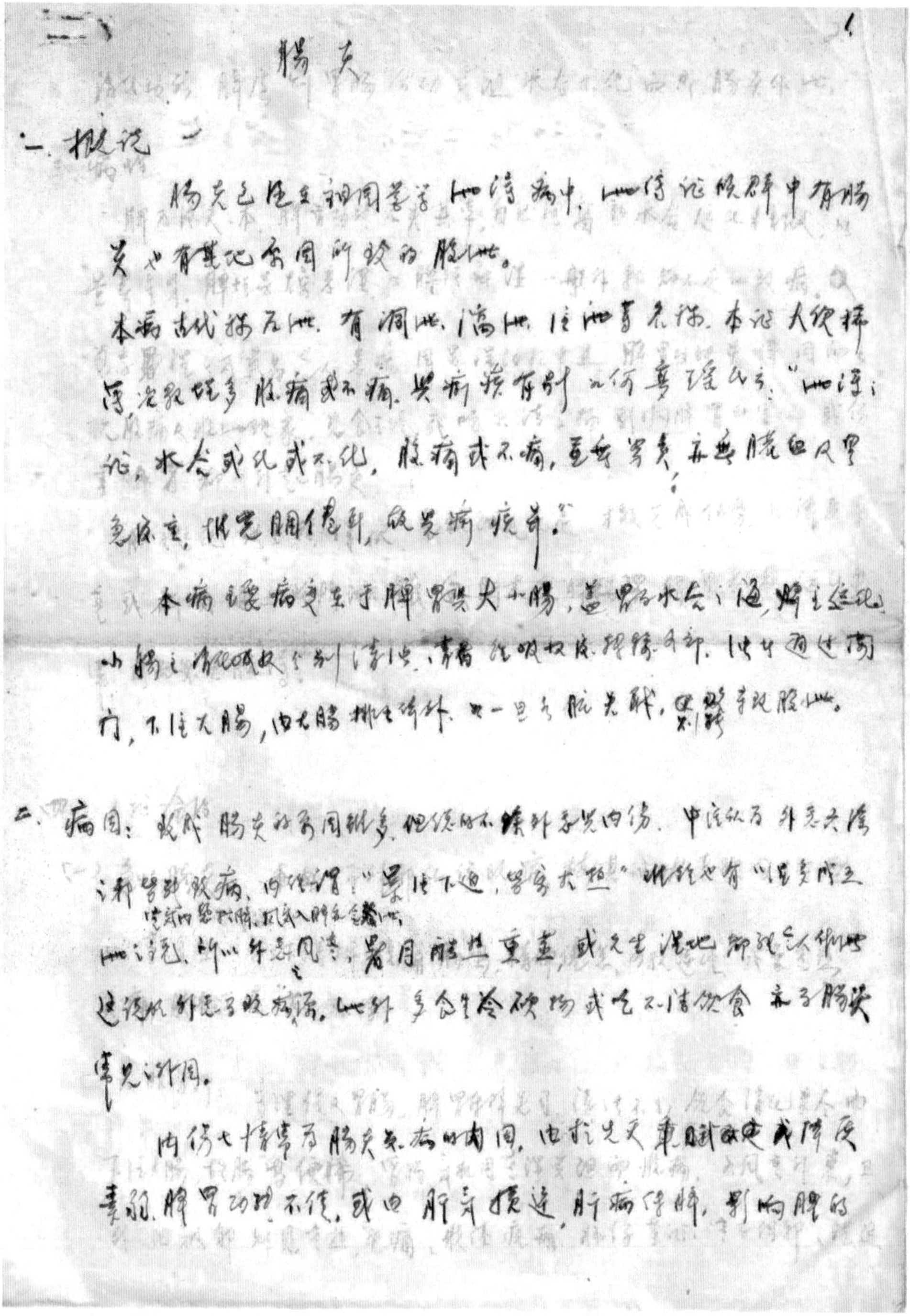

二、 1

肠炎

一、概说

肠炎已见之祖国医学泄泻病中，泄泻论腹胀中有肠炎也有其他原因所致的腹泄。

本病古代称为泄，有洞泄、滑泄、注泄等名称。本证大便稀薄，次数增多，腹痛或不痛，与痢疾有别。《河间六书》云："泄泻之证，水谷或化或不化，腹痛或不痛，并无努责，亦无脓血及里急后重，惟觉困倦耳，故与痢疾异。"

本病病变主要在于脾胃与大小肠，盖胃为水谷之海，脾主运化，小肠之精微吸收分别清浊，精华经吸收后输送全身，其糟粕通过阑门，下注大肠，由大肠排出体外。如一旦功能失职，则可引起腹泄。

二、病因：一般肠炎致病因虽多，但总的不出外感与内伤。中医认为外感六淫之邪皆能致病，内经谓："暑胜下迫，湿多成五泄"，难经也有"湿多成五泄"之说。所以外感风寒，暑月贪凉重感，或久坐湿地，都能使人体感受湿邪外邪而致病。此外，多食生冷硬物或吃不洁饮食，亦为肠炎常见之外因。

内伤七情常为肠炎发病的内因，由于先天禀赋不足或体质素弱，脾胃功能不健，或由肝气横逆，肝病传脾，影响脾的

图 4-20　阮教授编撰的《中医内科》手稿（之二）

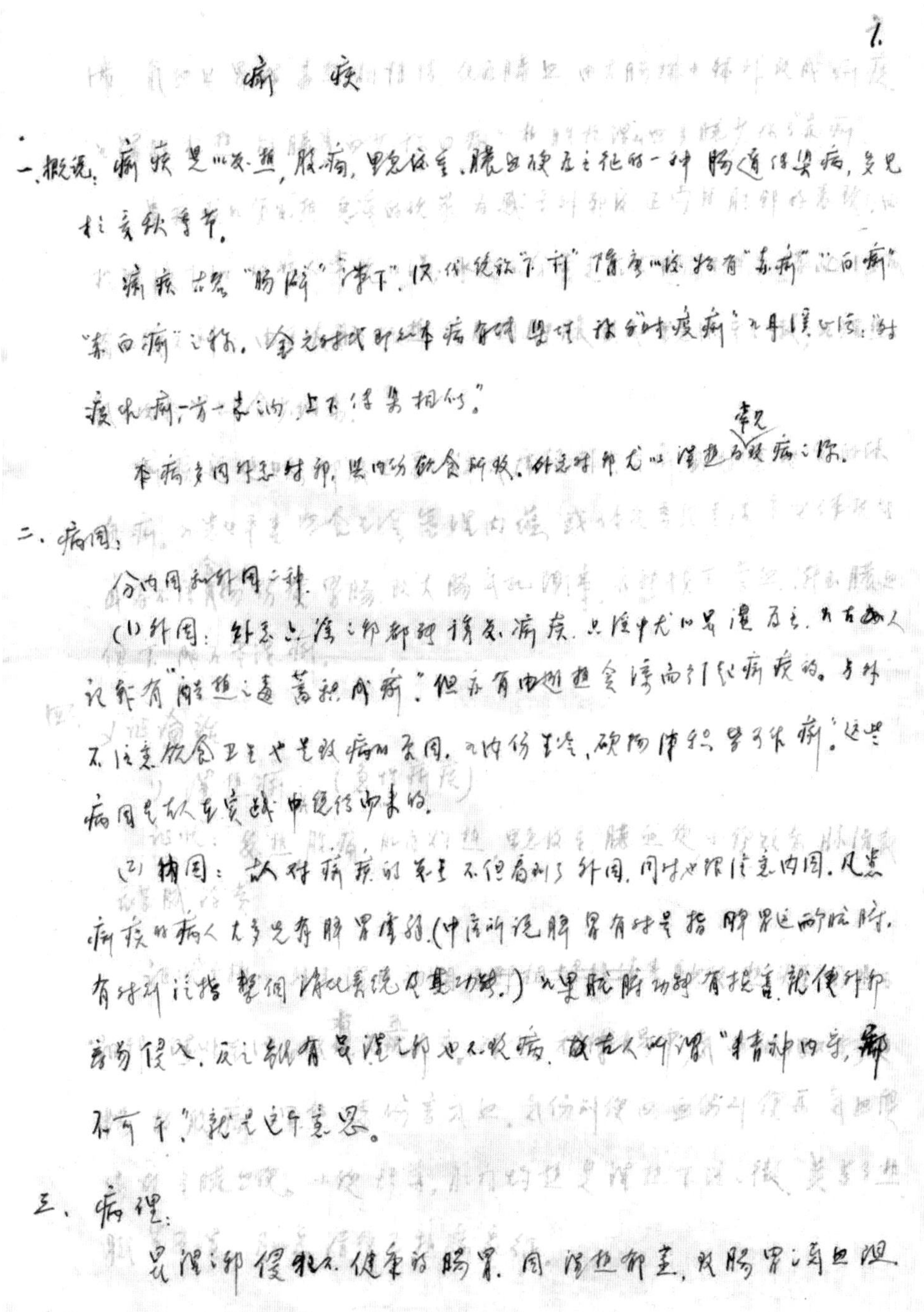
1.

痢疾

一、概说：痢疾是以发热，腹痛，里急后重，脓血便为主证的一种肠道传染病，多见于夏秋季节。

痢疾古名"肠澼""滞下"，汉代统称"下利"，隋唐以后始有"赤痢""白痢""赤白痢"之称。金元时代即知本病会传染，如《丹溪心法》"时疫痢"……一方一家之内，上下传染相似。"

本病多因外感时邪，以内伤饮食所致，外感时邪尤以湿热为常见致病之因。

二、病因：

分内因和外因二种。

(1)外因：外感六淫之邪都可引起痢疾，其中尤以湿温为主，如古人认为有"湿热之毒蓄积成痢"。但亦有由过食生冷而引起痢疾的。另外不注意饮食卫生也是致病的原因，如饮食不洁，砂物停积，皆可作痢。这些病因是从实践中总结出来的。

(2)内因：古人对痢疾的发生不但看到了外因，同时也很注意内因。凡患痢疾的病人大多先有脾胃虚弱（中医所说脾胃有时是指脾胃运化功能，有时所说指整个消化系统及其功能。）只要脾胃功能有权，就使外邪无由侵入，反之就有邪湿之邪也不致病。故古人所谓"精神内守，病安从来"就是这个意思。

三、病理：

风湿邪侵犯不健康的肠胃，因湿热郁蒸，致肠胃之气血阻

图 4-21　阮教授编撰的《中医内科》手稿（之三）

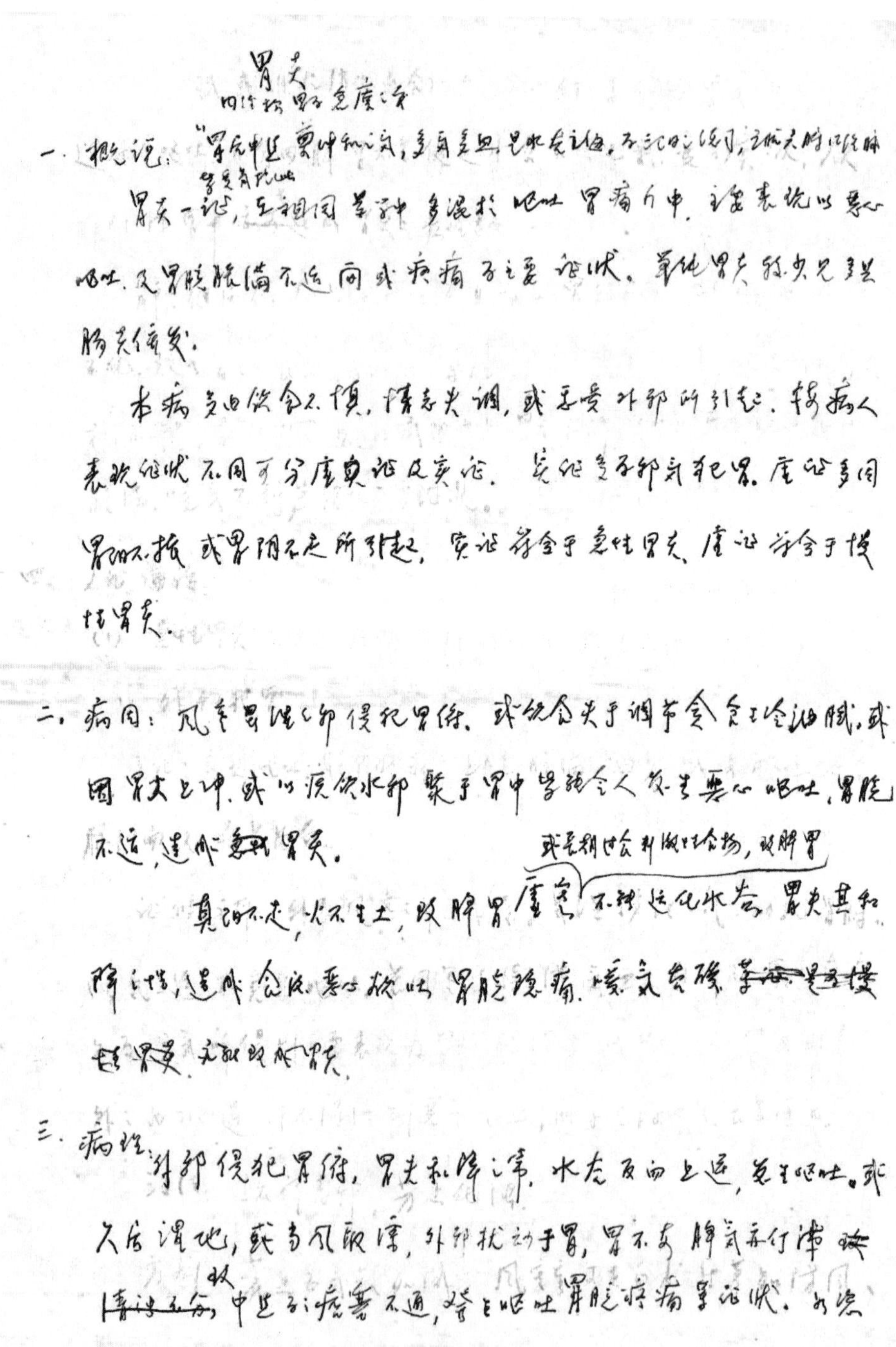

胃炎
[illegible]

一、概说："[illegible]"
胃炎一证，在祖国医学中多混于呕吐、胃痛门中。主要表现以恶心呕吐及胃脘胀满不适，间或疼痛为主要证状。单纯胃炎较少见，多与肠炎併发。

本病多由饮食不慎，情志失调，或再受外邪所引起。按病人表现证状不同，可分虚寒证及实证。实证多系邪气犯胃，虚证多因胃阳不振或胃阴不足所引起。实证常见于急性胃炎，虚证常见于慢性胃炎。

二、病因：风寒暑湿之邪侵犯胃府，或饮食失于调节，贪食生冷油腻，或因胃火上冲，或以痰饮水邪聚于胃中，皆能令人发生恶心呕吐，胃脘不适，遂形成~~急性~~胃炎。

真阳不足，火不生土，致脾胃虚寒（或长期过食刺激性食物，致脾胃），不能运化水谷，胃失其和降之情，遂成食后恶心欲吐，胃脘隐痛，嗳气吞酸等~~症，是为慢性胃炎~~，亦称慢性胃炎。

三、病理：外邪侵犯胃府，胃失和降之常，水谷反而上逆，发生呕吐。或久居湿地，或为风寒所侵，外邪扰动于胃，胃不安，脾气亦行滞，~~[illegible]~~ ~~清浊不分~~，故中焦之痞塞不通，发生呕吐、胃脘胀痛等证状。如忽

图 4-22　阮教授编撰的《中医内科》手稿（之四）

图 4-19 ~ 4-22 是阮教授编撰的《中医内科》教材中关于消化系统疾病“胃炎”的部分书稿。

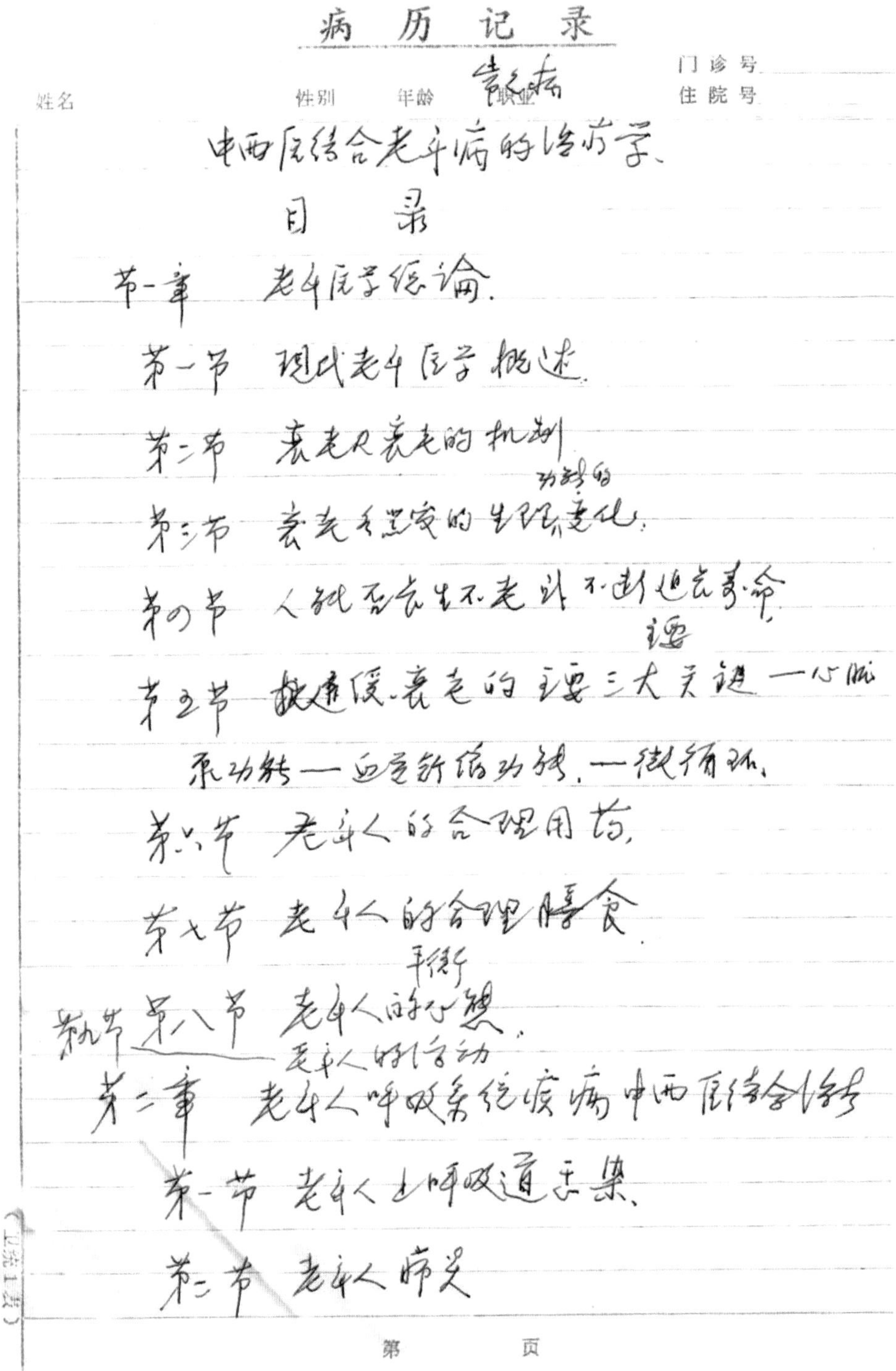
病 历 记 录

姓名　性别　年龄　职业　门诊号　住院号

中西医结合老年病的治疗学

目录

第一章 老年医学总论

第一节 现代老年医学概述

第二节 衰老及衰老的机制

第三节 衰老各器官的生理功能的变化

第四节 人能否长生不老以及不断延长寿命

第五节 抗衰延缓衰老的主要三大关键—心脑肾功能—血管舒缩功能、微循环

第六节 老年人的合理用药

第七节 老年人的合理膳食

第八节 老年人的心理平衡

第九节 老年人的活动

第二章 老年人呼吸系统疾病中西医结合治疗

第一节 老年人上呼吸道感染

第二节 老年人肺炎

第　页

图 4–23　阮教授编撰的《中西医结合老年病的治疗学》目录手稿（之一）

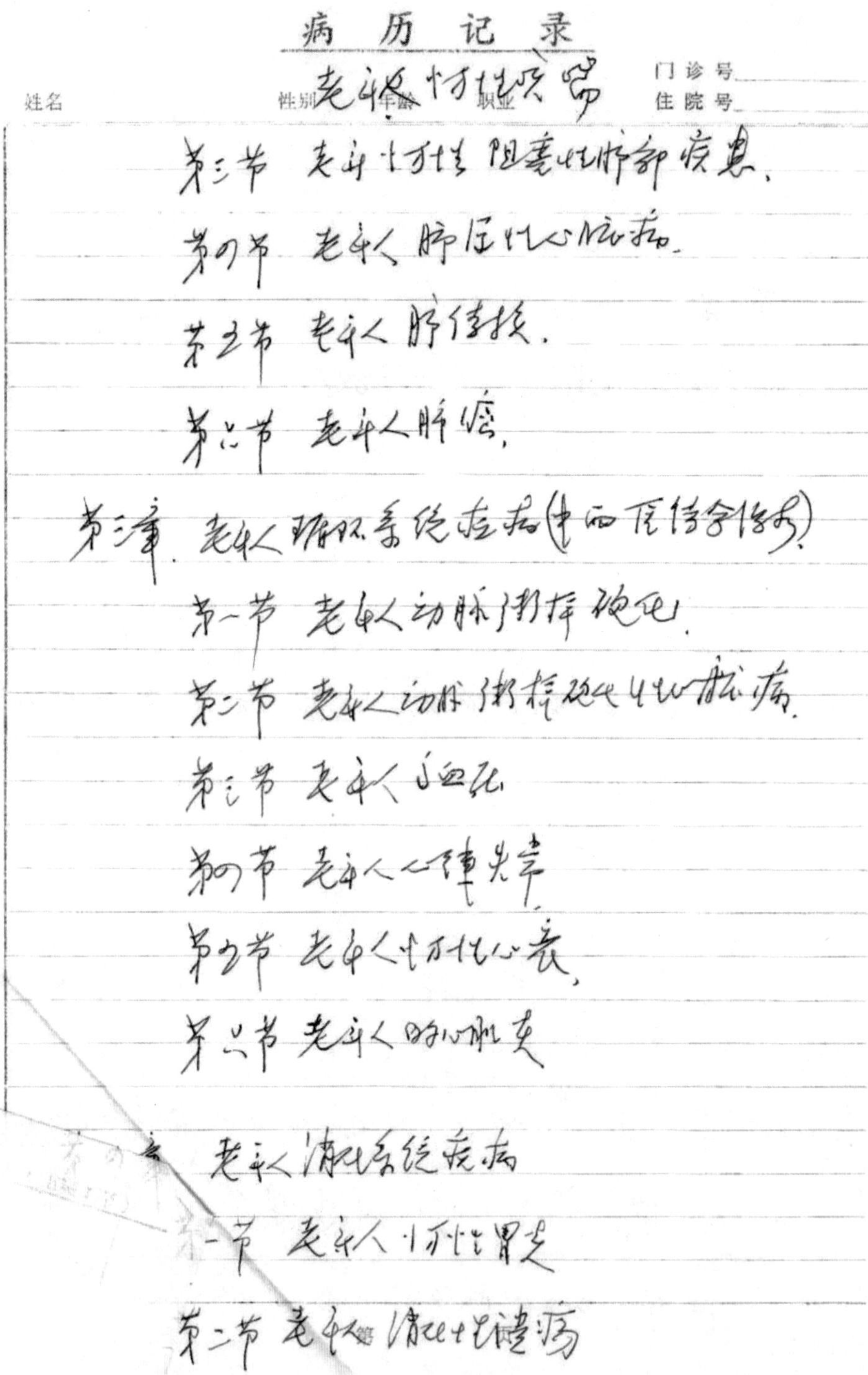

病历记录

老年人慢性呼吸病

姓名　性别　年龄　职业　门诊号　住院号

第三节 老年人慢性阻塞性肺部疾患。

第四节 老年人肺源性心脏病。

第五节 老年人肺结核。

第六节 老年人肺癌。

第三章 老年人循环系统疾病（中西医结合治疗）

第一节 老年人动脉粥样硬化。

第二节 老年人动脉粥样硬化性心脏病。

第三节 老年人高血压

第四节 老年人心律失常

第五节 老年人慢性心衰。

第六节 老年人的心肌炎

老年人消化系统疾病

第一节 老年人慢性胃炎

第二节 老年人消化性溃疡

图 4-24　阮教授编撰的《中西医结合老年病的治疗学》目录手稿（之二）

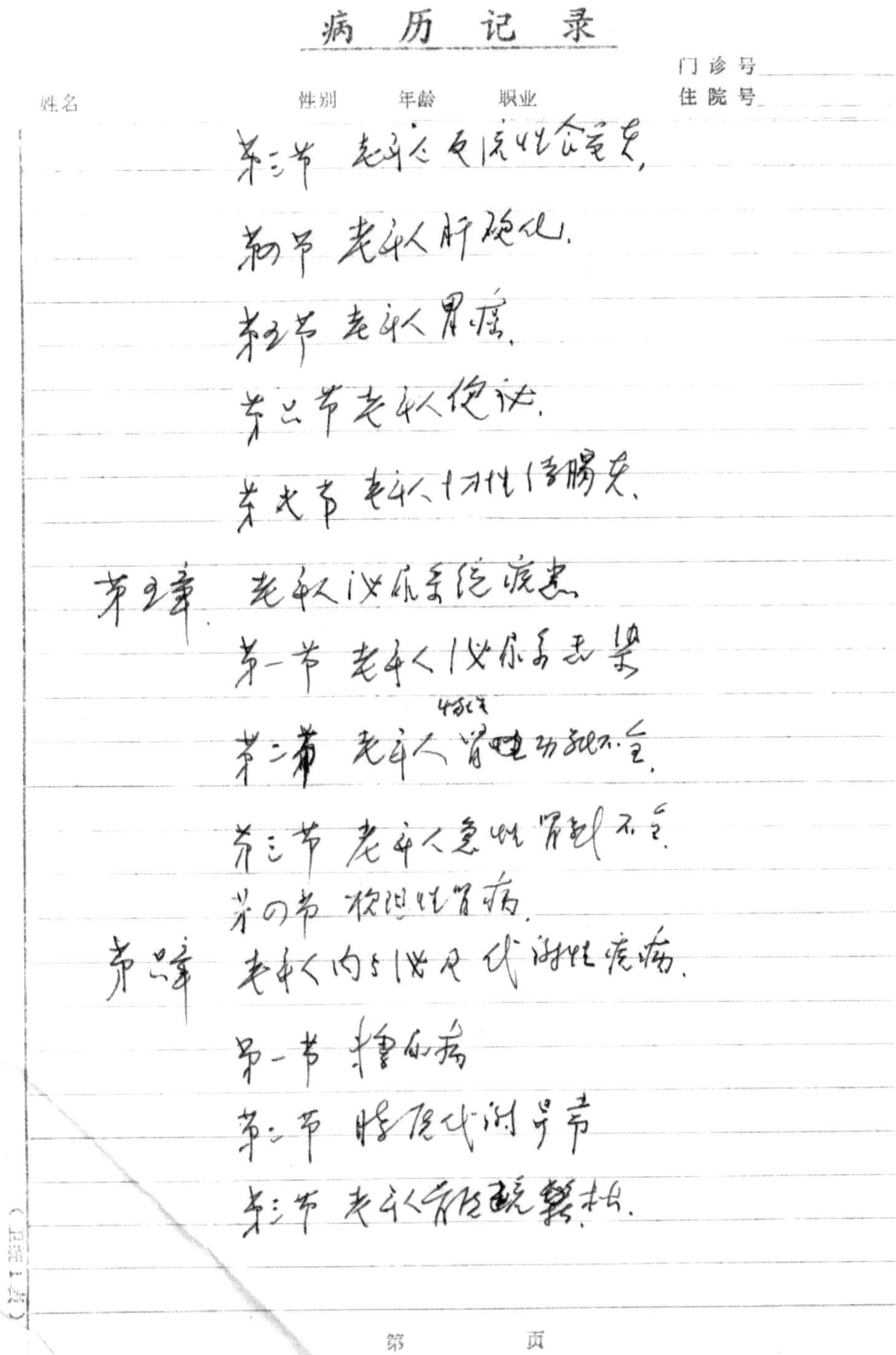

病　历　记　录

门诊号
住院号
姓名　性别　年龄　职业

第三节 老年人反流性食管炎

第四节 老年人肝硬化

第五节 老年人胃癌

第六节 老年人便秘

第七节 老年人功能性结肠炎

第五章 老年人泌尿系统疾患

第一节 老年人泌尿系感染

第二节 老年人慢性肾功能不全

第三节 老年人急性肾功能不全

第四节 慢性肾病

第六章 老年人内分泌代谢性疾病

第一节 糖尿病

第二节 脂质代谢异常

第三节 老年人骨质疏松症

第　页

图 4-25　阮教授编撰的《中西医结合老年病的治疗学》目录手稿（之三）

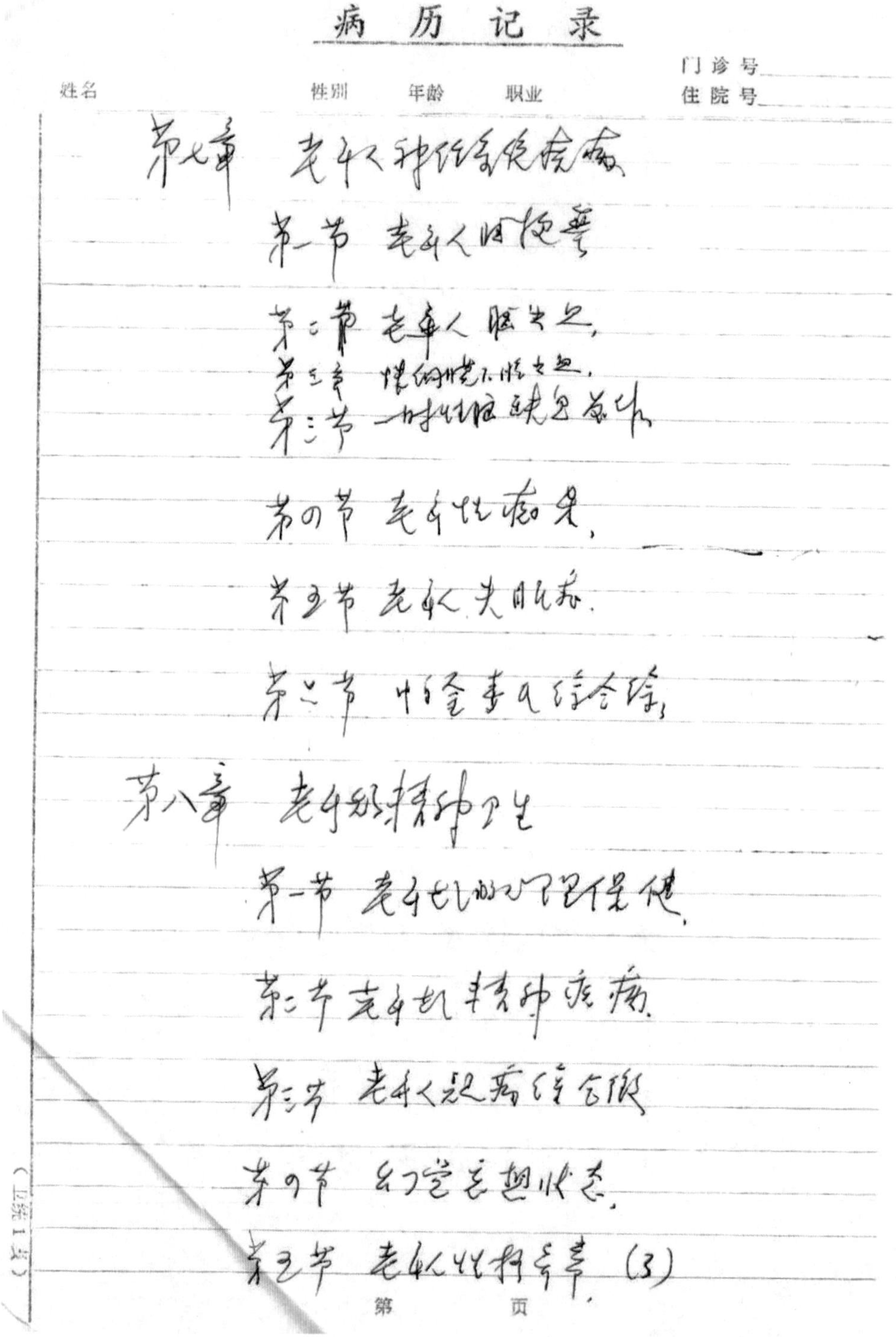

病历记录

姓名　　性别　　年龄　　职业　　门诊号　　住院号

第七章　老年人神经系统疾病

第一节　老年人的眩晕

第二节　老年人脑出血，

第三节　[illegible]，

第三节　一时性脑缺血发作

第四节　老年性痴呆，

第五节　老年人失眠症．

第六节　帕金森氏综合征，

第八章　老年期精神卫生

第一节　老年期的心理保健．

第二节　老年期精神疾病．

第三节　老年人脑病综合征

第四节　幻觉妄想状态．

第五节　老年人性格异常．(3)

第　　页

图 4–26　阮教授编撰的《中西医结合老年病的治疗学》目录手稿（之四）

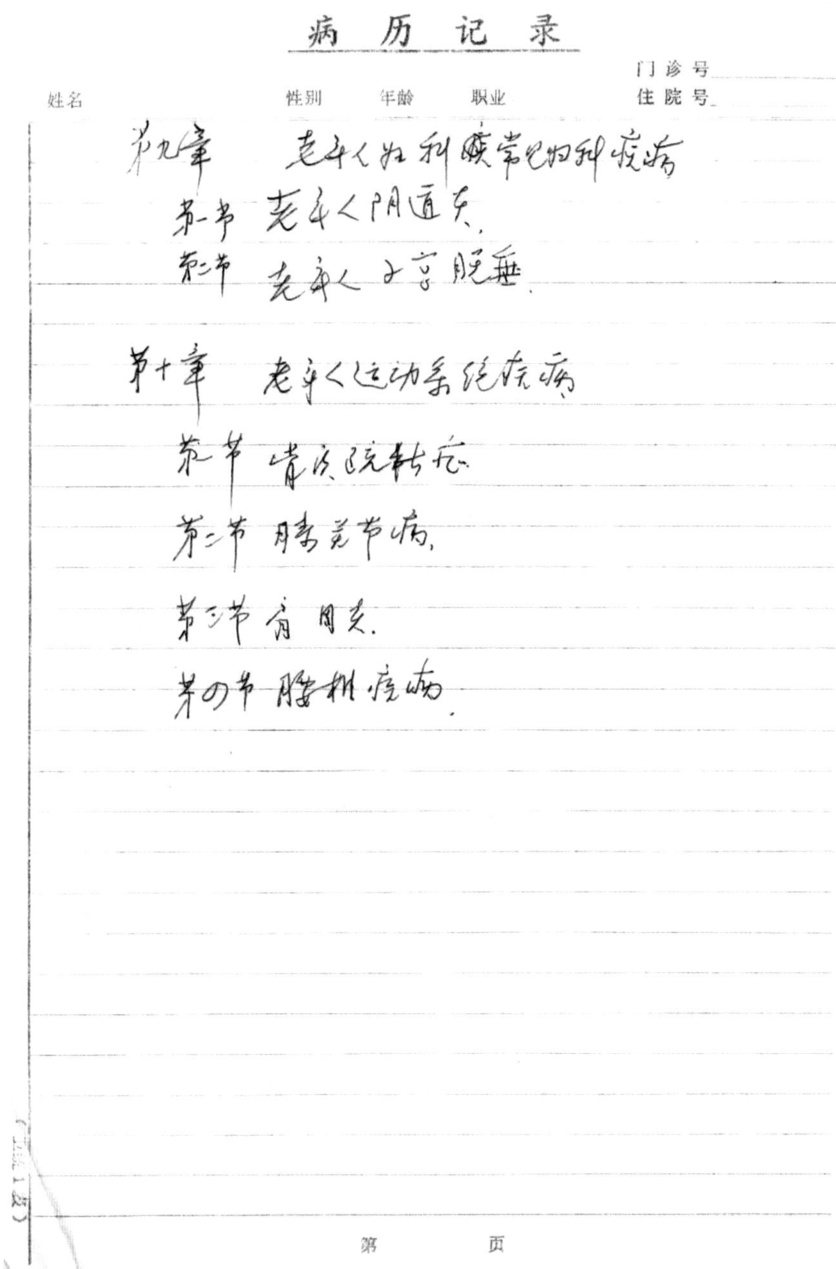

图 4–27　阮教授编撰的《中西医结合老年病的治疗学》目录手稿（之五）

图 4–23 ~ 4–27 为阮教授在编撰《中西医结合老年病的治疗学》时目录部分的手稿。该书针对老年人的生理病理特点，对各系统疾病进行了较为全面地论述。不难看出，阮教授对老年性疾病的研究思考颇深，能够从多系统多角度解读老年性疾病的特点。

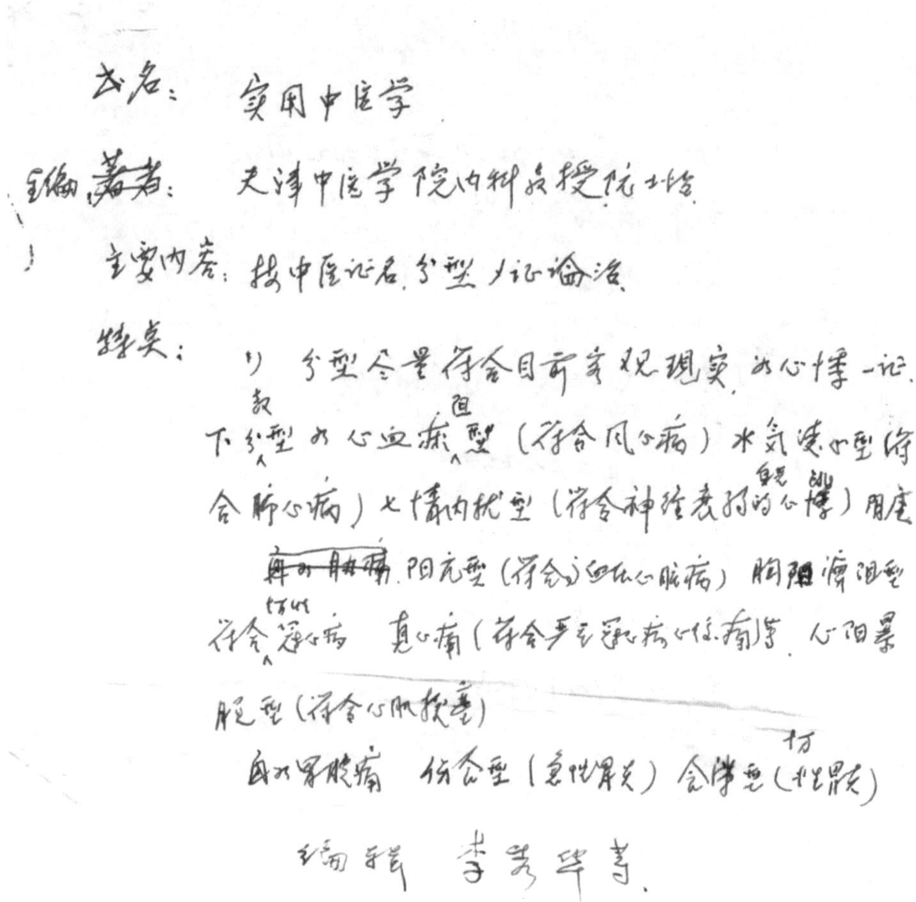

书名：实用中医学

主编~~著者~~：天津中医学院内科教授阮士怡

主要内容：按中医证名分型，以证论治

特点：1）分型全是符合目前客观现实，如心悸一证，下分数型，如心血瘀阻型（符合风心病）水气凌心型（符合肺心病）七情内扰型（符合神经衰弱的心悸）[illegible] 阳亢型（符合高血压心脏病）胸阳痹阻型（符合冠状动脉冠心病）真心痛（符合严重冠心病心绞痛等，心阳暴脱型（符合心肌梗塞）

[illegible] 胃脘痛 伤食型（急性胃炎）[illegible]型（慢性胃炎）

编辑 李秀华等

图 4–28 阮教授为《实用中医学》提出修改意见

图 4–28 为阮教授编撰《实用中医学》时提出的一些修改意见。

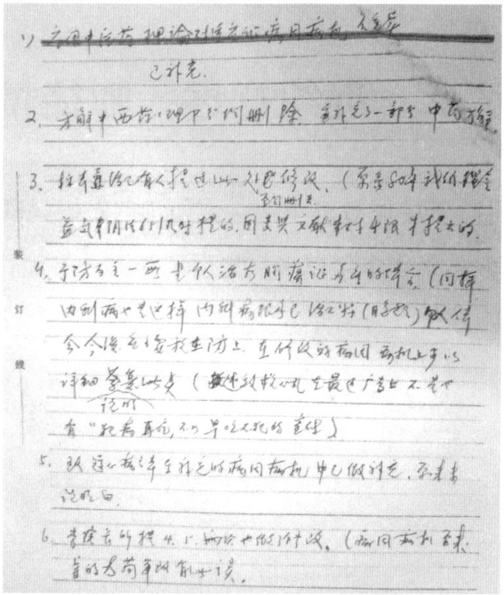

图 4–29　阮教授校订书稿时的记录（之一）

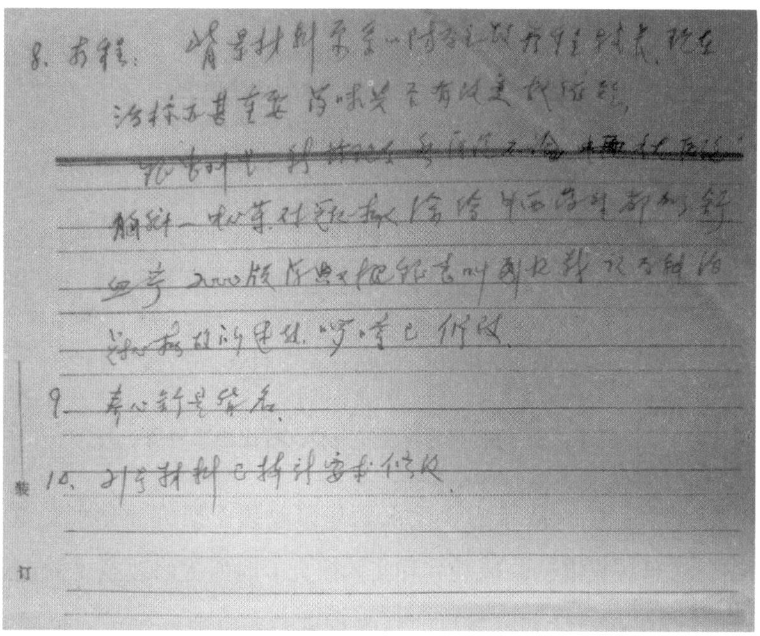

图 4–30　阮教授校订书稿时的记录（之二）

阮士怡教授兢兢业业，善始善终。图 4–29 和 4–30 是阮教授在编写完书稿之后再次对书稿进行校订，并逐条列出修改意见的部分照片，从中可以看出他的意见都非常中肯。阮教授工作的认真精神，无不激励、鞭策着我们砥砺奋进。

第二章　辞约意远，师徒情深

阮士怡教授躬身奉献于中医教育事业，诚如“鹤发银丝映日月，丹心热血沃新花”；从事中西医结合教学工作多年以来，先后培养出众多优秀的医学人才，可谓是“桃李满天下，春晖遍四方”。

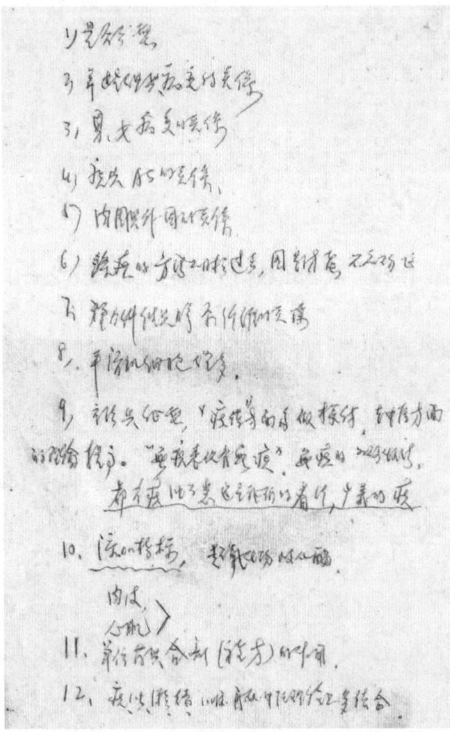

图 4–31　阮教授为学生毕业论文提出修改意见

图 4–31 为阮教授在 1990 年为学生祝炳华修改硕士研究生毕业论文《“益肾健脾、软坚散结”法延缓衰老的临床观察和实验研究》时所提修改意见的记录。满满一张纸，都是阮教授在看完论文后书写的修改意见。多少个日夜，阮教授像这样为学生修改文章，毫无保留地将自己的知识、经验传授给学生，对学生全心全意、尽心尽责。在阮教授修改意见中有很多处涉及生理、病理方面的知识，不难看出当时的阮教授非常注重病理研究，格外重视对学生实验研究思维能力的培养。

阮教授为人和蔼可亲，处世虚怀若谷。对学生来说，阮教授是良师，更是益友。在平日生活学习中，师生之间常常交流心得、互换意见。阮教授也非常重视并积极采纳学生的想法。

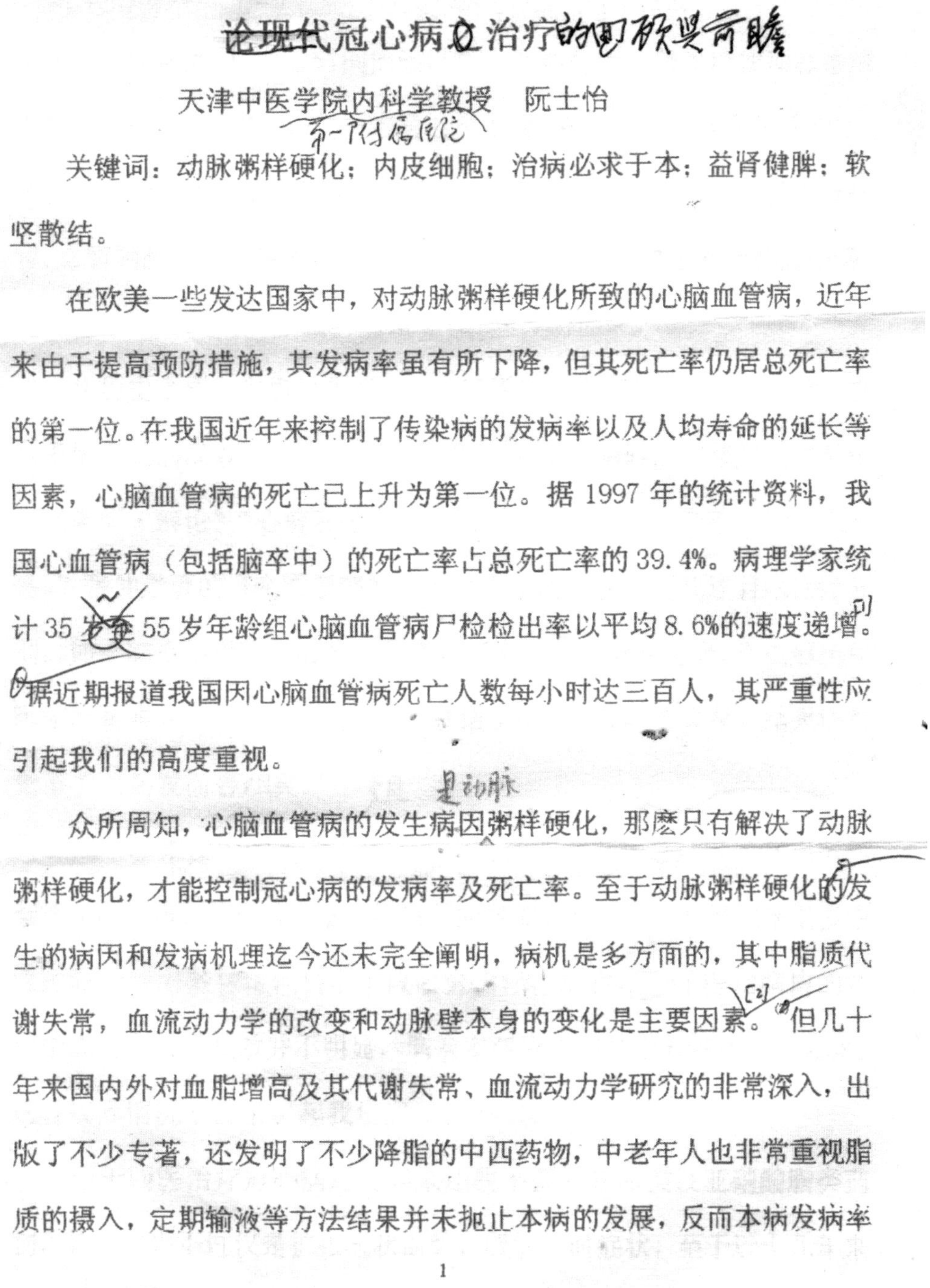

论现代冠心病之治疗

天津中医学院内科学教授　阮士怡

关键词：动脉粥样硬化；内皮细胞；治病必求于本；益肾健脾；软坚散结。

在欧美一些发达国家中，对动脉粥样硬化所致的心脑血管病，近年来由于提高预防措施，其发病率虽有所下降，但其死亡率仍居总死亡率的第一位。在我国近年来控制了传染病的发病率以及人均寿命的延长等因素，心脑血管病的死亡已上升为第一位。据 1997 年的统计资料，我国心血管病（包括脑卒中）的死亡率占总死亡率的 39.4%。病理学家统计 35 岁至 55 岁年龄组心脑血管病尸检检出率以平均 8.6%的速度递增。据近期报道我国因心脑血管病死亡人数每小时达三百人，其严重性应引起我们的高度重视。

众所周知，心脑血管病的发生病因粥样硬化，那麽只有解决了动脉粥样硬化，才能控制冠心病的发病率及死亡率。至于动脉粥样硬化的发生的病因和发病机理迄今还未完全阐明，病机是多方面的，其中脂质代谢失常，血流动力学的改变和动脉壁本身的变化是主要因素。但几十年来国内外对血脂增高及其代谢失常、血流动力学研究的非常深入，出版了不少专著，还发明了不少降脂的中西药物，中老年人也非常重视脂质的摄入，定期输液等方法结果并未扼止本病的发展，反而本病发病率

1

图 4–32　阮教授文章发表前的修改稿（之一）

及死亡率还在上升。经过时间的验证看来脂质代谢失常虽能使动脉形成粥样硬化斑块及狭窄，从现在治病效果上说，它并非致动脉硬化的元凶，在临床上经常看到血脂不高而患冠心病者颇不乏人。另外儿童患肾病者，血胆固醇可高于正常数倍，却很少见这种患儿同时合并伴有冠心病。以下仅从冠心病的治疗及其效果加以分析。

从历史上看，本病起源很早，可以说自有文字记载，即有本病。在马王堆出土的汉墓医书中即有治瘀方。至于有明确的记载早于内经中，如《素问·痹论》"心痹者脉不通，烦则心下鼓，嗌干善噫，厥气上则恐。"张仲景著的《金匮要略》不但对本病的症状有所描述且附治疗方剂。如"胸痹不得卧，心痛彻背者，括蒌薤白半夏汤主之。"以后历代医家对胸痹症虽有更详细的记载，总结了很多方剂治疗本病，结果还是免不了"朝发而暮殂矣。"

几十年来我国的医药工作者千方百计的想办法总结经验找出医治胸痹（冠心病）的有效方法，结果不能尽如人意。近半个世纪来很多中西医联合应用多种现代科学手段研究治疗本病也出了医治胸痹的多种中成药，可是收效并不明显，胸痹发病率不但是上升趋势且年轻化，这种实际情况不能不引起我们深思。

至于西医治疗冠心病近百年来还脱不开硝酸脂类及亚硝酸脂类药物，其作用也不过仅是扩张冠状血管，缓解一时症状，至于近十几年来

2

图 4-33 阮教授文章发表前的修改稿（之二）

加用倍它受体阻断剂及钙粒子桔抗剂等，也不过起到辅助作用。至于溶栓疗法只起到溶解血栓或使其不再发展，也解决不了冠状动脉狭窄问题。

近几年来心脏病介入疗法在各大医院兴起，似给冠心病患者带来一线曙光。且不谈其器械设备非一般医院皆能普及，实行介入治疗的冠心病患者，80 年代后期，全世界约有 100 万人次，一次施术可维持 10—20 年。一般的支架术后再狭窄率介于 20%~30%，复杂病变则更高。现有抗再狭窄的药物释放支架，使用这种支架的再狭窄率下降到 5%～10%，置入这种药物释放支架，需服用氯砒格雷等药物的时间比置入一般支架的时间要长二倍，这种支架现在国内尚很少用，值得我们注意的是做完介入治疗并不等于治好了冠心病。放支架的血管固可起到暂时再通，未放支架的冠脉其他支免不了再发生狭窄。

复习自古迄今的中外的医书与文献，我们还没找到能根治冠心病的中西药物与方法。事实迫使我们不得不更寻其他途径，或可收到一些效果，以解决这种威胁人类数千年的痼疾。

心脑血管病致病之因是动脉粥样硬化，以为公认的原因，动脉粥样硬化又完全责之血脂过高或代谢失常，事实告诉我们似不公允。正常动脉由内皮细胞、具有弹性的中层及外膜组成。内皮细胞直接与血流接触，当内皮细胞受血流冲击力大时，其受损的机率就大，受损的内皮细

3

图 4–34　阮教授文章发表前的修改稿（之三）

胞易被血浆蛋白侵入。血浆蛋白进入细胞壁时需经过三道屏障。(1)首先是动脉内皮细胞，(2)内弹力板，(3)平滑肌细胞的胞饮作用，正常时内皮细胞仅有微弱的胞饮作用[6]。当动脉内膜表面的内皮细胞出现功能和或形态的变化，对血液中脂蛋白通透性增加，使血浆中的脂质沉积于内皮下，进而使血管内膜发生一系列的病理变化，血管内膜变厚并硬化，使血管腔发生狭窄。至于血栓的形成，也是先有血管内皮细胞的损伤，正常血管内皮细胞含有抑制血小板粘集及促使纤维蛋白溶解作用。如内皮细胞有损伤时，它就会发生多种促凝作用，使血液在血管内凝集而促使血栓形成。血栓又刺激受损的内皮组织，使血管的内皮组织过度增生，将血栓包围，使血管腔发生阻塞[7]。病理学家还发现，动脉狭窄多发生在血管涡旋及分岔处，因这些部位血管内膜易受损伤。相对来说本病多发生在中老年人，因中老年人血管内皮细胞经多年血流的冲刷及随增龄而老化，中层弹性纤维还渐变得僵直、脆弱、甚至发生断裂，使动脉弹性减弱，血管中的胶质蛋白绝对值增加，以及胶质蛋白纤维相互交联而成越来越大的纤维束，使血管腔变窄阻碍血流。以上皆说明血脂侵犯血管必先有内膜损伤，然后才能受血脂侵犯，如能设法保护动脉内膜的功能结构，使其不受或少受损伤，或可成为防治动脉粥样硬化而减少冠心病的发生与发展的新途径。

祖国医学早在两千多年前就有“治病必求于本”“正气存内邪不可

图 4–35 阮教授文章发表前的修改稿（之四）

干”“邪之所凑，其气必虚”等理论。这些古老的理论现在仍有指导我们临床工作的伟大意义。如从扶助正气方面着手，使正气充沛协调阴阳平衡，不失为防治本病的方法。

内科学中也提出了致动脉硬化的原因之一是血管内皮损伤的问题，但研究增强血管内皮抵抗力，保护其不受血脂侵害的文献与论述却很少见。在治疗冠心病的所有药物与方法并未扼止其发病率的停止与上升的情况下，我们提出保护血管内膜的健康，以抵制血脂的侵犯，或可对治疗本病起到一定的效果。且血脂是人类营养七大要素之一，不可缺少，即使正常范围的血脂也会侵犯有病理变化的血管内膜，一味用降脂药以扰乱正常的血脂代谢并不一定对人体有益，基于以上事实，我们提出以中医理论为基础的“益肾健脾、软坚散结法”治疗本病，“益肾健脾”以提高人体的正气，保护血管内皮细胞的抵抗力，不受或少受血脂侵入。“软坚散结”使已有病理变化的血管停止发展，早期血管内膜的病理变化可以逆转的，我们曾做过多次动物试验及多年临床实践也证实了这一点。

我们把防治冠心病的重点放在肾和脾上。中医的肾不仅是生殖系统，与五脏六腑均有关联。肾藏精，这里的精非生殖之精，而是构成人体的基本物质，也是人体各种机能活动的物质基础。《素问·金匮真言论》云：“夫精者，身之本也。”《上古天真论》也说：“肾者主水，受

图 4-36　阮教授文章发表前的修改稿（之五）

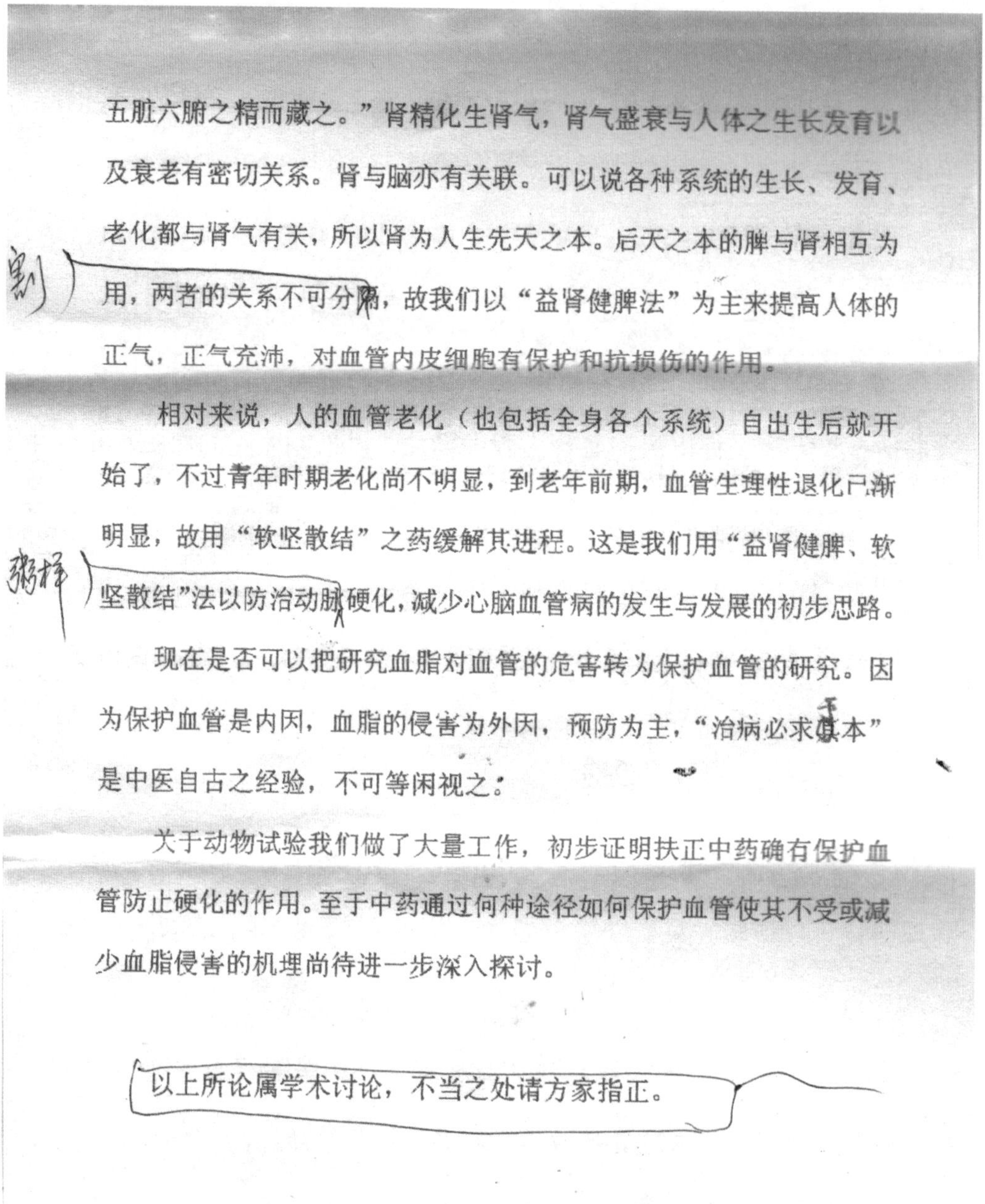
五脏六腑之精而藏之。”肾精化生肾气，肾气盛衰与人体之生长发育以及衰老有密切关系。肾与脑亦有关联。可以说各种系统的生长、发育、老化都与肾气有关，所以肾为人生先天之本。后天之本的脾与肾相互为用，两者的关系不可分隔，故我们以“益肾健脾法”为主来提高人体的正气，正气充沛，对血管内皮细胞有保护和抗损伤的作用。

相对来说，人的血管老化（也包括全身各个系统）自出生后就开始了，不过青年时期老化尚不明显，到老年前期，血管生理性退化已渐明显，故用“软坚散结”之药缓解其进程。这是我们用“益肾健脾、软坚散结”法以防治动脉硬化，减少心脑血管病的发生与发展的初步思路。

现在是否可以把研究血脂对血管的危害转为保护血管的研究。因为保护血管是内因，血脂的侵害为外因，预防为主，“治病必求其本”是中医自古之经验，不可等闲视之。

关于动物试验我们做了大量工作，初步证明扶正中药确有保护血管防止硬化的作用。至于中药通过何种途径如何保护血管使其不受或减少血脂侵害的机理尚待进一步深入探讨。

以上所论属学术讨论，不当之处请方家指正。

6

图 4–37　阮教授文章发表前的修改稿（之六）

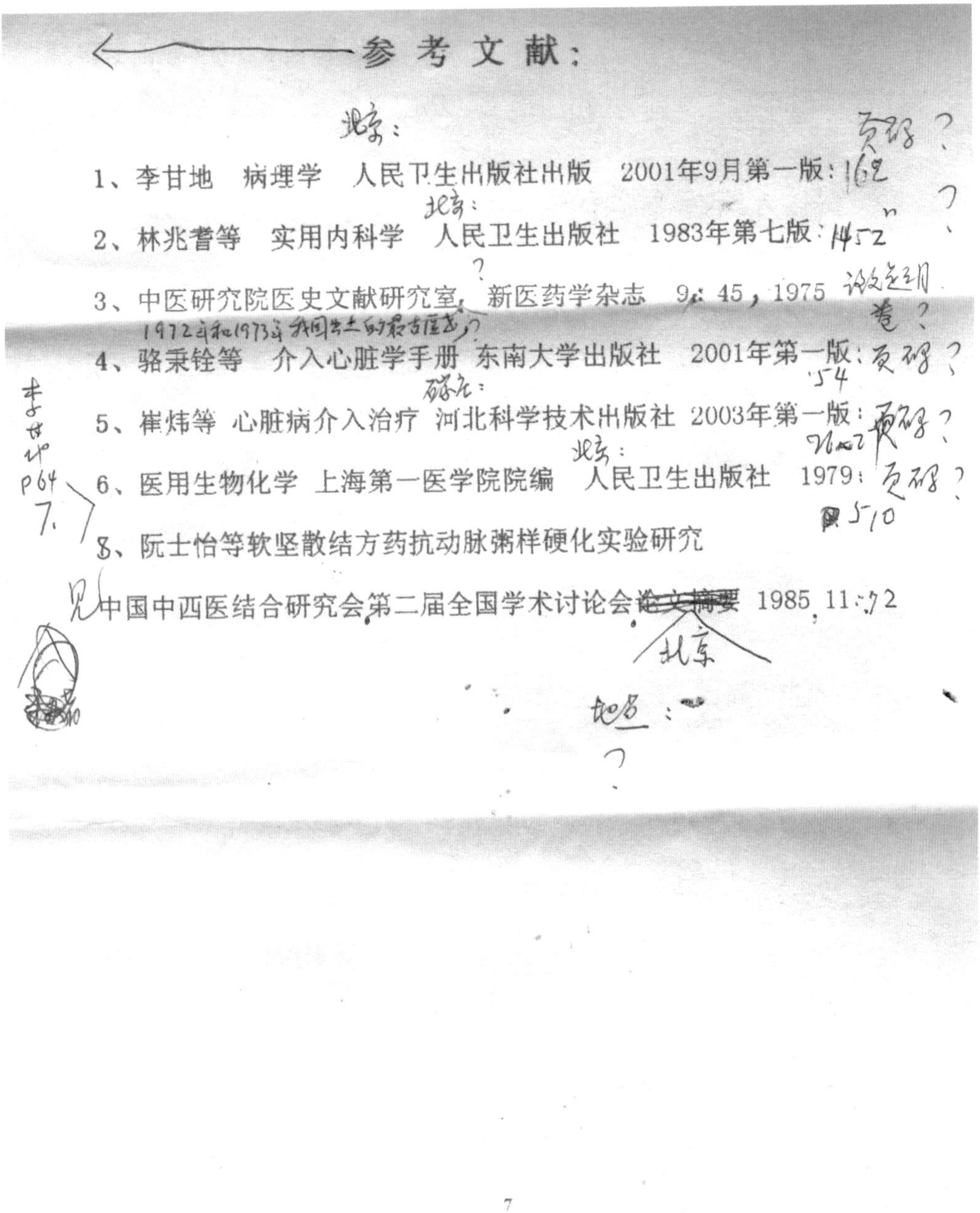
参 考 文 献：

1、李甘地　病理学　人民卫生出版社出版　2001年9月第一版：

2、林兆耆等　实用内科学　人民卫生出版社　1983年第七版：

3、中医研究院医史文献研究室　新医药学杂志　9：45，1975

4、骆秉铨等　介入心脏学手册　东南大学出版社　2001年第一版：

5、崔炜等　心脏病介入治疗　河北科学技术出版社　2003年第一版：

6、医用生物化学　上海第一医学院院编　人民卫生出版社　1979：

8、阮士怡等软坚散结方药抗动脉粥样硬化实验研究

中国中西医结合研究会第二届全国学术讨论会~~论文摘要~~ 1985 11：72

7

图 4-38　阮教授文章发表前的修改稿（之七）

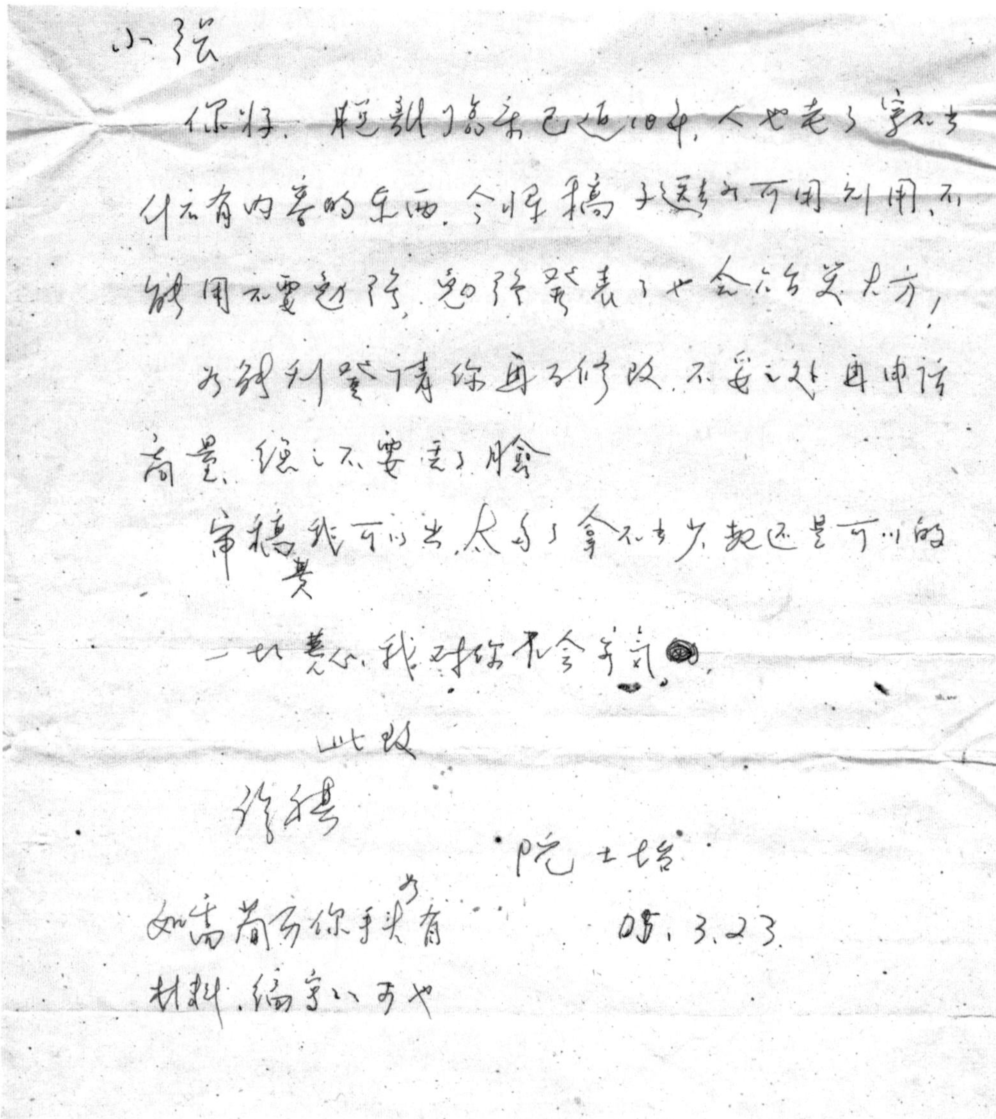

小张

你好。脱离临床已近10年，人也老了，写不出什么有内容的东西。今将稿子送上，可用则用，不能用不要勉强，勉强发表了也会贻笑大方！

如能刊登请你再予修改，不妥之处再电话商量，总之不要丢了脸。

审稿费我可以出，太多了拿不出，少一点还是可以的。

一切费心，我对你十分信任。

此致

编稿

阮士怡

05.3.23

如需补方你手头如有材料，编写上去可也

图 4-39　阮教授给学生的书信

图 4-32 ~ 4-38 是阮教授对一篇“冠心病”研究文章的再次修改，图 4-39 是阮教授写给学生小张的书信，内容主要是对该篇文章投稿及修改意见的嘱托。

第五篇

妙手著文章，丹青不知老将至

阮士怡教授将自己多年临床治疗经验与众多科研成果，结合医学发展大背景撰写多篇文章，先后发表在多家报纸与期刊上，旨在传授疾病预防方法，使中医“治未病”的理念深入人心。除此之外，阮教授平日闲暇之余还喜爱书法，他认为书法不仅可以促进身心健康，还可以陶冶情操、延年益寿。

第一章　文以载道，惠及大众

阮士怡教授心系百姓，最关心他们的健康问题。他常向大家普及疾病的相关知识，先后在《老年时报》《开卷有益·求医问药》《家庭中医药》等报纸、期刊上发表科普文章 65 篇。

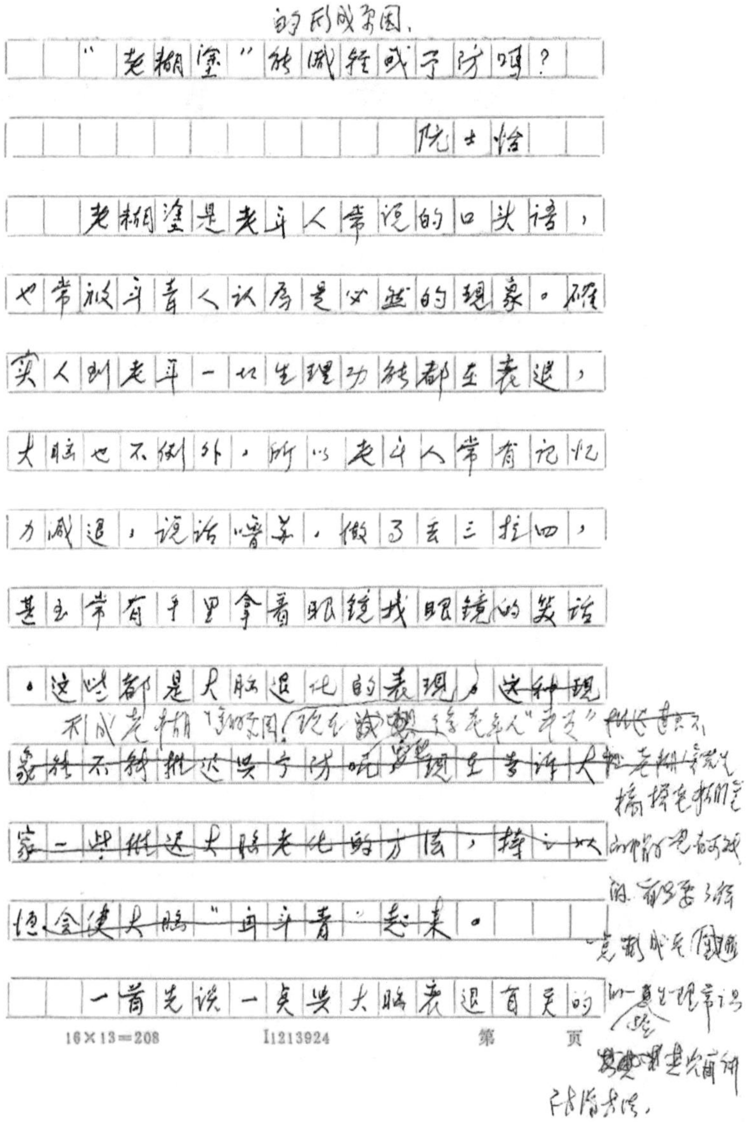

"老糊涂"能减轻或预防吗?

阮士怡

老糊涂是老年人常说的口头语，也常被年青人认为是必然的现象。确实人到老年一切生理功能都在衰退，大脑也不例外。所以老年人常有记忆力减退，说话啰嗦，做了丢三拉四，甚至常有手里拿着眼镜找眼镜的笑话。这些都是大脑退化的表现。这种现象能不能推迟与预防呢？现在告诉大家一些推迟大脑老化的方法，持之以恒会使大脑"再年青"起来。

一首先谈一点与大脑衰退有关的

16×13=208　　I1213924　　第　　页

图 5-1　阮教授在报纸上发表的"老年性痴呆"方面的文章手稿（之一）

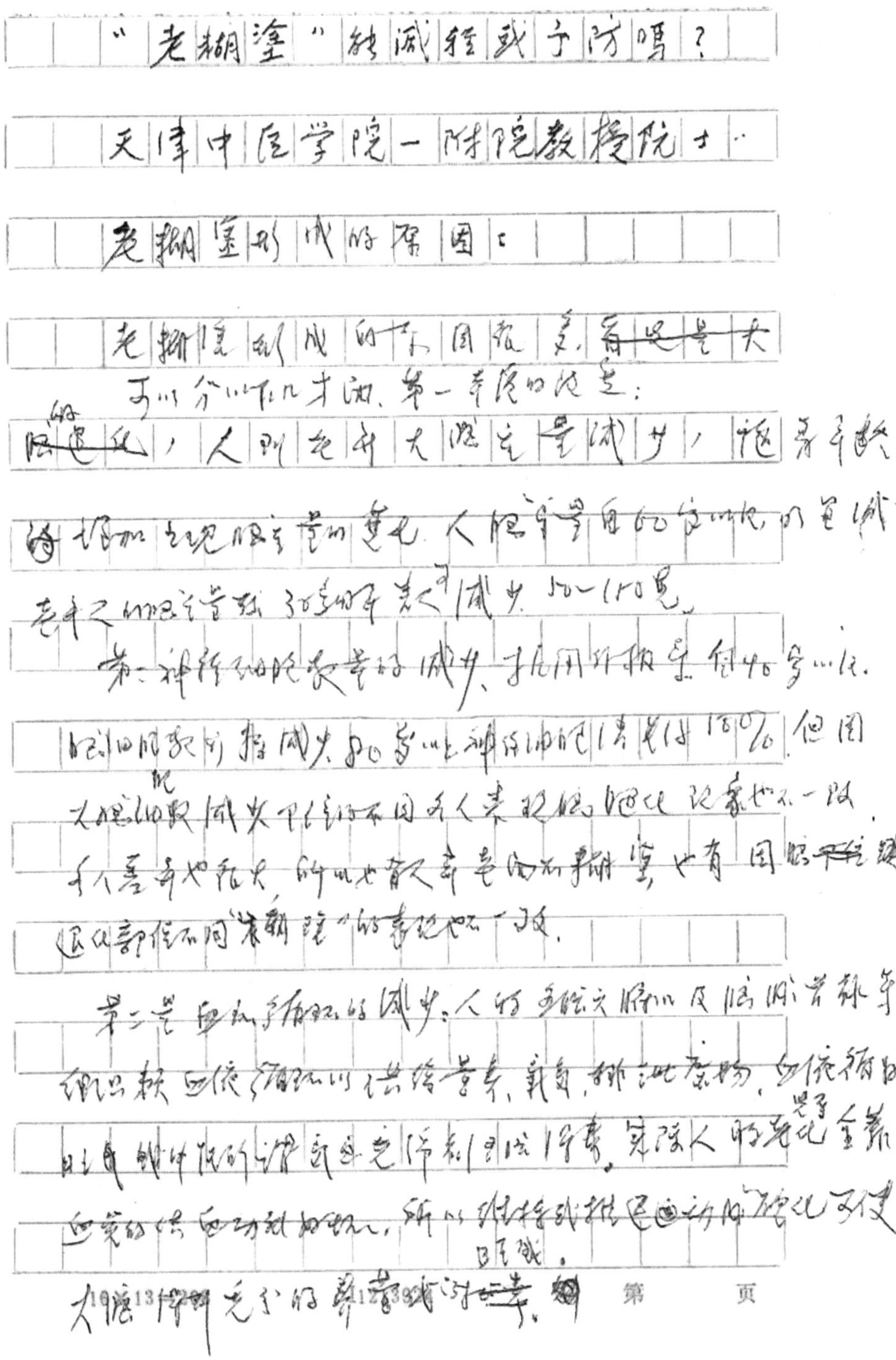

“老糊涂”能减轻或预防吗？

天津中医学院一附院教授阮士怡

老糊涂形成的原因：

图 5-2　阮教授在报纸上发表的“老年性痴呆”方面的文章手稿（之二）

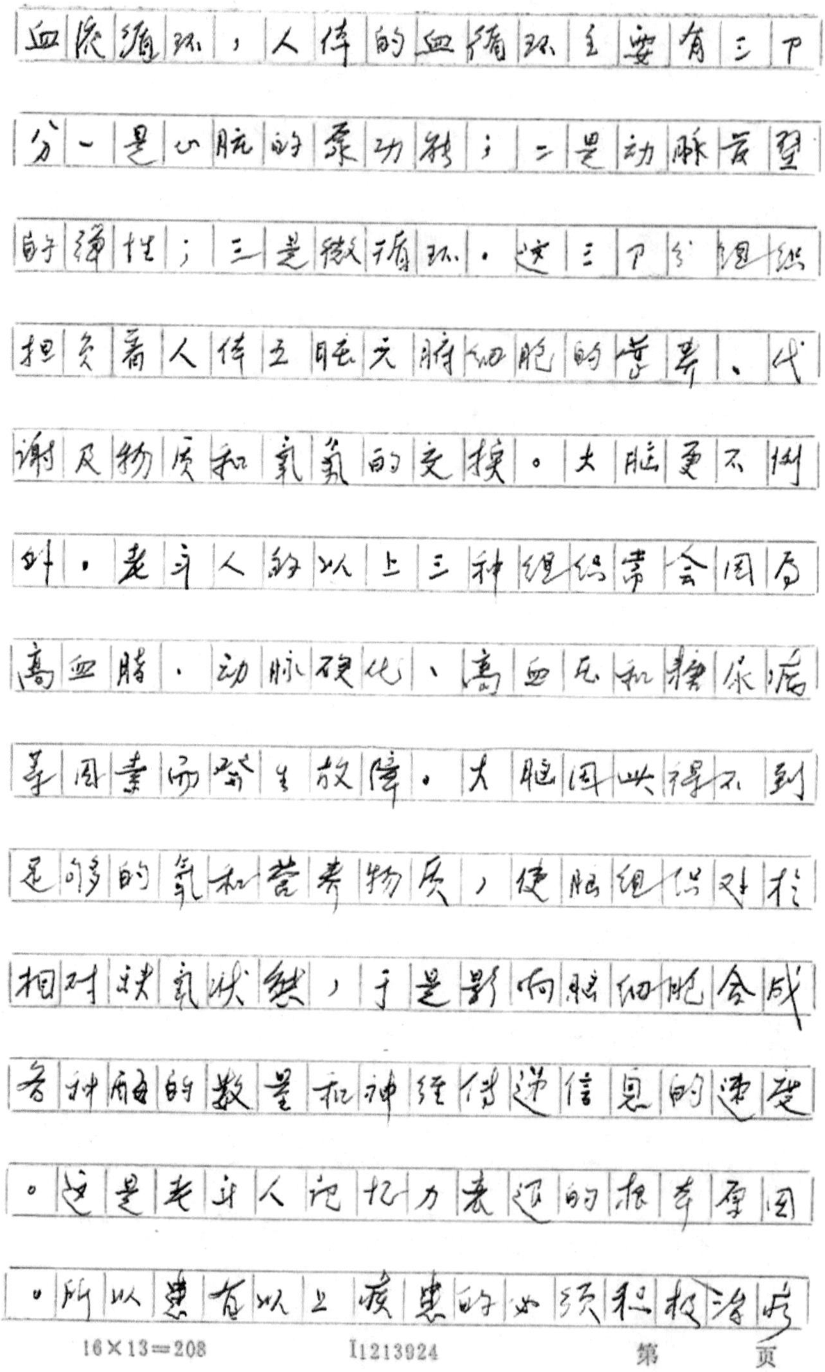
血液循环，人体的血循环主要有三个
分一是心脏的泵功能；二是动脉管壁
的弹性；三是微循环。这三个组织
担负着人体五脏六腑细胞的营养、代
谢及物质和氧气的交换。大脑更不例
外。老年人的以上三种组织常会因为
高血脂、动脉硬化、高血压和糖尿病
等因素而发生故障。大脑因此得不到
足够的氧和营养物质，使脑组织处于
相对缺氧状态，于是影响脑细胞合成
各种酶的数量和神经传递信息的速度
。这是老年人记忆力衰退的根本原因
。所以患有以上疾患的必须积极治疗
16×13=208 I1213924 第 页

图 5-3 阮教授在报纸上发表的“老年性痴呆”方面的文章手稿（之三）

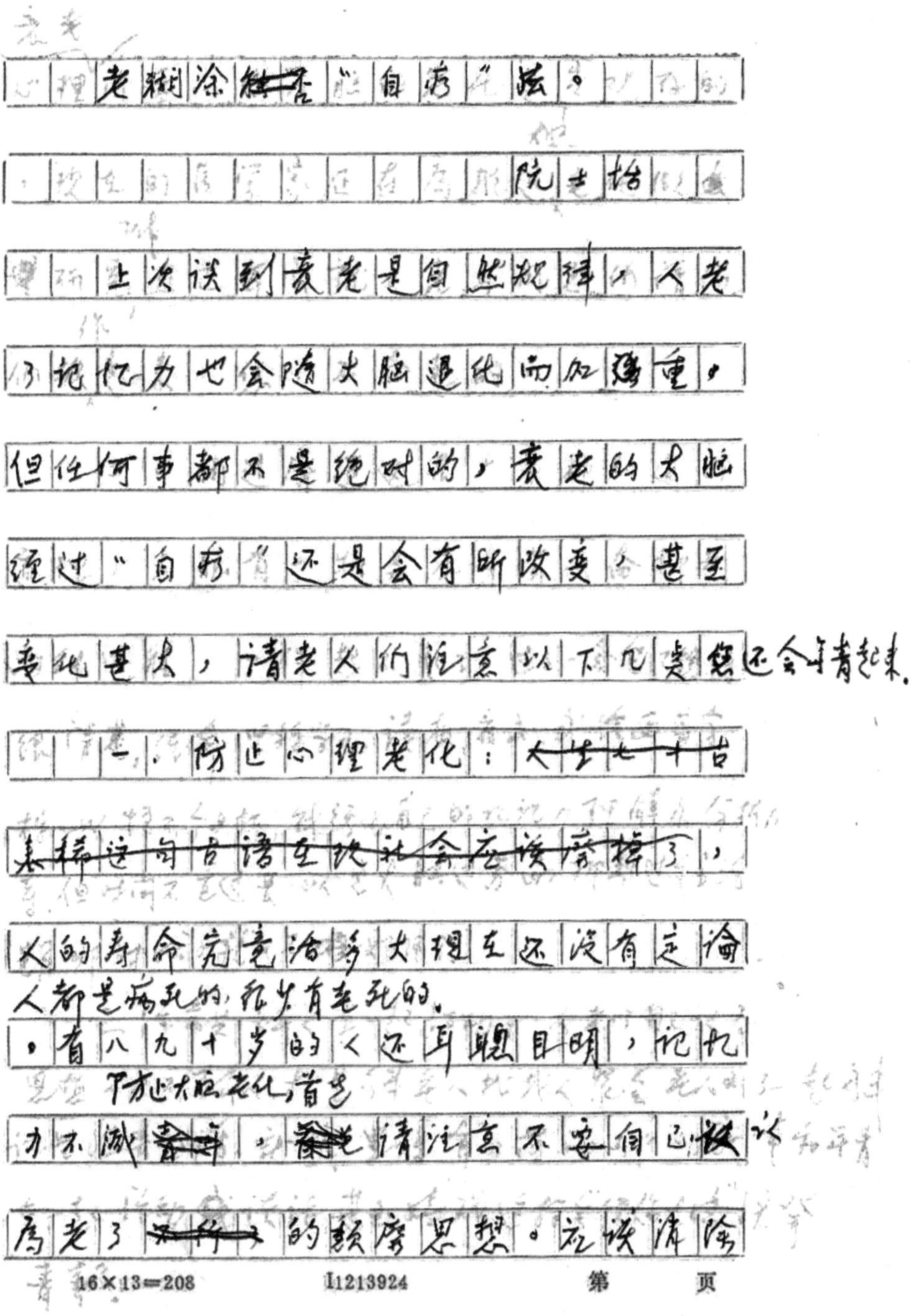
心理老糊涂~~错~~能自疗"法。
阮士怡
上次谈到衰老是自然规律，人老
了记忆力也会随大脑退化而加重。
但任何事都不是绝对的，衰老的大脑
经过"自疗"还是会有所改变，甚至
变化甚大，请老人们注意以下几点 还会年青起来。
一、防止心理老化：~~人生七十古~~
~~来稀这句古语在现社会应该除掉了~~，
人的寿命究竟活多大现在还没有定论
人都是病死的，很少有老死的。
，有八九十岁的人还耳聪目明，记忆
了大脑老化，首先
力不减~~青年~~，~~青~~请注意不要自己~~认~~认
为老了~~不行了~~的颓废思想。应该清除
16×13=208　I1213924　第　页

图 5–4　阮教授在报纸上发表的"老年性痴呆"方面的文章手稿（之四）

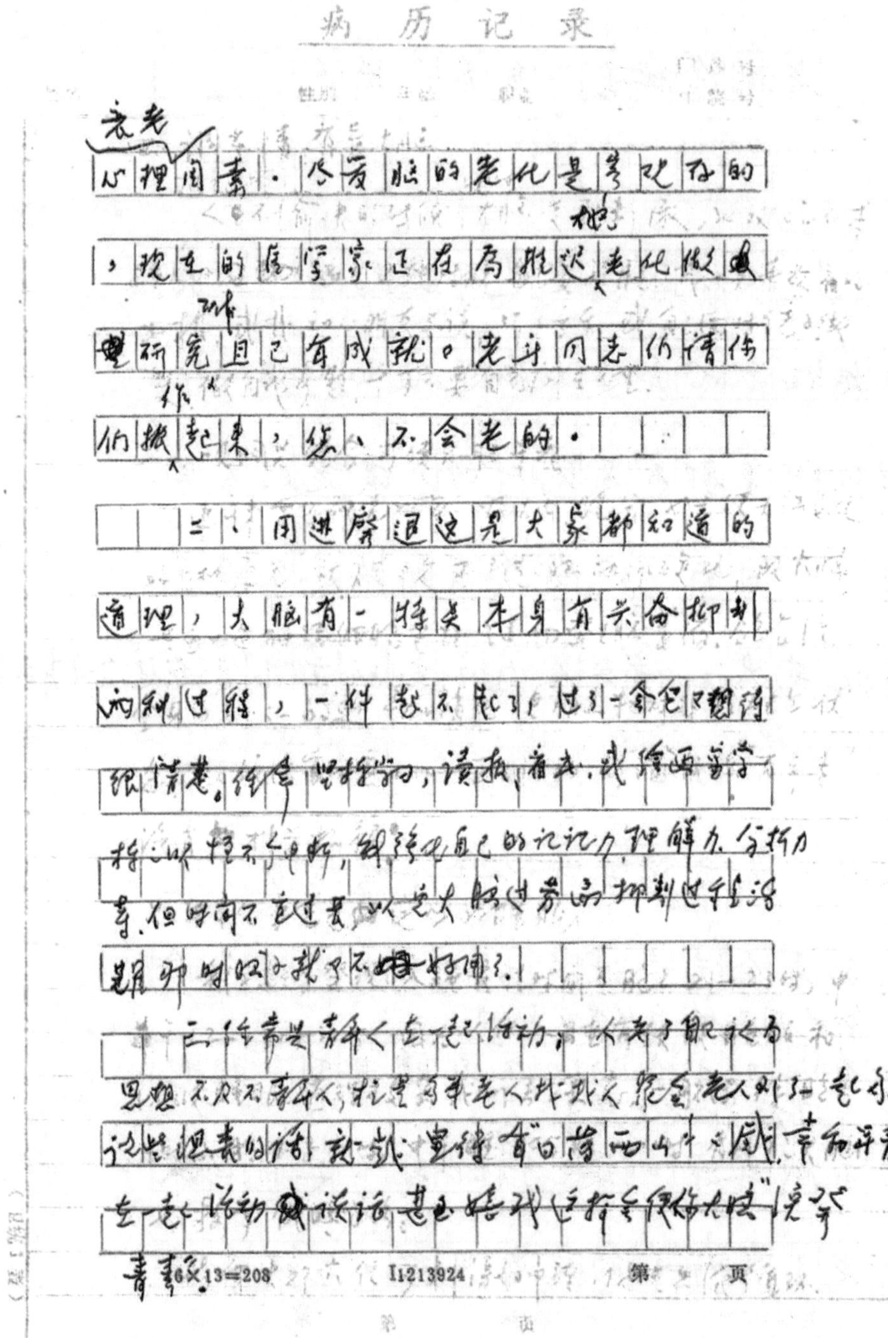
病历记录

心理因素。人类脑的老化是客观存在的，现在的医学家正在为推迟老化做些研究，且已有成就。老年同志们请你们振作起来，人是不会老的。

图 5-5　阮教授在报纸上发表的“老年性痴呆”方面的文章手稿（之五）

图 5-1 ~ 5-5 为阮教授在《天津老年时报》上发表的关于“老年性痴呆”方面的文章手稿。

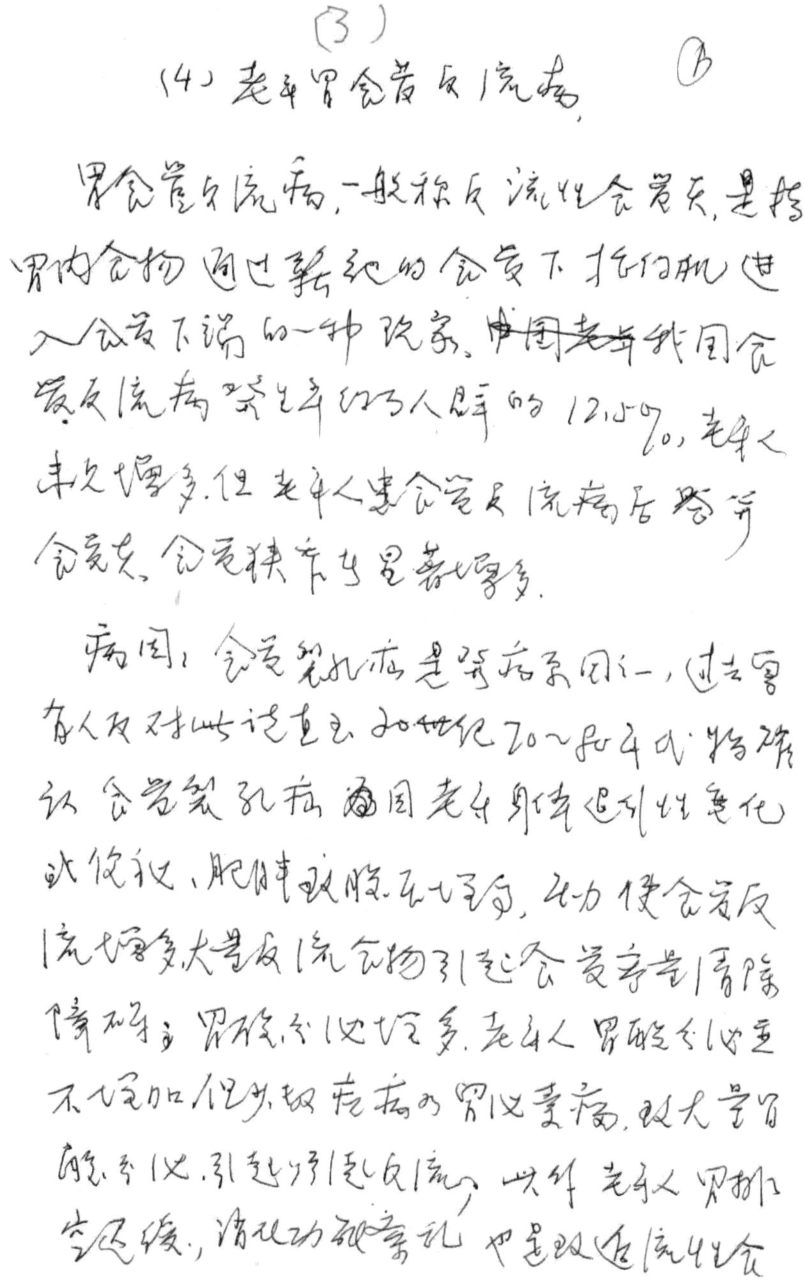

(3)

(4) 老年胃食管反流病　B

胃食管反流病，一般称反流性食管炎，是指胃内容物通过松弛的食管下括约肌进入食管下端的一种现象。~~中国老年~~我国食管反流病发生率约占人群的12.5%，老年人未见增多。但老年人患食管反流病后并发食管炎、食管狭窄者显著增多。

病因：食管裂孔疝是发病原因之一，过去曾有人反对此说，直至20世纪70~80年代才确认食管裂孔疝为因老年身体退行性变化或俯视，肥胖致腹压增高，而易使食管反流增多，大量反流食物引起食管清除障碍；胃酸分泌增多，老年人胃酸分泌虽不增加，但如患有老年病的胃溃疡，致大量胃酸分泌，引起严重反流。此外老年人胃排空延缓，消化功能紊乱，也是致使反流性食

图 5–6　阮教授在报纸上发表的消化疾病方面的文章手稿（之一）

(2)

饮食不节等因、浓茶吸烟、及肥胖者也易引发本病。

临床证状：胃烧灼感是本病的典型症状，可由于饮食不节也可由于过饱，常在食后、弯腰、运动、平卧时诱发或加重。有时伴有反胃呈酸苦味，也可引起口咽、喉、气管等食道外的组织损害，病人常诉有咳嗽、哮喘等症状。本病以老年人多有，青壮年也可发生本病，不过老年人因合并症食管括约肌功能减退易误诊为癌，老年人其他病变。患者吞咽时有食物梗塞感，病人常诉咽下疼痛，或咽下困难。

治疗：西医治疗：口服制酸剂或H2受体拮抗剂如雷尼替丁、法莫替丁，或奥美拉唑、泮托拉唑等。也可服用吗丁啉、胃复安等胃肠动力剂

图 5-7 阮教授在报纸上发表的消化疾病方面的文章手稿（之二）

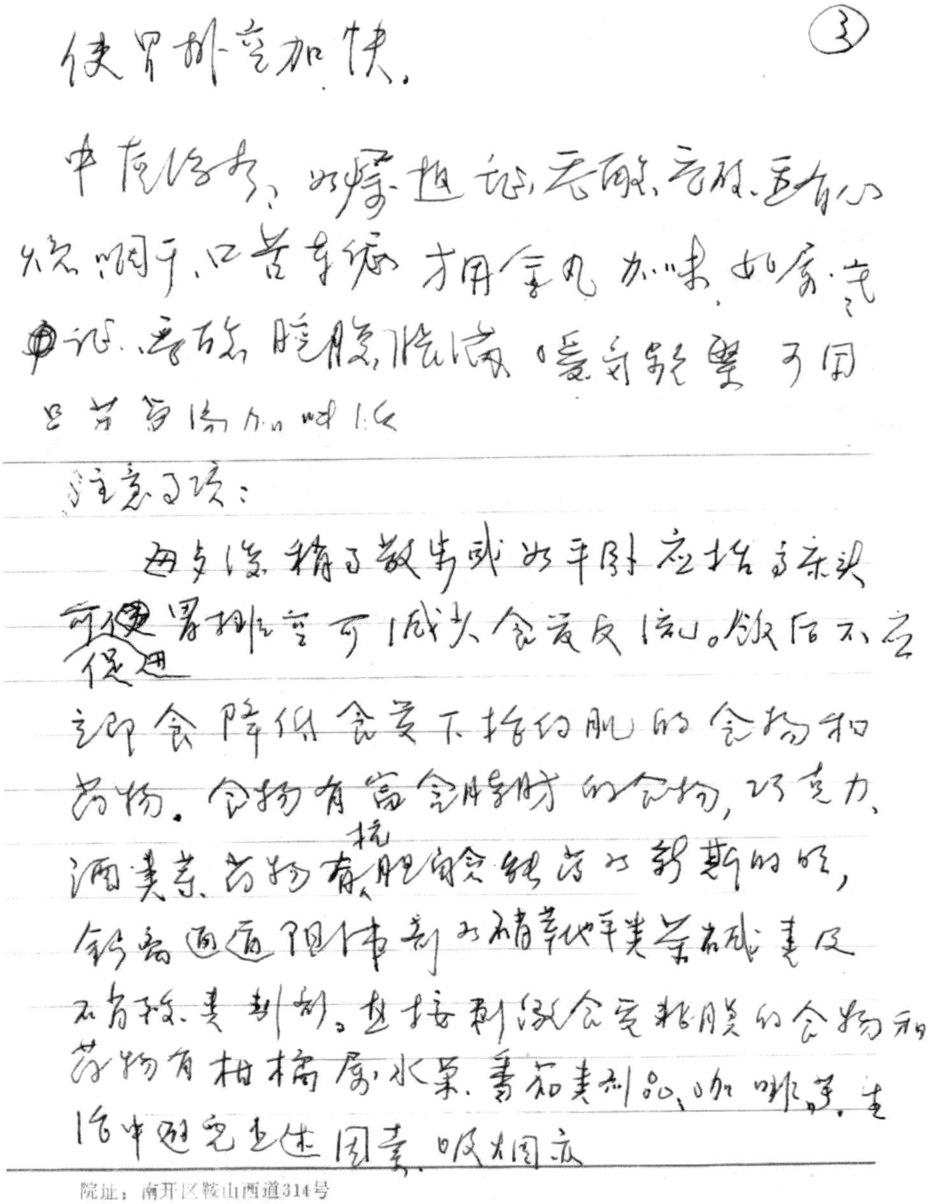

图 5-8　阮教授在报纸上发表的消化疾病方面的文章手稿（之三）

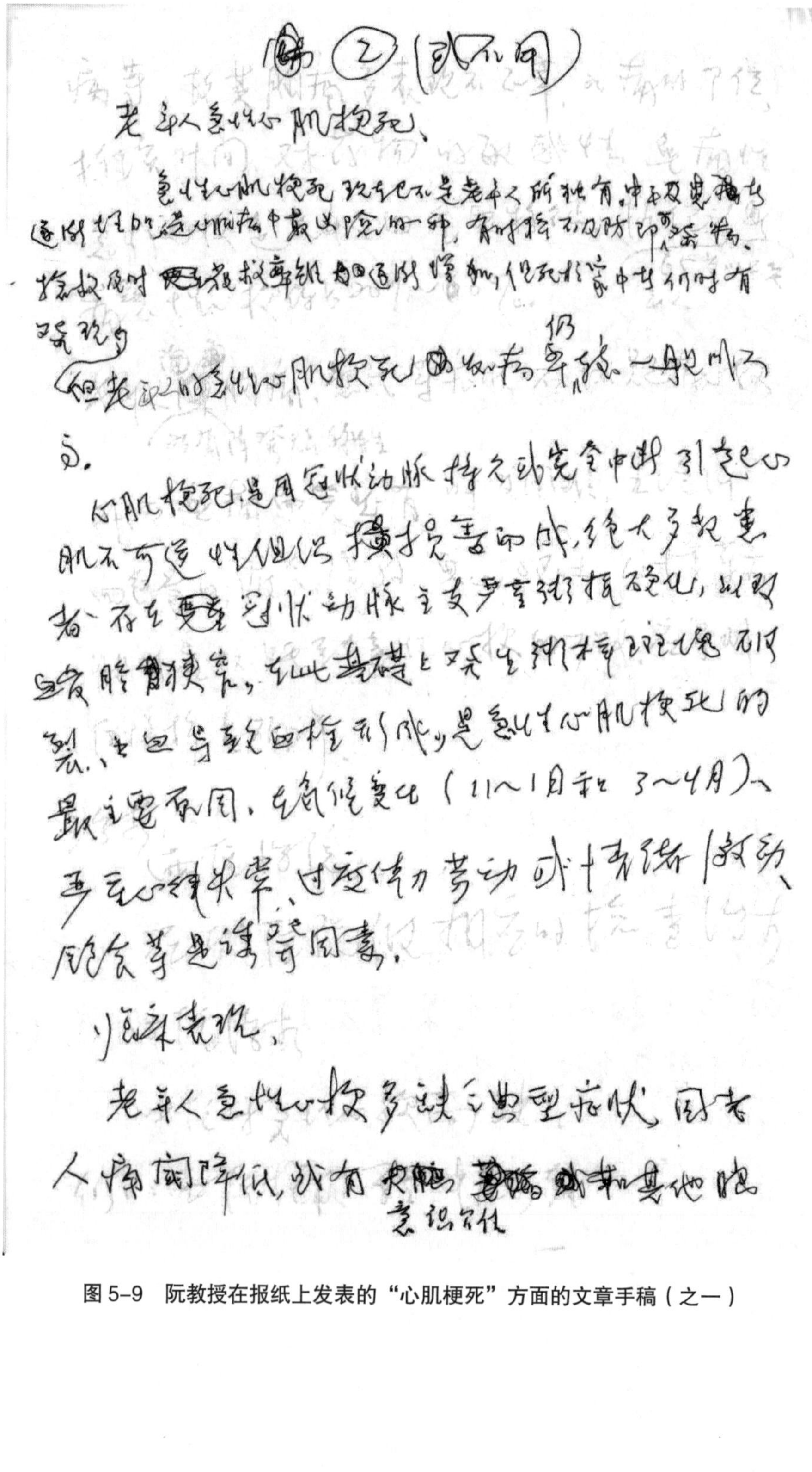

②（副不用）

老年人急性心肌梗死

急性心肌梗死现在已不是老年人所特有，中年及青年也逐渐增加。是心脏病中最凶险的一种，有时猝不及防即可致命。抢救及时，死亡率已逐渐降低，但死于家中者仍时有发现。

但老年人的急性心肌梗死的发病率仍较一般人为高。

心肌梗死是因冠状动脉持久或完全中断引起心肌不可逆性组织损伤坏死所致，绝大多数患者存在冠状动脉主支严重粥样硬化，以致血管腔狭窄，在此基础上发生粥样斑块破裂、出血与血栓形成，是急性心肌梗死的最主要原因。气候变化（11～1月和3～4月）、寒冷刺激、过度体力劳动或情绪激动、饱食等是诱发因素。

临床表现：

老年人急性心梗多缺乏典型症状，因老年人痛阈降低，或有脑……或其他脑意识障碍

图 5-9 阮教授在报纸上发表的“心肌梗死”方面的文章手稿（之一）

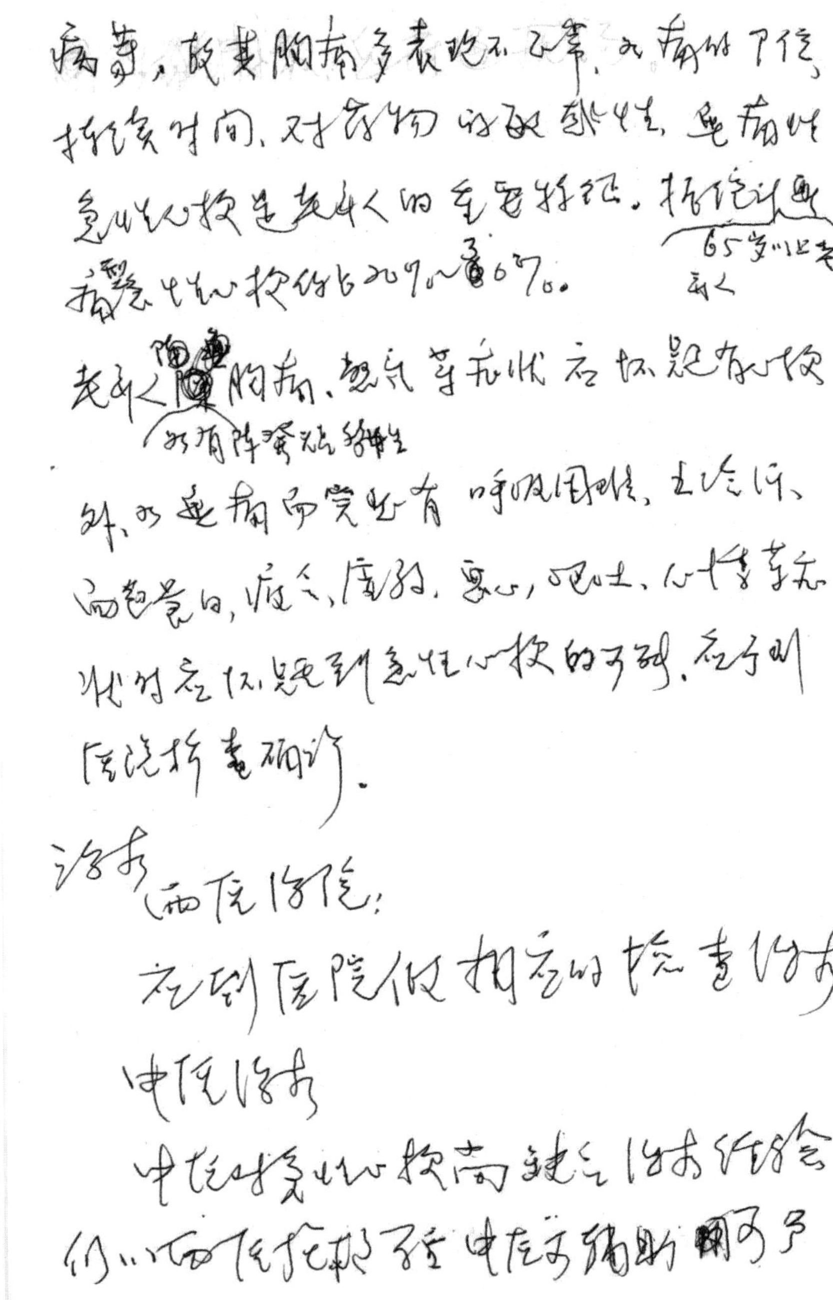
病等，故其胸痛多表现不正常，如病的了[illegible]，
[illegible]时间、对药物的敏感性。急病性
急性心梗是老年人的主要特征。据统计65岁以上老病人
无痛性心梗约占20%～60%。
老年人除胸痛、憋气等症状应怀疑有心梗
外，如急病而觉出有呼吸困难，大汗，
面色苍白，[illegible]，[illegible]，恶心，呕吐，心悸等症
状时应怀疑到急性心梗的可能，应予以
医院检查确诊。
治疗
(一)西医治疗：
应到医院做相应的检查治疗
中医治疗
中医对急性心梗尚缺乏治疗经验
[illegible]

图 5–10　阮教授在报纸上发表的“心肌梗死”方面的文章手稿（之二）

图 5–6 ～ 5–10 为阮教授发表在《天津老年时报》上的分别关于“老年人胃食管反流”“老年急性心肌梗死”方面的两篇文章手稿。

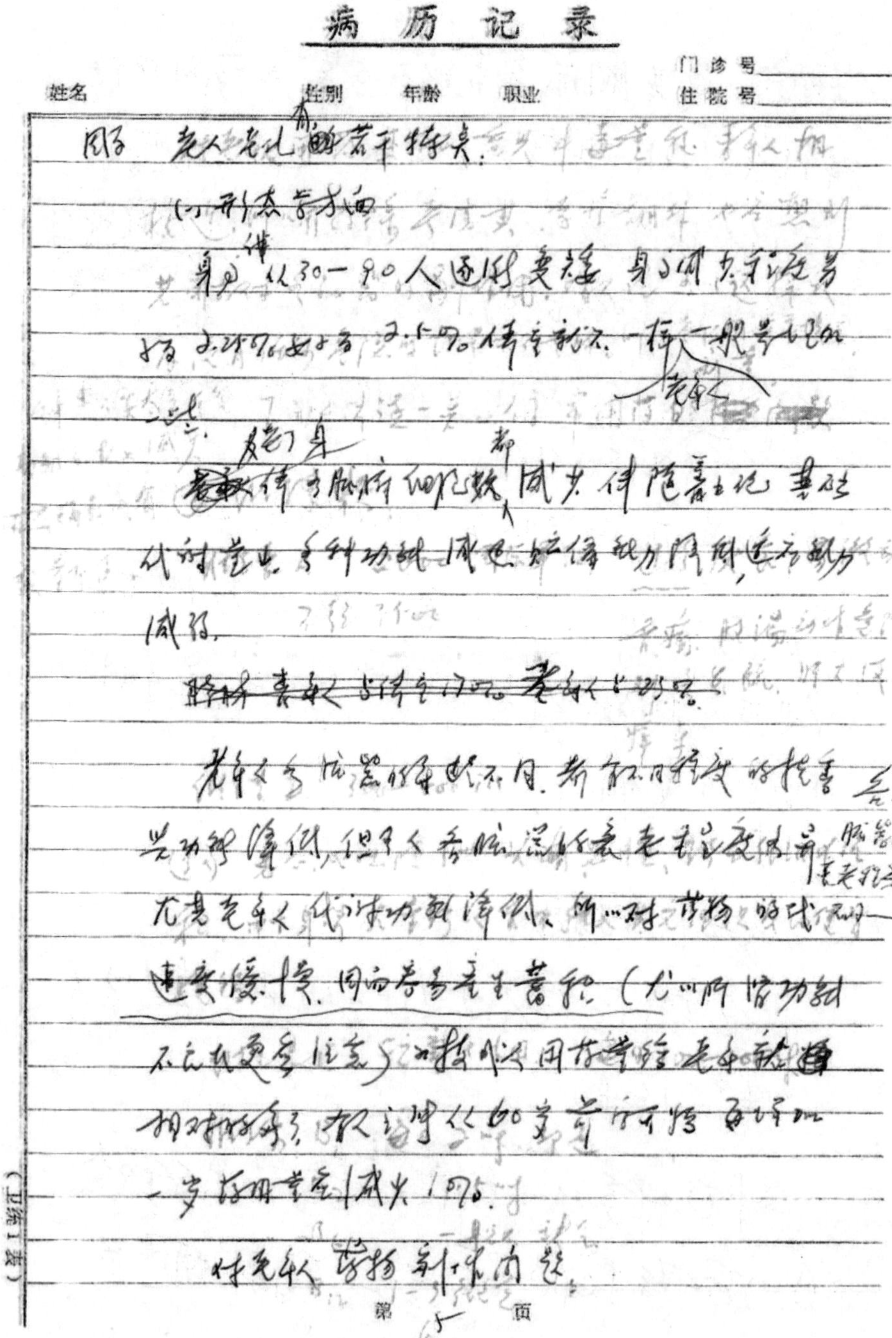

图 5–11　阮教授所发表“老年人用药”方面的文章手稿（之一）

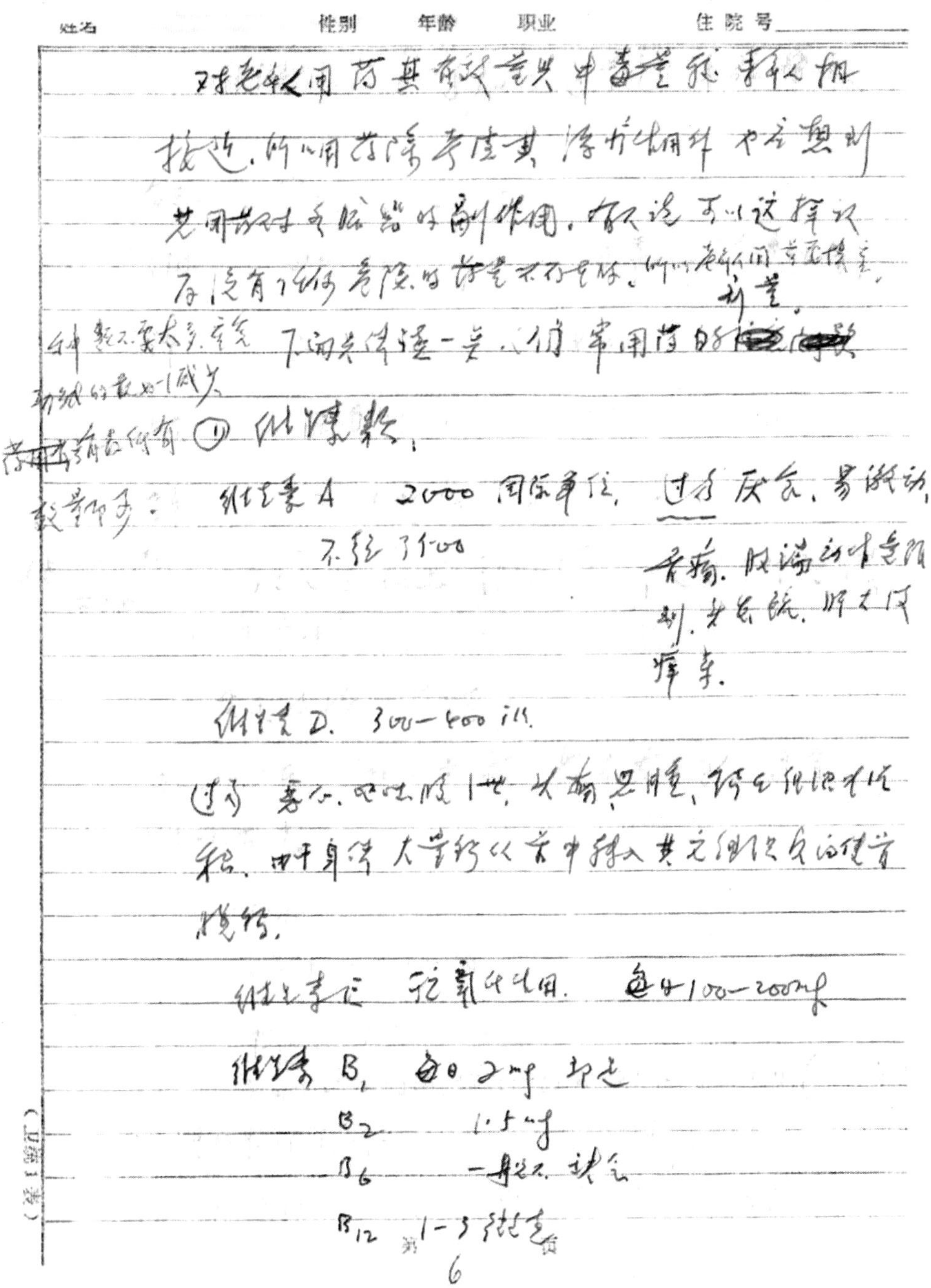

图 5-12　阮教授所发表“老年人用药”方面的文章手稿（之二）

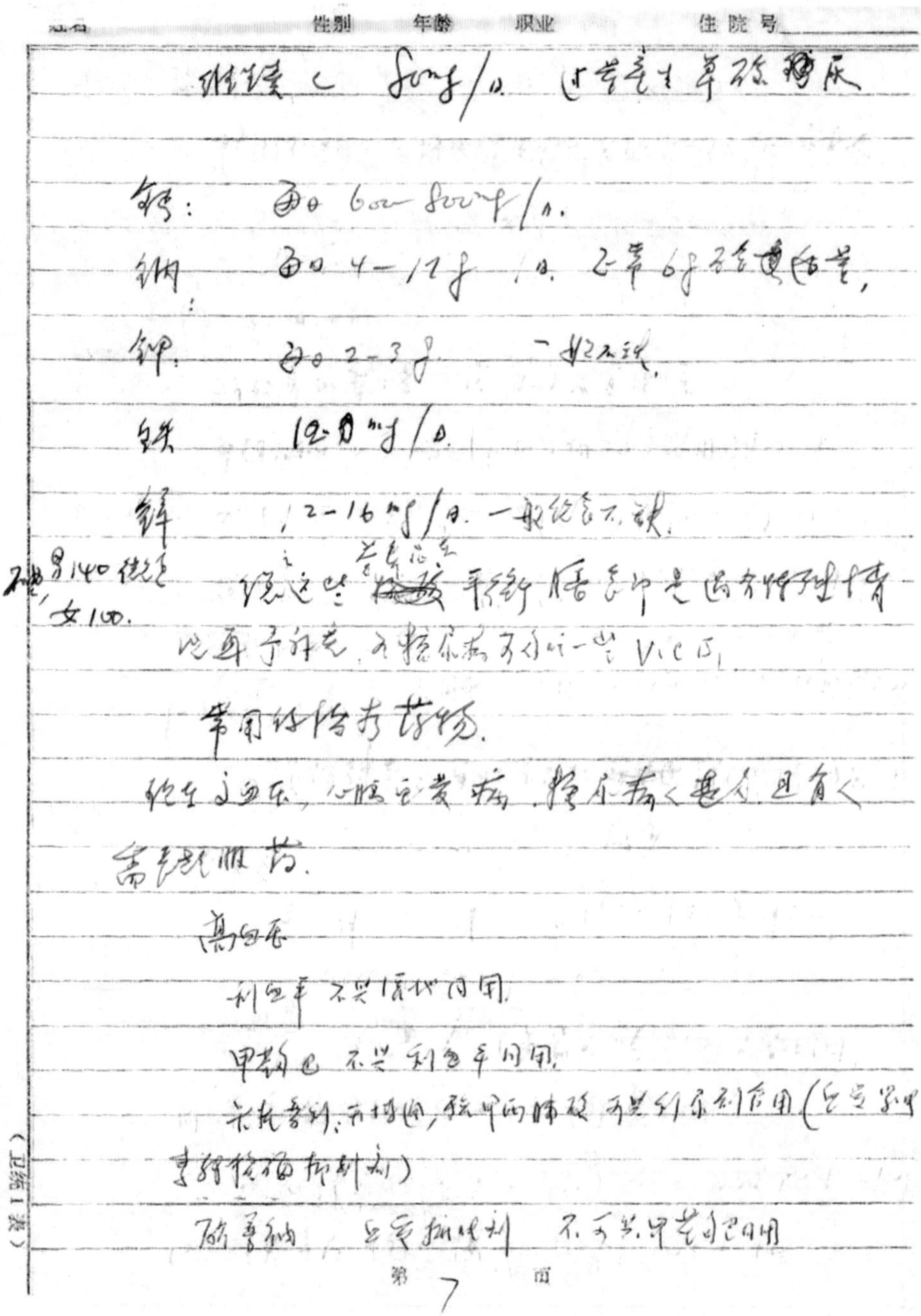

姓名 性别 年龄 职业 住院号

维生素C 50mg/日 以蔬菜水果补充

钙：每日600-800mg/日。

钠：每日4-12g/日。正常6g左右适量，

钾：每日2-3g 一般不缺。

铁 12mg/日。

锌 12-16mg/日。一般饮食不缺。

碘 男140微克，女100。

综上所述 [illegible] 平衡膳食即是满足老年人生理需要了，对糖尿病可以补一些VitC等。

常用的治疗药物。

老年人高血压、心脑血管病、糖尿病患者，且有人需长期服药。

高血压

利血平 不宜 [illegible] 同用。

甲基多巴 不宜 利血平同用。

[illegible]

[illegible]

[illegible]

第 7 页

（卫统1表）

图 5-13 阮教授所发表“老年人用药”方面的文章手稿（之三）

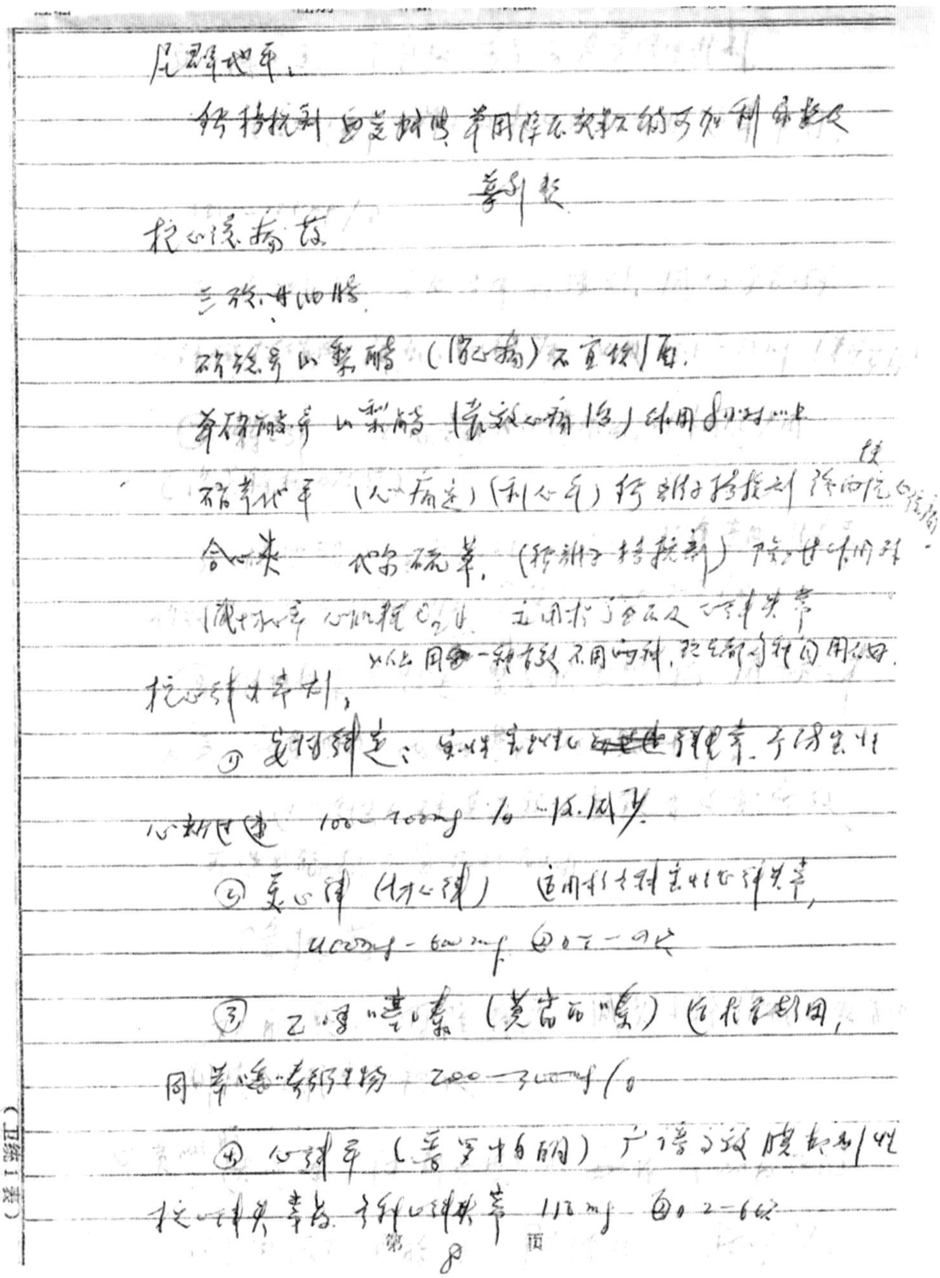
第 8 页

图 5-14　阮教授所发表“老年人用药”方面的文章手稿（之四）

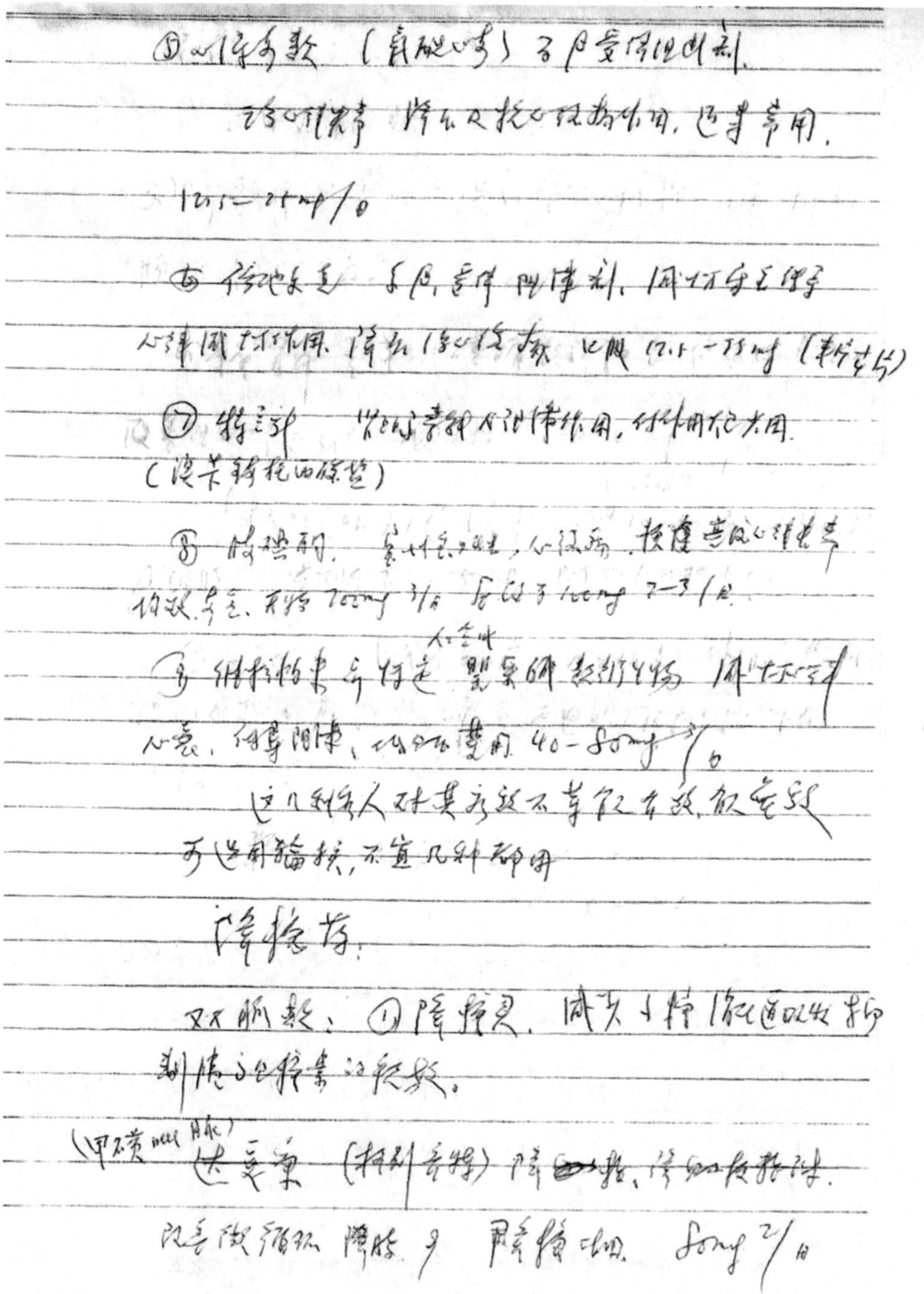

图 5–15　阮教授所发表“老年人用药”方面的文章手稿（之五）

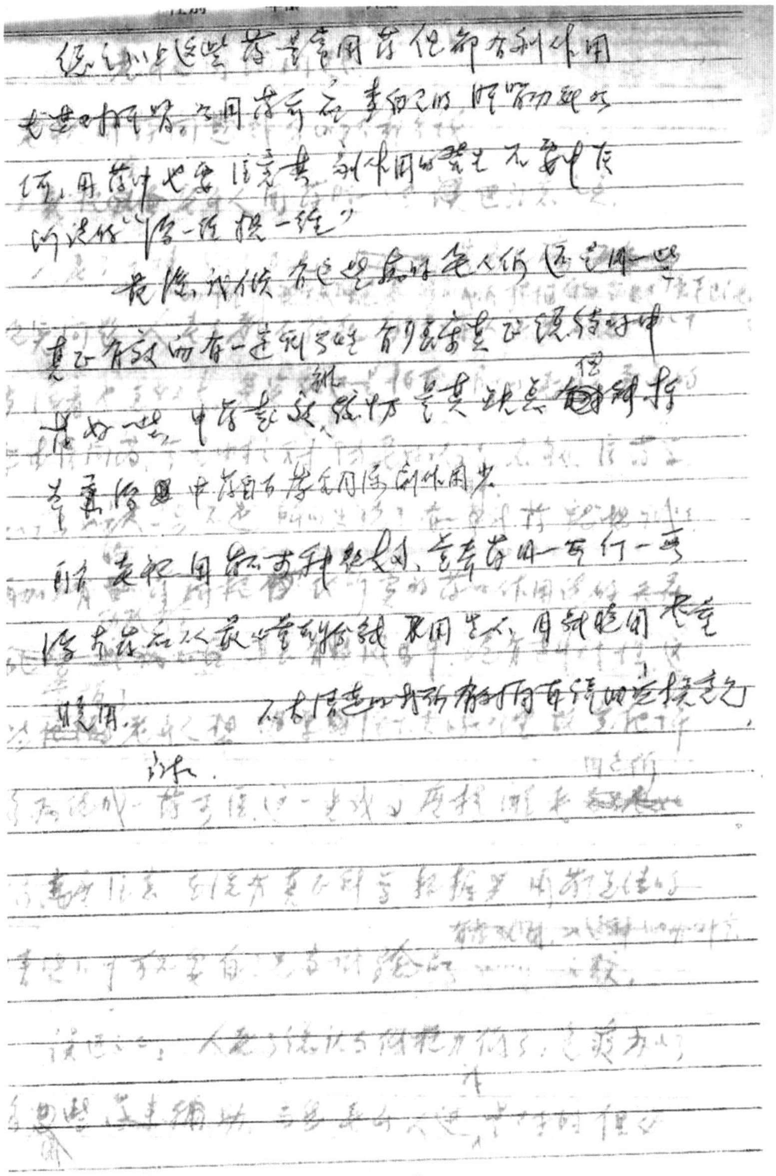
第　　页

图 5-16　阮教授所发表“老年人用药”方面的文章手稿（之六）

图 5-11 ~ 5-16 俱为阮教授发表的关于“老年人用药”方面的文章手稿。

阮教授于 2005 ~ 2007 年间，在《天津老年时报》连载几十期关于老年常见疾病的科普文章。文章中阮教授从多个角度分析了老年人常见疾病，从中医与西医两个角度对老年人常见疾病提出自己的见解，并从中西医结合的角度提出了如何预防与治疗该疾病。文章贴近百姓生活，语句通俗易懂。

阮教授除了重视老年性疾病外，同时也认为“少年强则中国强”，儿童疾患对于家庭、社会影响巨大。如病毒性心肌炎对小儿健康的危害极大，会影响患者一生。因此，阮教授对小儿心系疾病也进行了深入研究。

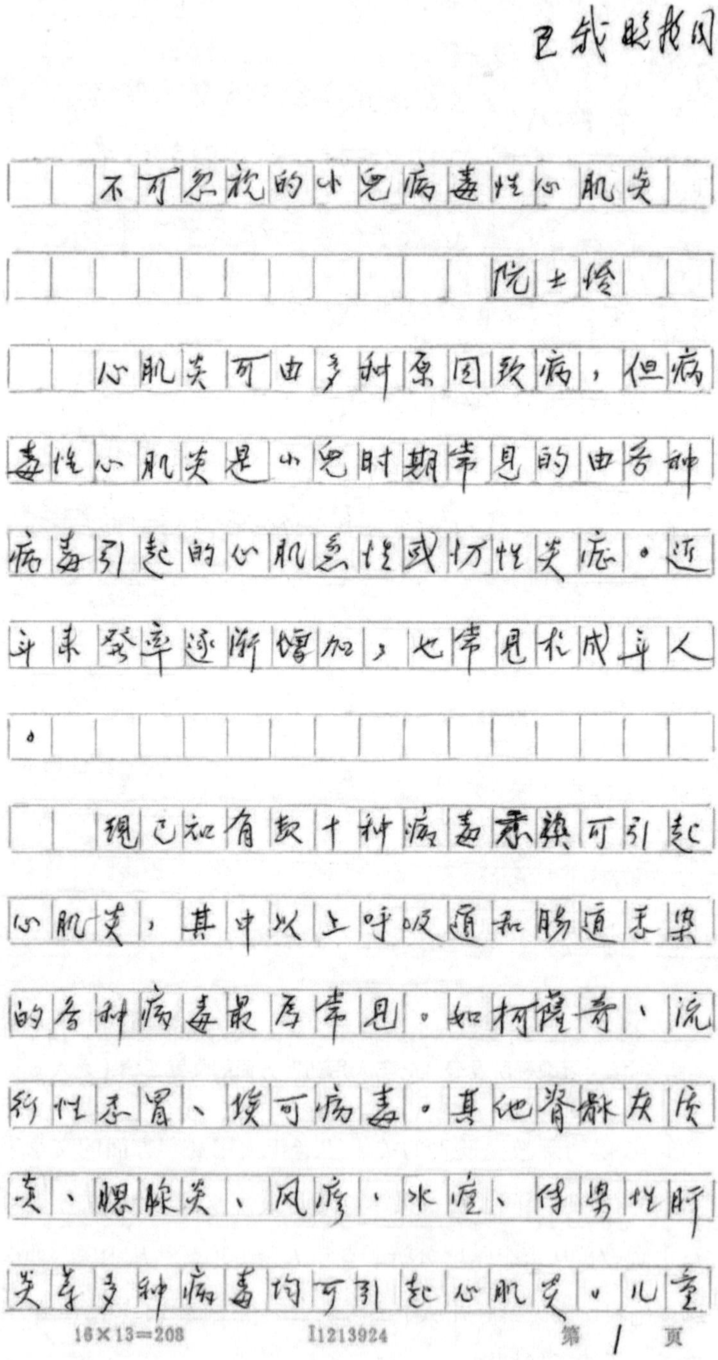
已我照抄阅三.

不可忽视的小儿病毒性心肌炎

阮士怡

心肌炎可由多种原因致病，但病毒性心肌炎是小儿时期常见的由各种病毒引起的心肌急性或慢性炎症。近年来发病率逐渐增加，也常见于成年人。

现已知有数十种病毒感染可引起心肌炎，其中以上呼吸道和肠道感染的各种病毒最为常见。如柯萨奇、流行性感冒、埃可病毒。其他脊髓灰质炎、腮腺炎、风疹、水痘、传染性肝炎等多种病毒均可引起心肌炎。儿童

16×13=208　I1213924　第 1 页

图 5-17　阮教授发表的“小儿病毒性心肌炎”方面的文章手稿（之一）

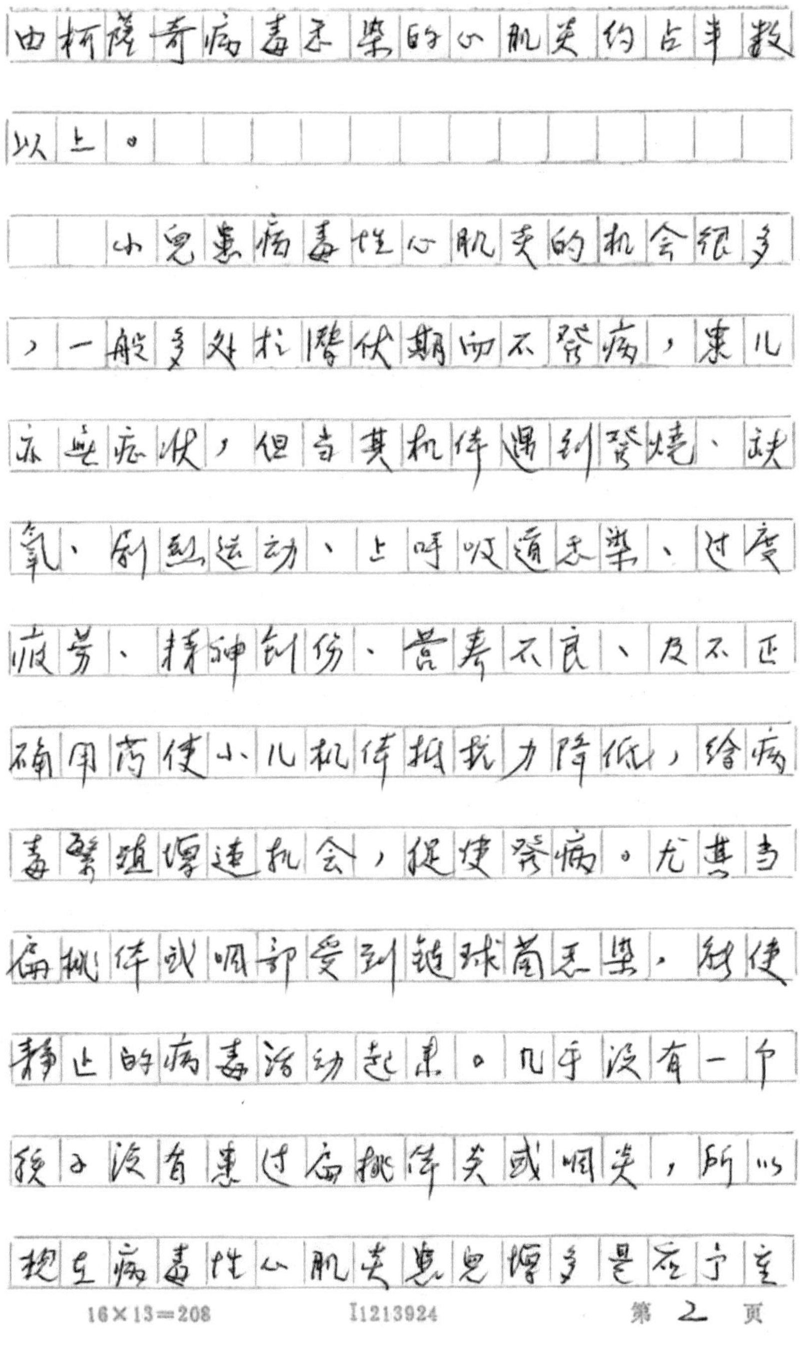
由柯萨奇病毒感染的心肌炎约占半数
以上。
　　小儿患病毒性心肌炎的机会很多，一般多处于潜伏期而不发病，患儿亦无症状，但当其机体遇到发烧、缺氧、剧烈运动、上呼吸道感染、过度疲劳、精神创伤、营养不良、及不正确用药使小儿机体抵抗力降低，给病毒繁殖增速机会，促使发病。尤其当扁桃体或咽部受到链球菌感染，能使静止的病毒活动起来。几乎没有一个孩子没有患过扁桃体炎或咽炎，所以[illegible]生病毒性心肌炎患儿增多是在于室

16×13=208　　I1213924　　第2页

图 5-18　阮教授发表的“小儿病毒性心肌炎”方面的文章手稿（之二）

视。要早期防治並重。

经常患上呼吸道感染或咽炎的儿童如出现精神不振、疲乏无力、面色苍白、多汗、或诉头晕、胸闷、心悸气短等症状时，应及时就医。

心肌炎的预後，大多数急性病毒性心肌炎，经过正确及时治疗後能痊愈，重症病例由於心肌损害或反复發作，预後较差，少数病儿在急性期可因严重心律失常、急性心衰、或心源性休克而不治。值得注意的是急性心肌炎患儿经过治疗数月後病情稳定，误认为痊愈，但仍可复發或遗留心脏

16×13=208　　I1213924　　第 3 页

图 5-19　阮教授发表的“小儿病毒性心肌炎”方面的文章手稿（之三）

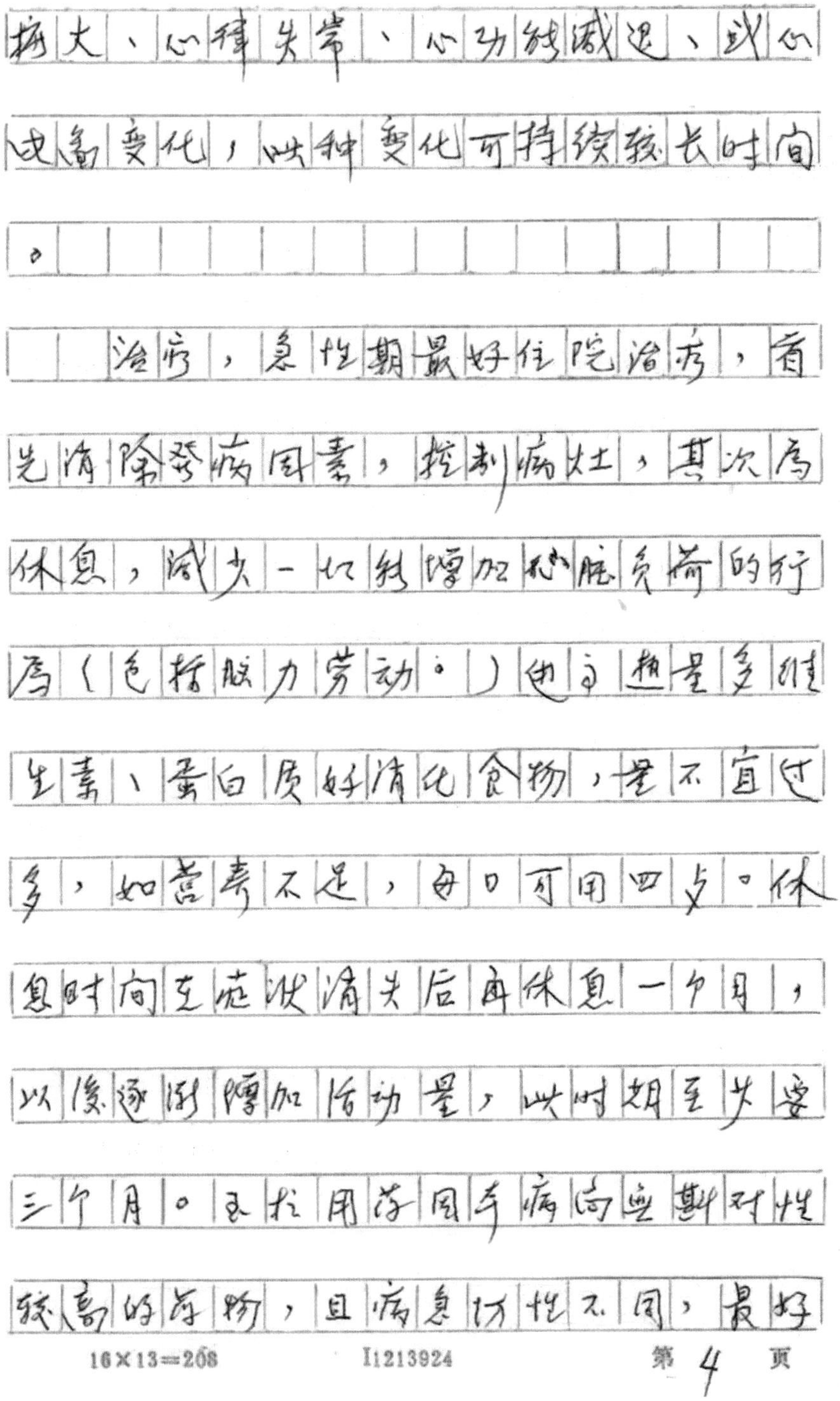

扩大、心律失常、心功能减退、或心电图变化，此种变化可持续较长时间。

　　治疗，急性期最好住院治疗，首先清除致病因素，控制病灶，其次为休息，减少一切能增加心脏负荷的行为（包括脑力劳动。）饮食应增多维生素、蛋白质好消化食物，量不宜过多，如营养不足，每日可用四次。休息时间至症状消失后再休息一个月，以后逐渐增加活动量，此时期至少要三个月。至于用药因本病尚无特效性较高的药物，且病患个性不同，最好

16×13=208　　I1213924　　第 4 页

图 5-20　阮教授发表的“小儿病毒性心肌炎”方面的文章手稿（之四）

图 5-17 ~ 5-20 为阮教授发表的关于“小儿病毒性心肌炎”方面的文章手稿。

约 稿 函

阮士怡先生：

您好！

您的学术思想和临证经验已在《津沽中医名家学术要略》第一辑中刊载。近年来，若是您有新的学术见解和临证经验，可以整理成文，我们拟将之收录于《津沽中医名家学术要略》第四辑“学术经验补遗”一栏中，以飨读者。注意：撰写内容切勿与已收录内容重复，否则本书不予刊用。

烦请拨冗赐稿，并请务必于 2017 年 1 月 15 日之前交稿。邮箱：1726813965@qq.com（联系电话：59596575，13821623662）。稿件刊用后不付稿酬，待该书出版后赠书两册。

此致

敬礼

《津沽中医名家学术要略》编委会

2016 年 10 月 20 日

图 5-21

图 5-21 为《津沽中医名家学术要略》编委会于 2016 年 10 月寄给阮教授的约稿函。

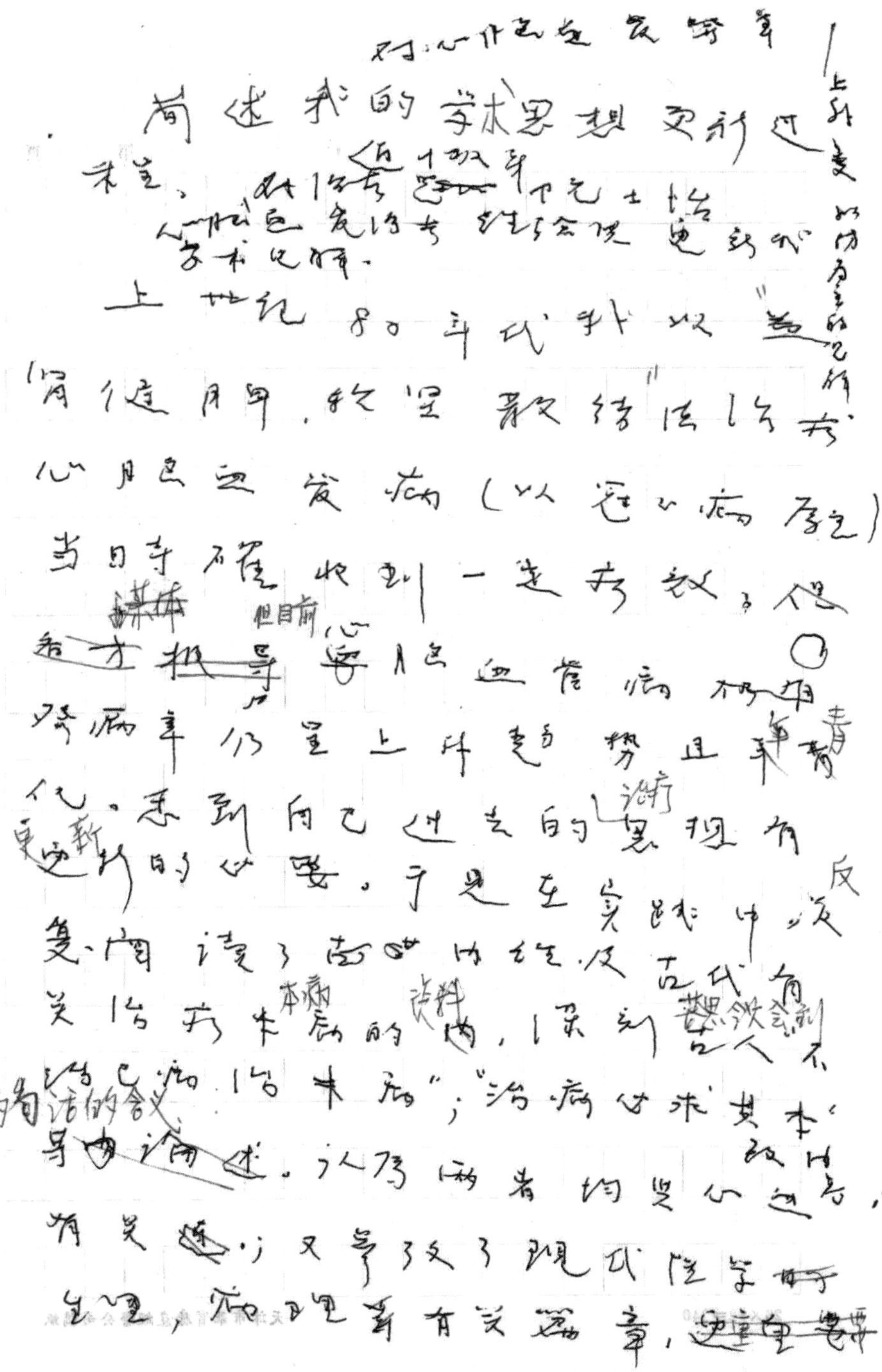

图 5-22　阮教授晚年书写的文章（之一）

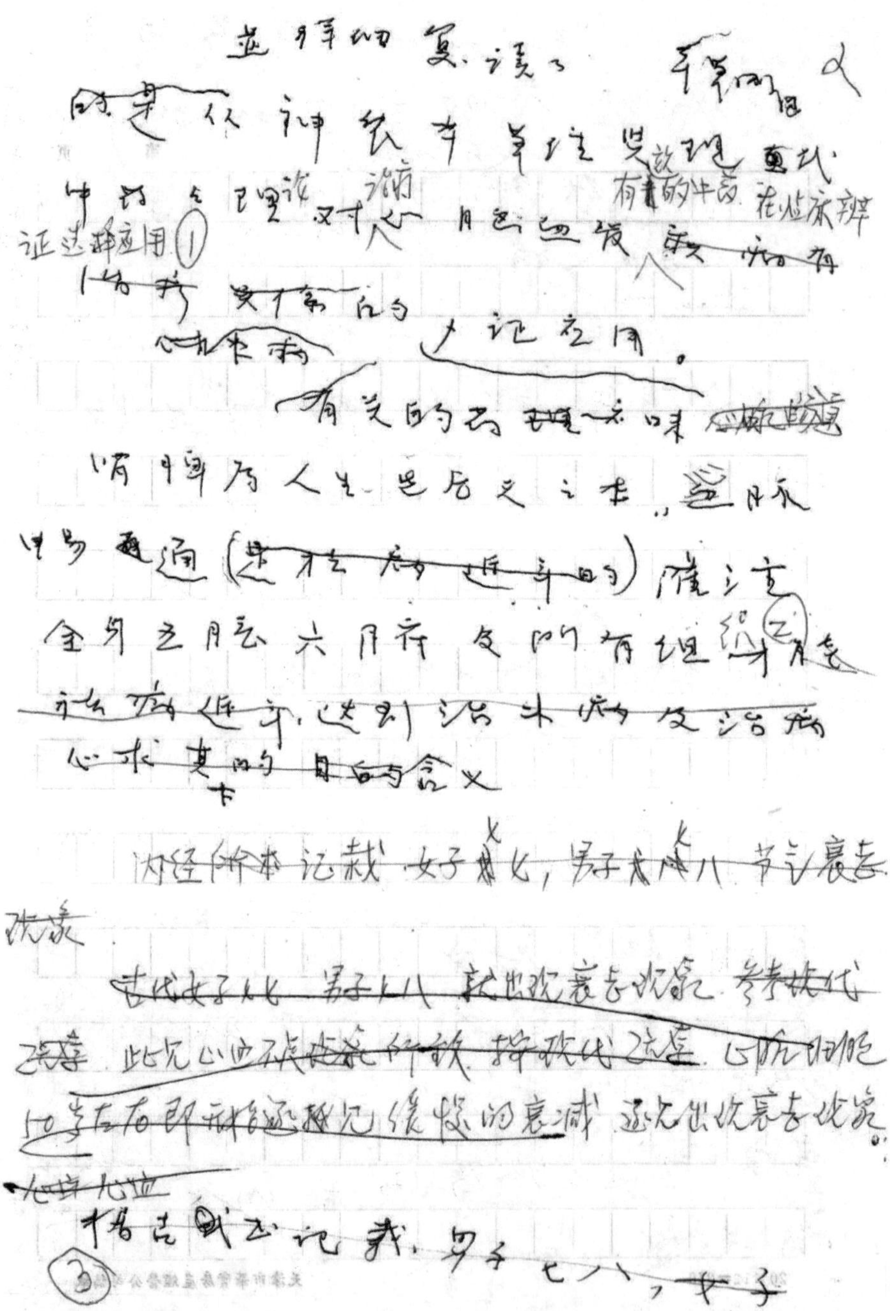

图 5-23 阮教授晚年书写的文章（之二）

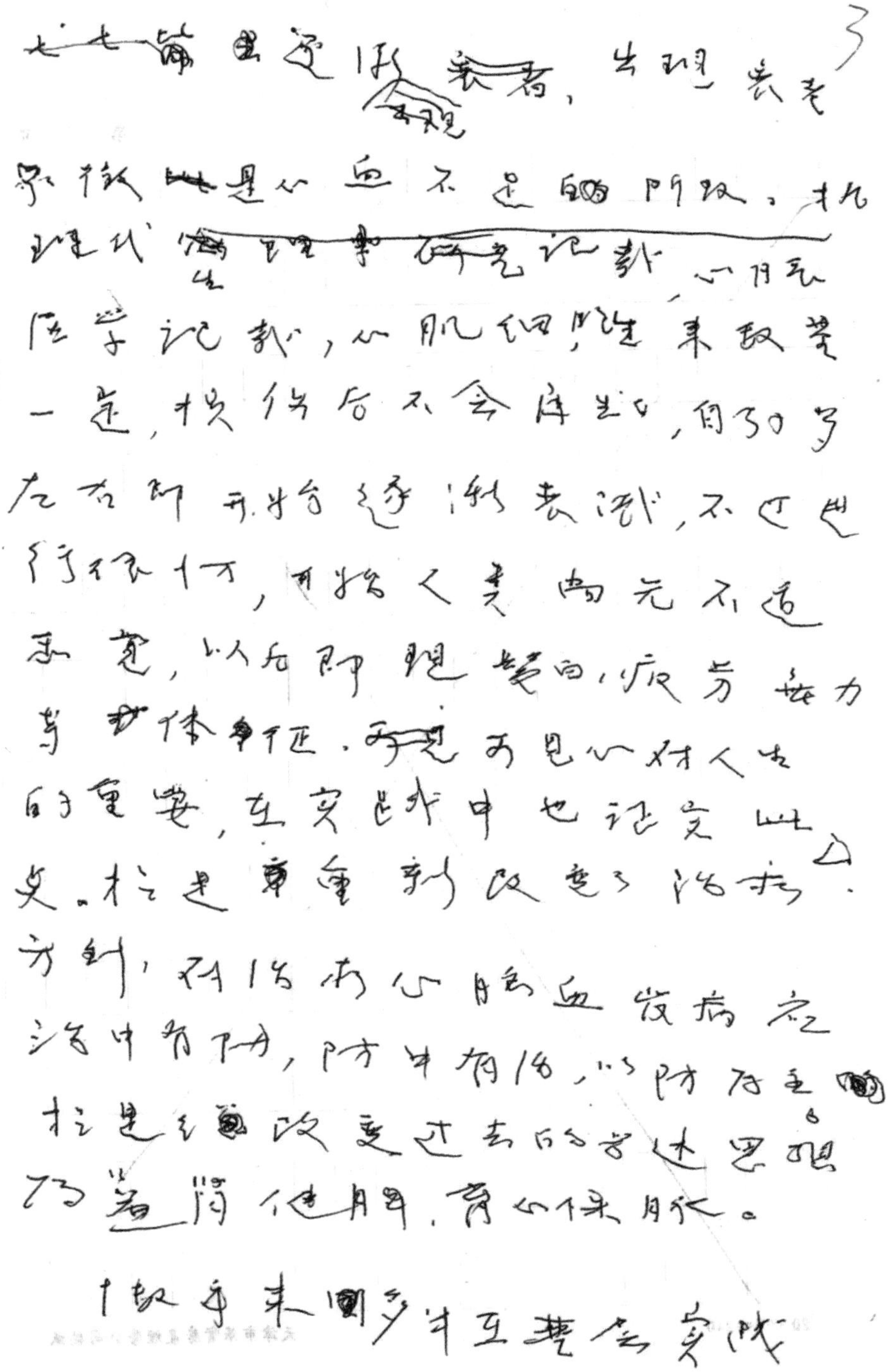

图 5-24　阮教授晚年书写的文章（之三）

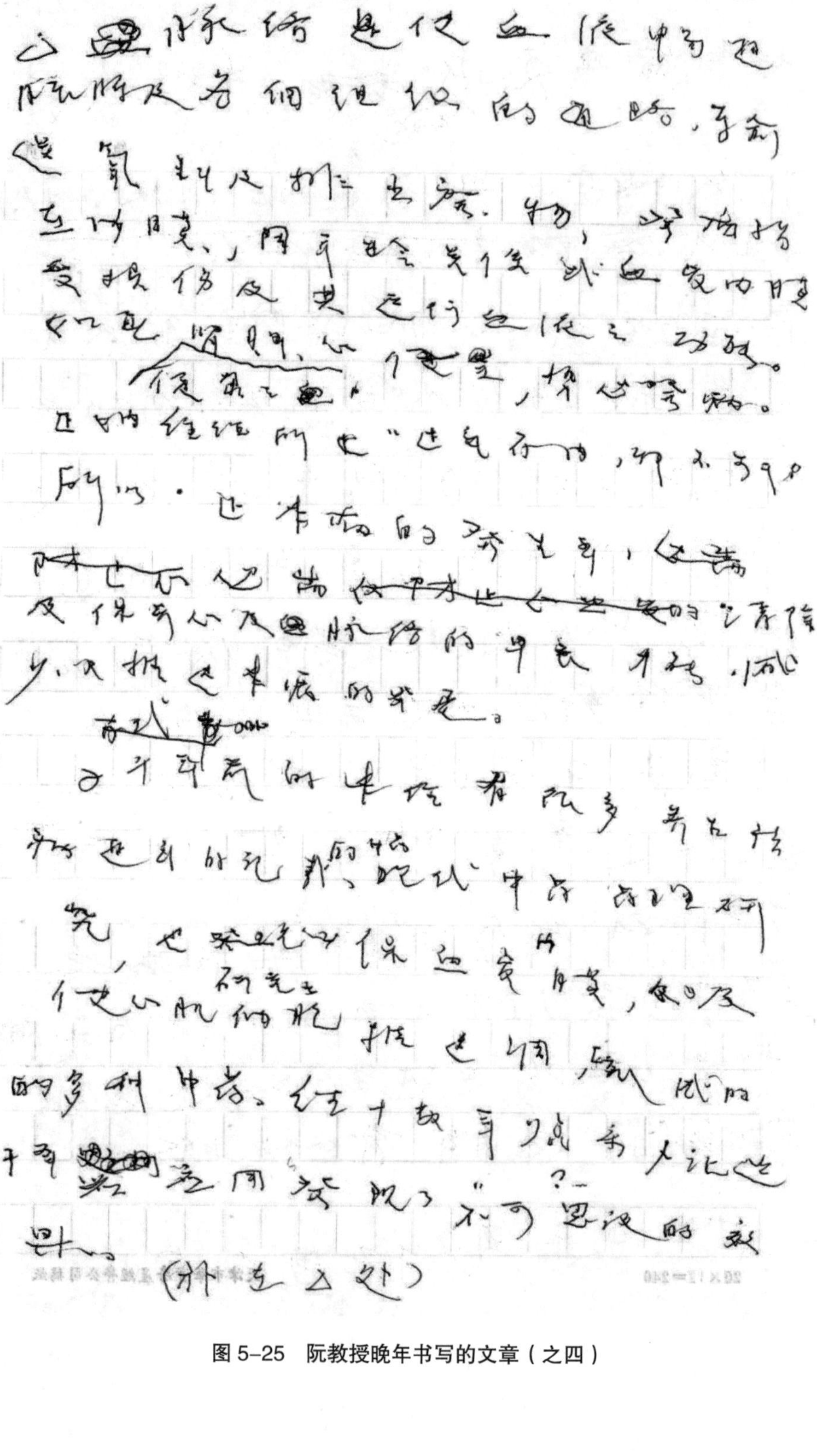

图 5-25　阮教授晚年书写的文章（之四）

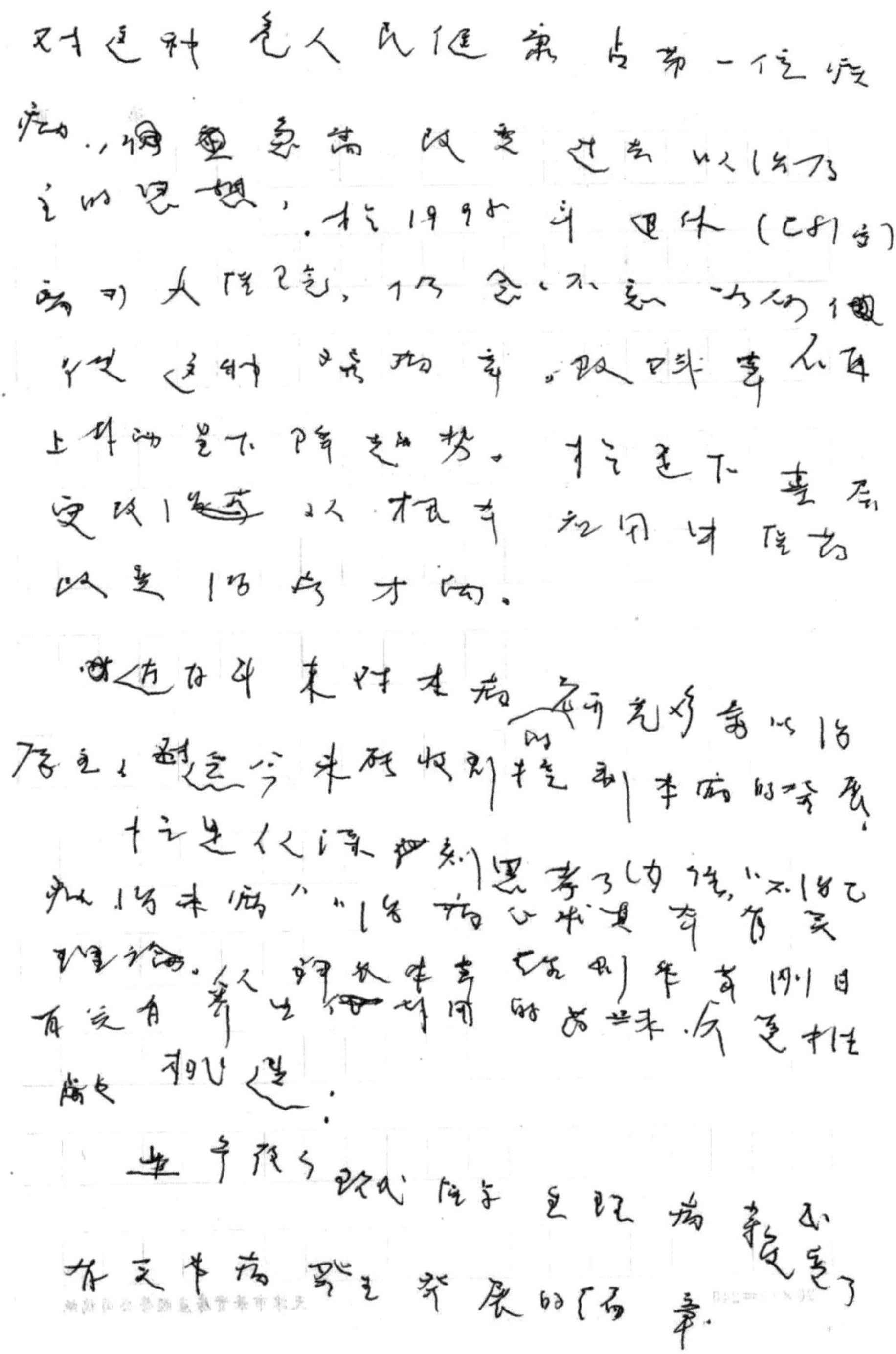

图 5–26　阮教授晚年书写的文章（之五）

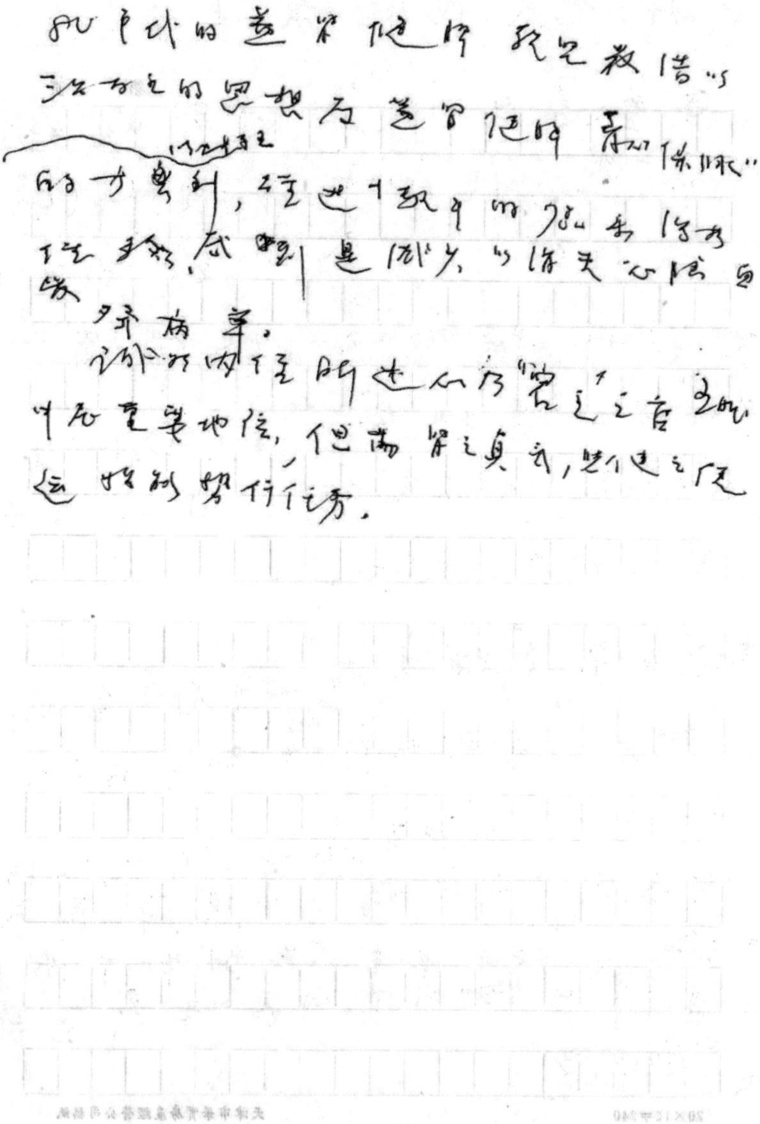

图 5-27　阮教授晚年书写的文章（之六）

图 5-22 ~ 5-27 为阮教授书写的文章。文中阮教授在医学事业迅猛发展的大背景下，结合自身丰富的临床经验，对学术思想进行了再次升华与完善。文稿中阮教授的字迹已经不及年轻时那么工整，但是百岁老人仍然严格要求自己，一字一句都是自己书写，反复修改，不得不为人所钦佩。阮教授终身学习，一丝不苟的精神正是我们当代年轻人学习的榜样。

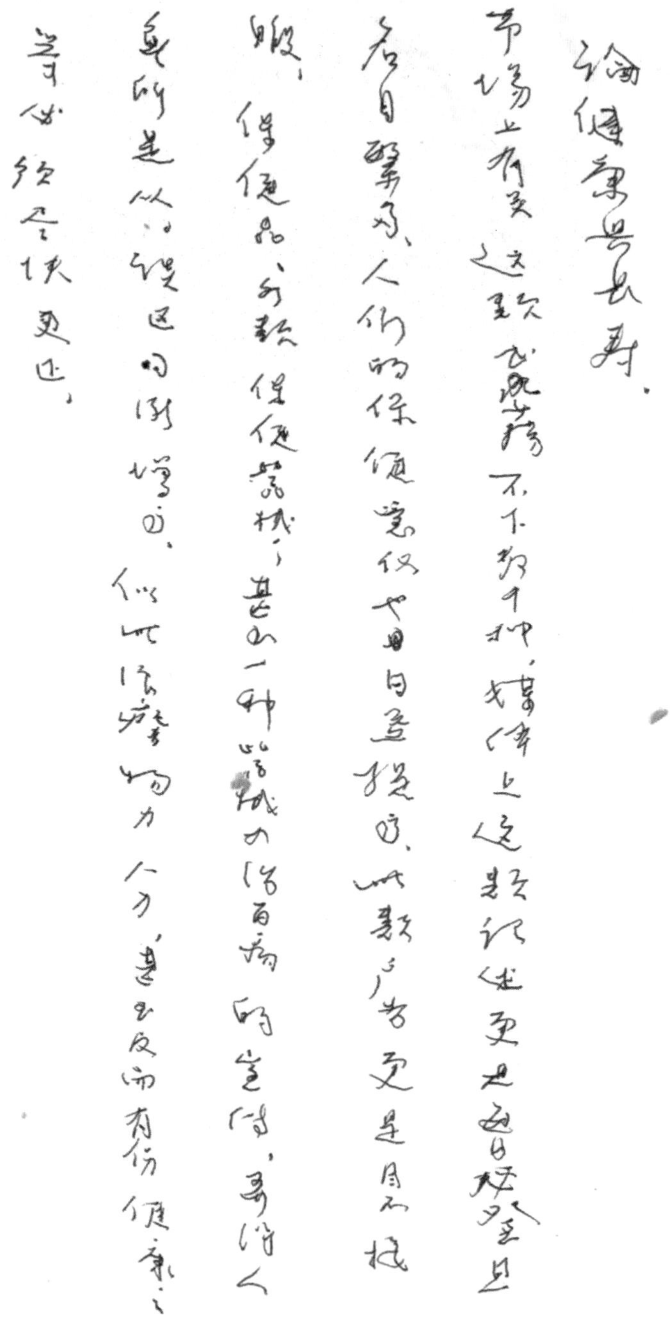
论健康与长寿。

图 5–28

阮教授平日关注社会热点问题，图 5–28 是阮教授对人们日益增强的健康长寿意识以及当时社会保健事业的发展所提出自己看法的手稿。

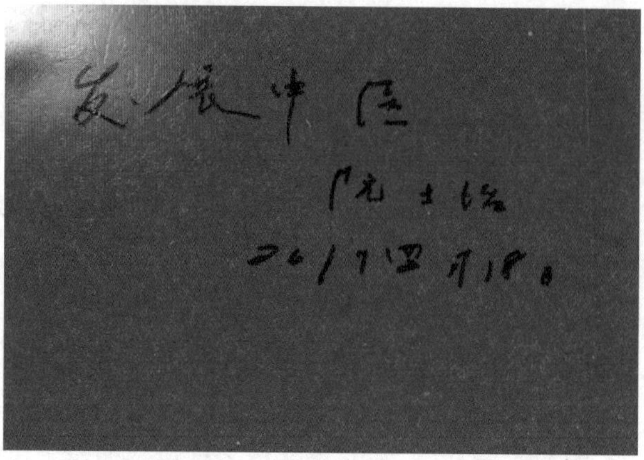

图 5-29

2017 年 4 月 18 日，已是百岁高龄的阮士怡教授，情系中医药事业，在亲临传承工作室授课之余，参观了医院的“医史展览馆”，欣然写下“发展中医”四字（见图 5-29），表达了阮教授对祖国中医事业的未来充满信心与期待。

第二章　墨趣书缘，一代儒医

阮士怡教授临床工作虽然繁忙，但个人生活并不单调乏味。阮教授雅好广泛，兴趣盎然，书法便是其中之一。他常在闲暇之余挥毫泼墨，手著丹青。阮教授认为书法不仅是一门艺术，也是一种养生之道，晚年更是醉心书墨，怡然自得，彰显一代儒医的风采。

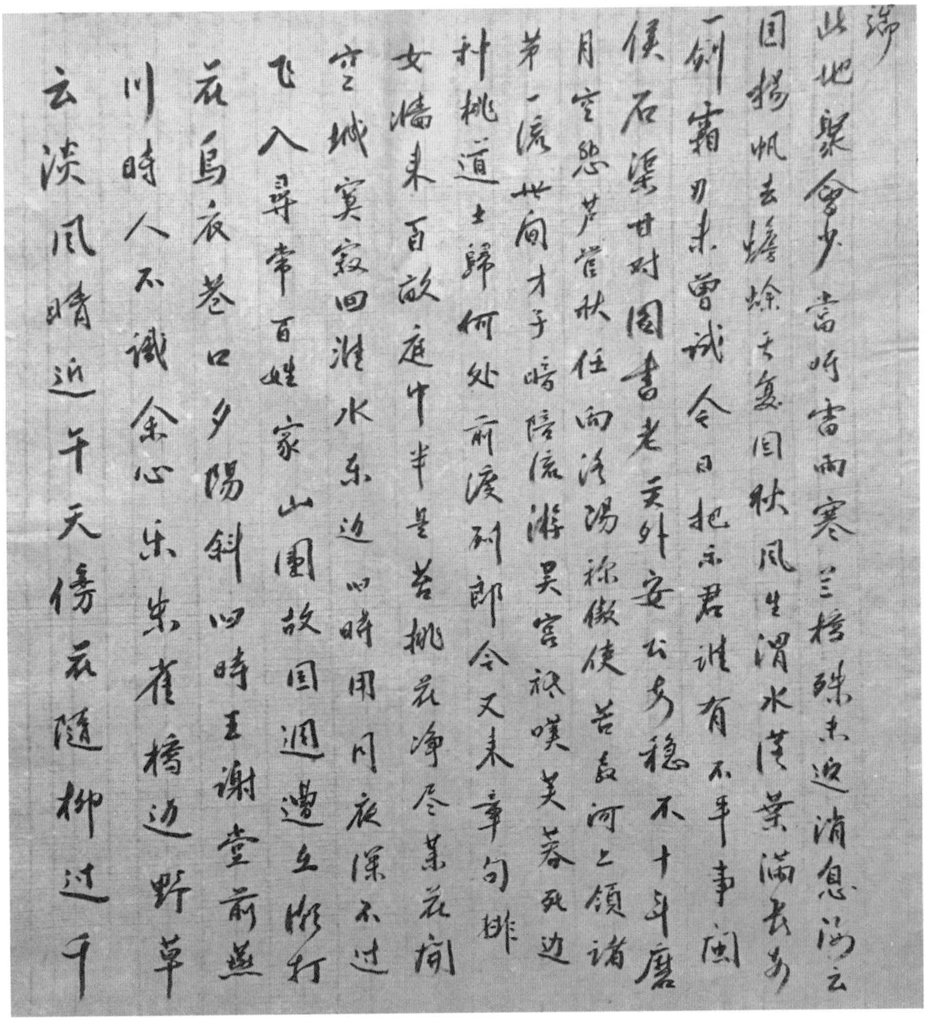

图 5–30　阮教授晚年书法作品，严正工整，颇有古风

初窥门径，临池学书

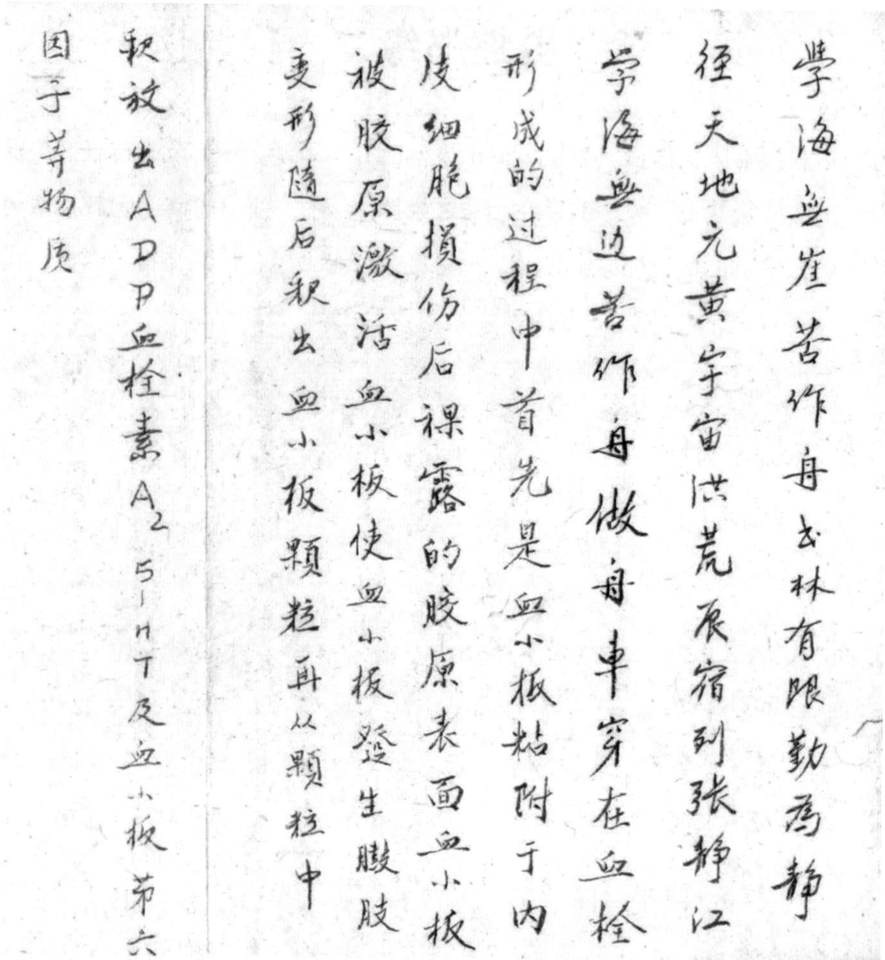

图 5-31 阮教授习字初期作品

阮教授于中年之后开始对书法艺术产生浓厚兴趣，但“万事开头难”，更何况源远流长的书法艺术。阮教授初写黄庭，笔墨未稳，不免春蚓秋蛇，严家饿隶。且时常只是“矮纸斜行闲作草”，想到什么便写些什么，练字时也念念不忘医学知识，每每挥笔未几医学术语便跃然纸上。因此我们在这幅宣纸上既能看到“书山有路勤为径，学海无涯苦作舟”的自勉训谕，又能看到“天地玄黄，宇宙洪荒”的国学启蒙，甚至还有“血小板”“血栓素 A2”等医学术语。其内容的跳跃，令人啼笑皆非。

渐入佳境，笔墨横姿

阮教授晚年卸下行政管理职务后，自己支配的时间便多了起来，其书法水平也日臻成熟。

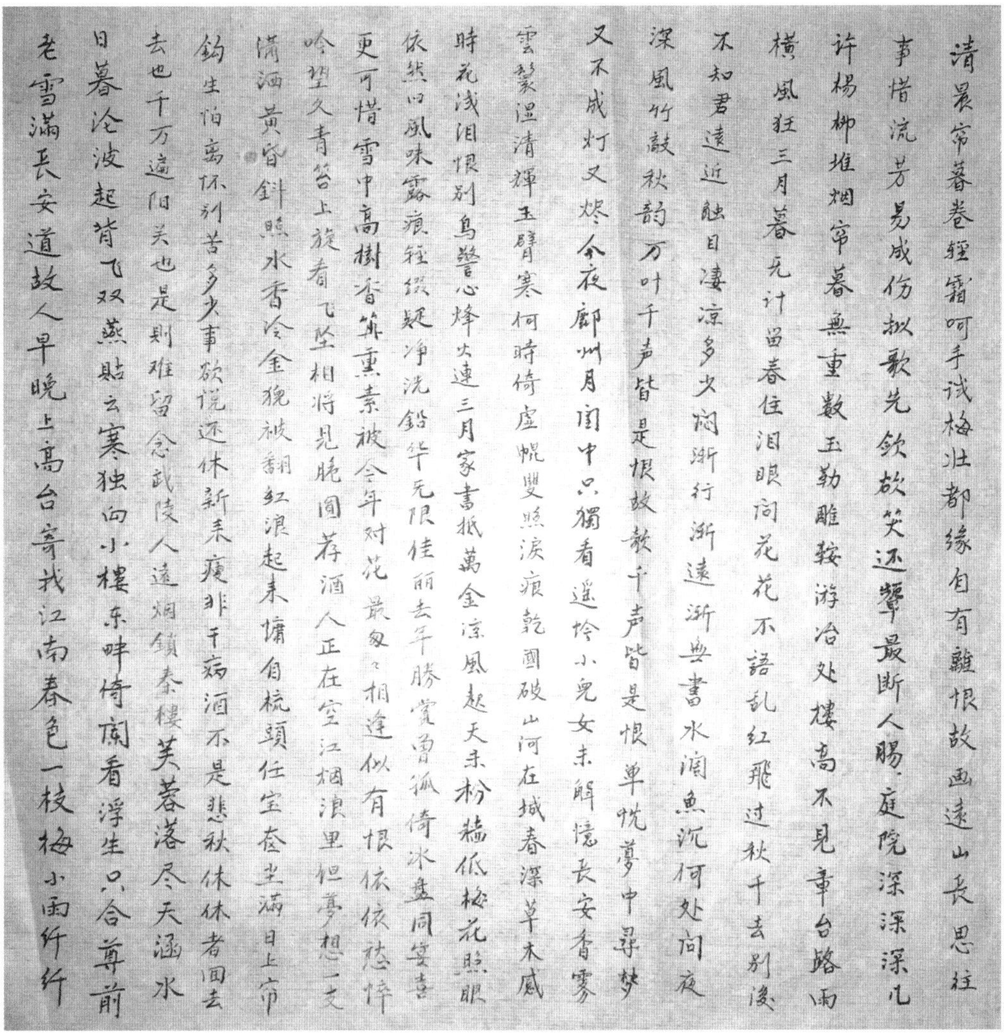
清晨帘暮卷轻霜呵手试梅妆都缘自有離恨故画远山長思往
事惜流芳易成伤拟歌先敛欲笑还颦最断人腸庭院深深深几
许杨柳堆烟帘暮無重數玉勒雕鞍游冶处樓高不見章台路雨
横風狂三月暮无计留春住泪眼问花花不語乱红飛过秋千去别後
不知君遠近触目凄凉多少闷渐行渐遠渐無書水阔魚沉何处问夜
深風竹敲秋韵万叶千声皆是恨故敧千声皆是恨單枕夢中尋梦
又不成灯又烬今夜鄜州月闺中只獨看遥怜小兒女未解憶長安香雾
雲鬟湿清輝玉臂寒何時倚虛幌雙照淚痕乾國破山河在城春深草木感
時花溅泪恨别鳥驚心烽火連三月家書抵萬金凉風起天末粉牆低梅花照眼
依然旧風味露痕輕綴疑淨洗鉛华无限佳丽去年勝賞曾孤倚冰盘同宴喜
更可惜雪中高樹香篝熏素被今年对花最匆匆相逢似有恨依依愁悴
吟望久青苔上旋看飞坠相将見脆圓荐酒人正在空江烟浪里但夢想一支
潇洒黄昏斜照水香冷金猊被翻红浪起来慵自梳頭任宝奁尘满日上帘
鈎生怕离怀别苦多少事欲说还休新来瘦非干病酒不是悲秋休休者回去
去也千万遍阳关也是則难留念武陵人遠烟鎖秦樓芙蓉落尽天涵水
日暮沧波起背飞双燕贴云寒独向小樓东畔倚阑看浮生只合尊前
老雪满長安道故人早晚上高台寄我江南春色一枝梅小雨纤纤

图 5-32　阮教授习字手稿（之一）

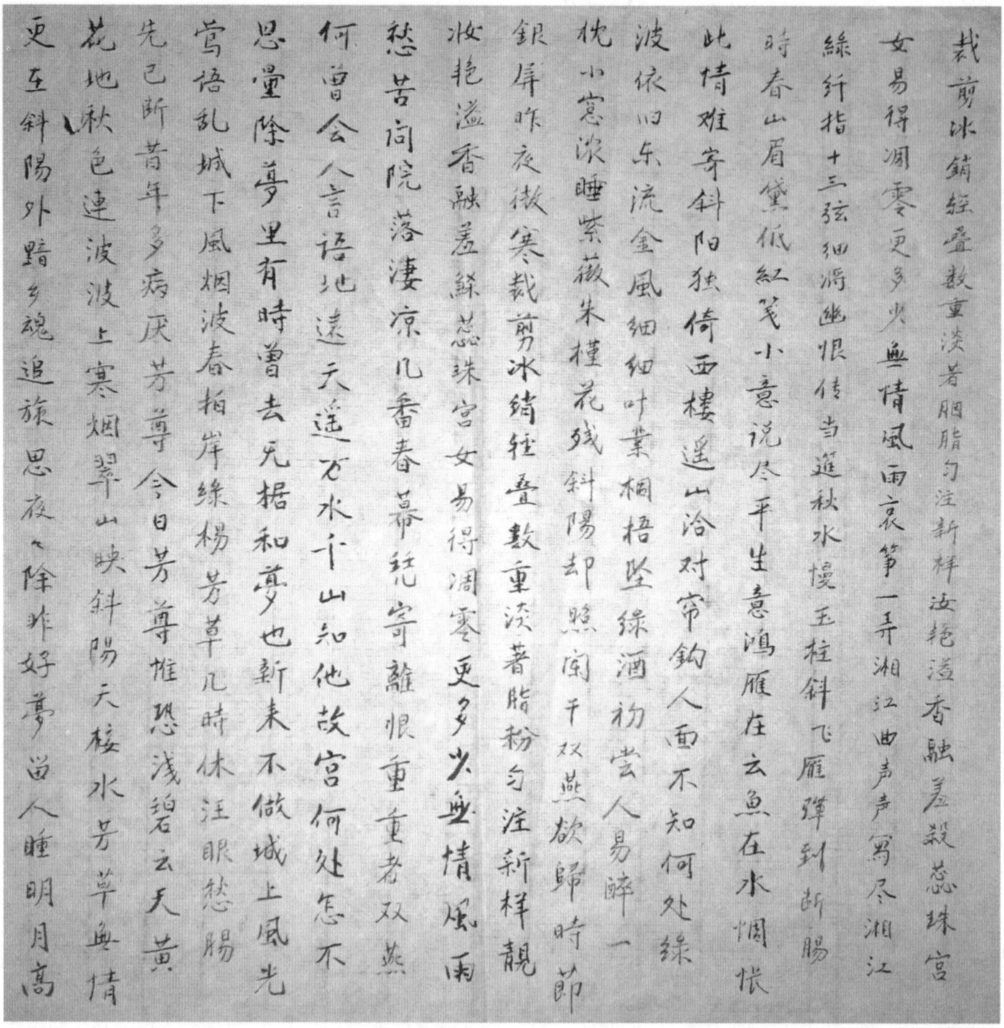
裁剪冰綃輕叠数重淡着胭脂匀注新样靚艳溢香融羞殺蕊珠宫
女易得凋零更多少無情風雨哀箏一弄湘江曲声声写尽湘江
綠纤指十三弦细将幽恨传当筵秋水慢玉柱斜飞雁弹到断腸
時春山眉黛低紅笺小意说尽平生意鴻雁在云魚在水惆悵
此情难寄斜阳独倚西樓遥山恰对帘鉤人面不知何处綠
波依旧东流金風细细叶叶梧桐坠綠酒初尝人易醉一
枕小窗浓睡紫薇朱槿花残斜陽却照阑干双燕欲歸時節
銀屏昨夜微寒裁剪冰绡轻叠数重淡着脂粉匀注新样靚
妆艳溢香融羞杀蕊珠宫女易得凋零更多少無情風雨
愁苦问院落凄凉几番春暮凭寄離恨重重者双燕
何曾会人言语地远天遥万水千山知他故宫何处怎不
思量除夢里有時曾去无据和夢也新来不做城上風光
莺语乱城下風烟波春拍岸綠楊芳草几時休泪眼愁腸
先已断昔年多病厌芳尊今日芳尊惟恐浅碧云天黄
花地秋色連波波上寒烟翠山映斜陽天接水芳草無情
更在斜陽外黯乡魂追旅思夜夜除非好夢留人睡明月高

图 5-33 阮教授习字手稿（之二）

这个时期，阮教授的书法作品或如欧阳修的疏俊深婉，或如杜工部的感时伤怀，或如李清照的闺怨别愁。内容虽仍是信马由缰，但笔下的字迹已是明珠仙露，劲骨丰肌，今非昔比。

三十六体，情有独钟

阮士怡教授的书法内容虽然丰富广泛，但细心观察便可看出阮士怡教授对李商隐、温庭筠等人雕镂精工、词采繁缛的“三十六体”情有独钟、偏爱有加，故书法中多见二人的诗词佳句。

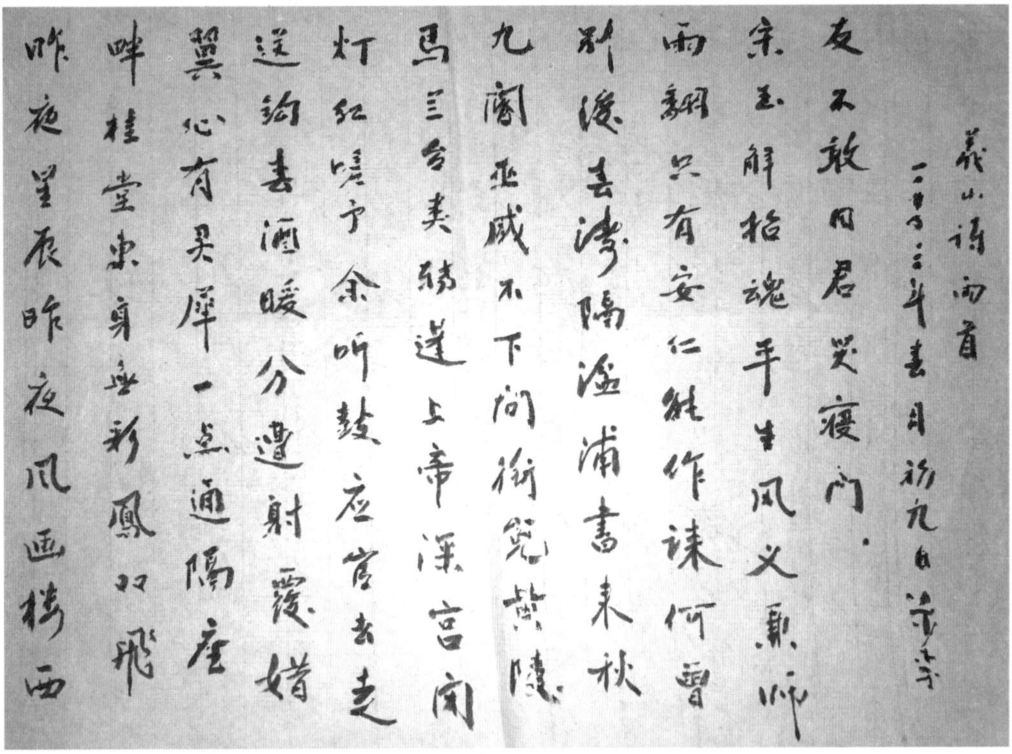

图 5–34　阮教授日常书法练习作品（之一）

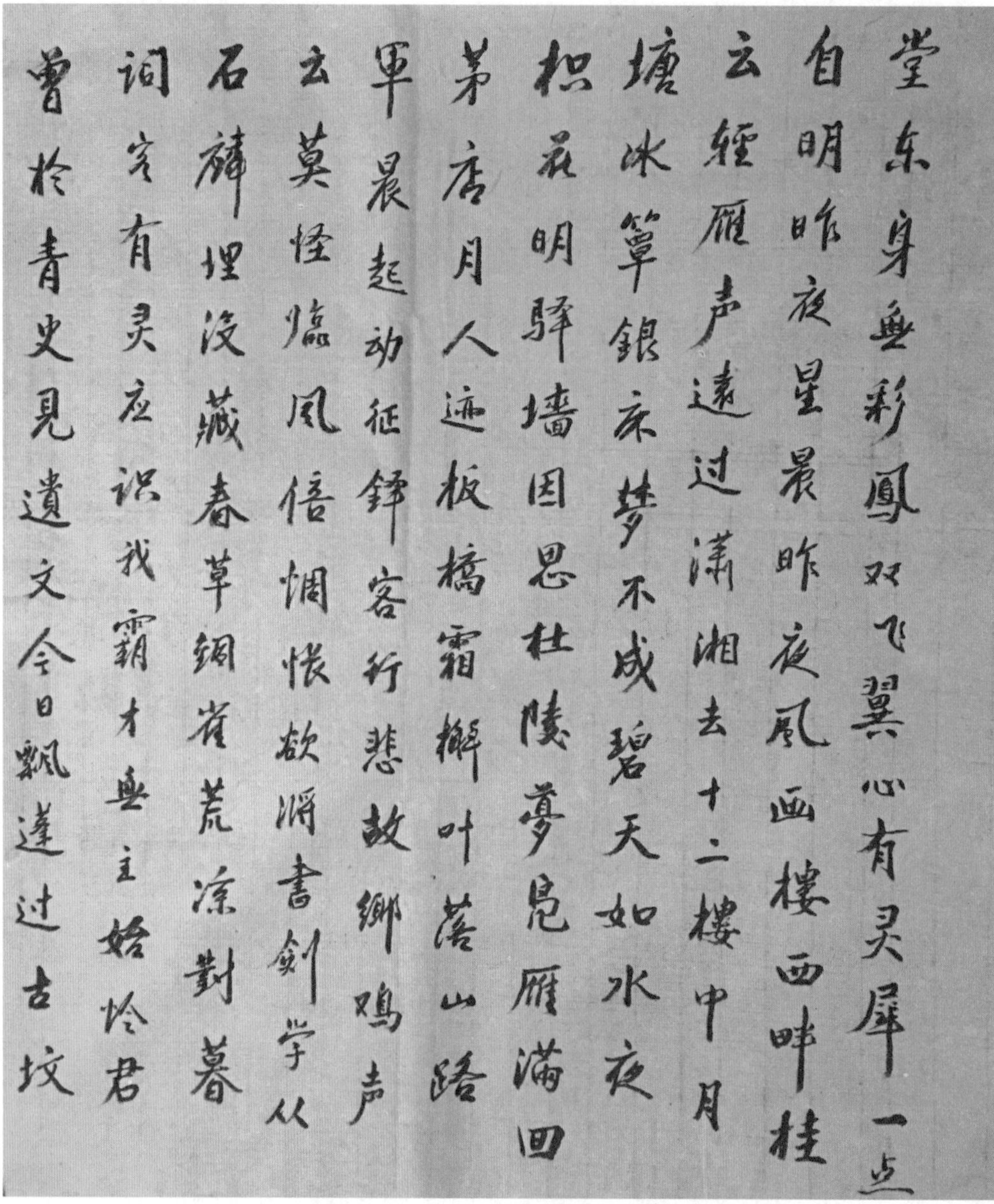

图 5-35　阮教授日常书法练习作品（之二）

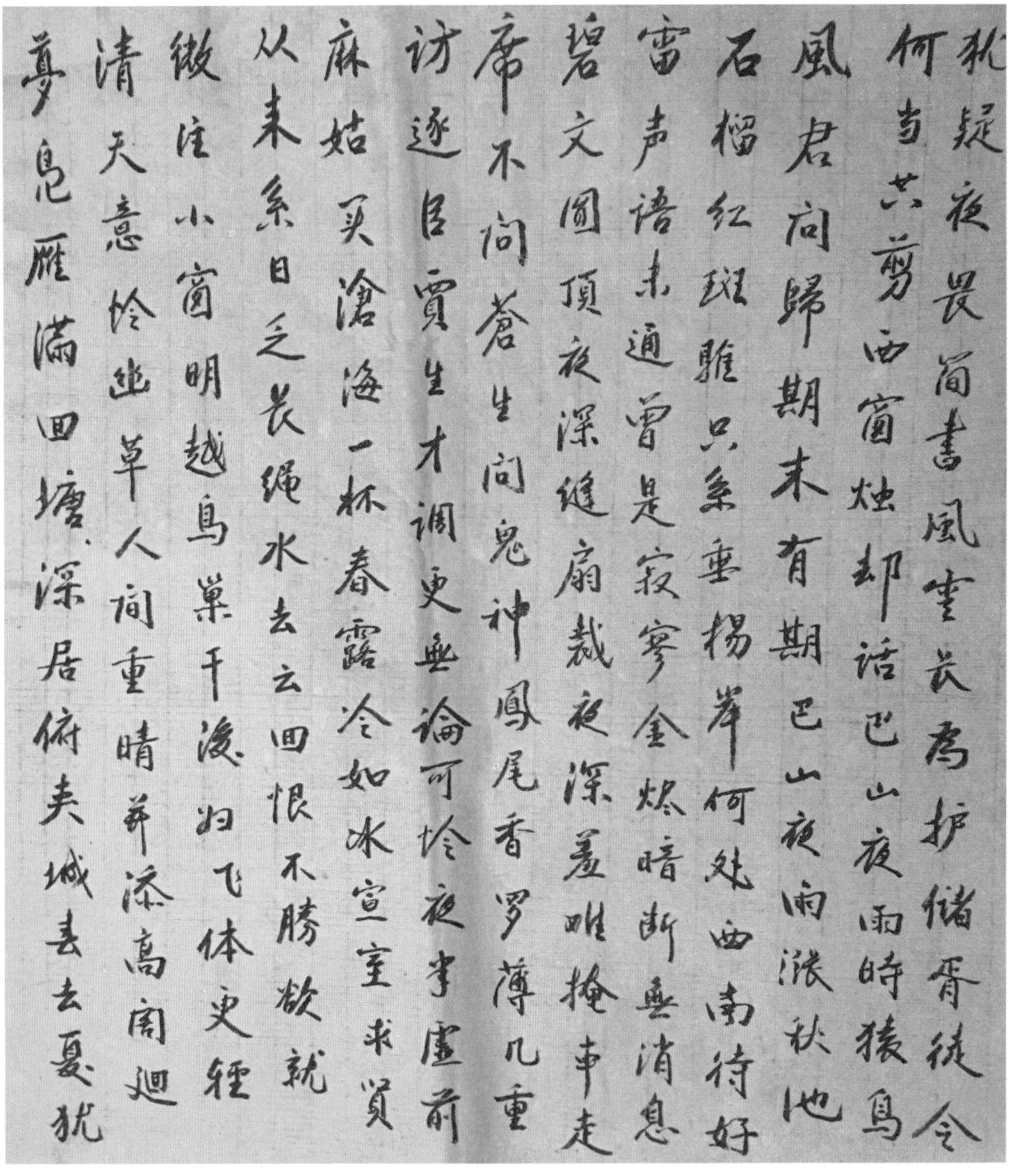

图 5-36　阮教授日常书法练习作品（之三）

有感而发，文思泉涌

随着书法上的造诣臻微入妙，阮教授在临摹古诗词之余也逐渐开始了自我创作，如这篇《玉楼春》（写于1988年夏，见图5–37）：

烈日炎炎过罗湖，异国他乡五周游。一桥之隔两地殊，创业维艰优复忧。

熙来往攘人声沸，自由世界人心诈。官贯士卒名利图，鸟翔鱼跃任游浮。

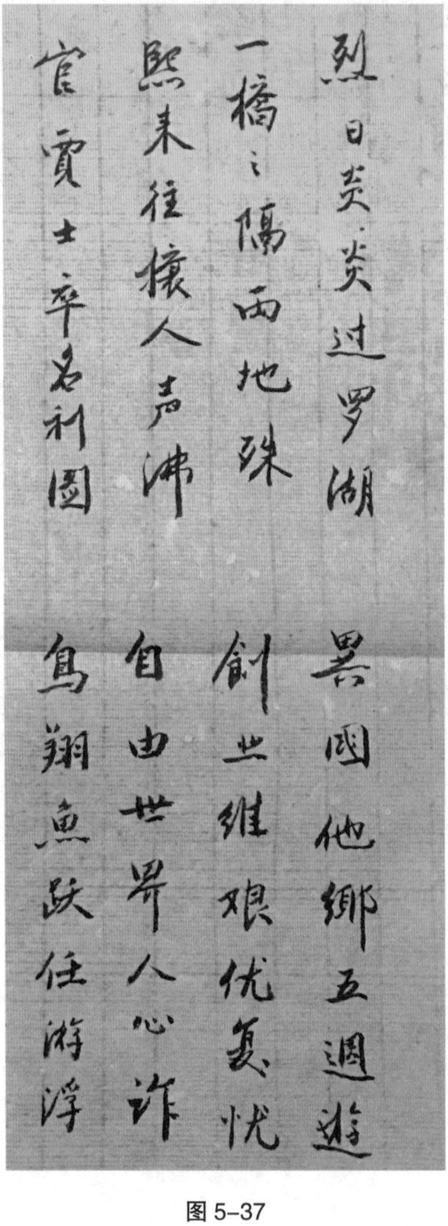

图5–37

人生的三个时代

这是阮教授在 2005 年初写下的一篇《人生的三个时代》(见图 5–38)。此时的阮教授已是 90 岁高龄，回首往事自然感慨万千。阮教授将人生分为三个阶段：

20 岁至 40 岁为马时代，精力充沛，朝气蓬勃；

40 岁至 60 岁为狗时代，持家守业，待人忠诚；

60 岁以上为猴时代，年老体衰，老态龙钟。

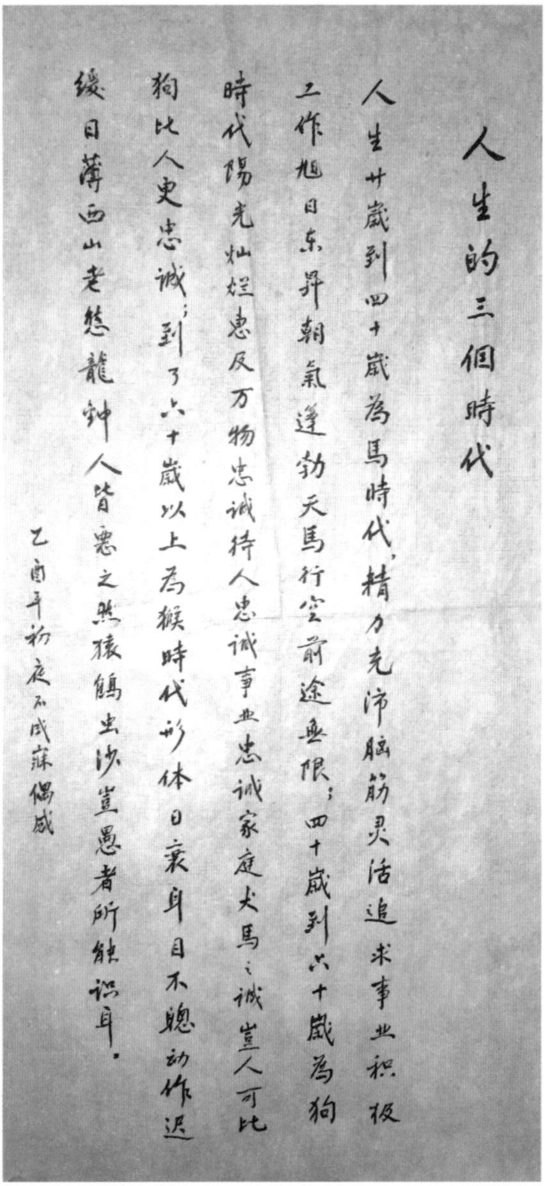
人生的三個時代

人生廿歲到四十歲為馬時代，精力充沛脑筋灵活追求事业积极工作旭日东升朝氣蓬勃天馬行空前途無限；四十歲到六十歲為狗時代陽光灿烂恩及万物忠诚待人忠诚事业忠诚家庭犬馬之诚岂人可比狗比人更忠诚；到了六十歲以上為猴時代形体日衰耳目不聪动作迟缓日薄西山老態龍鍾人皆患之然猿鶴虫沙岂愚者所能识耳。

乙酉年初夜不成寐偶感

图 5–38

爱徒乔迁喜，恩师落笔情

2003 年，逢弟子乔迁之喜，阮教授漫卷诗书、挥毫落笔，遂成此墨宝作贺礼相赠。

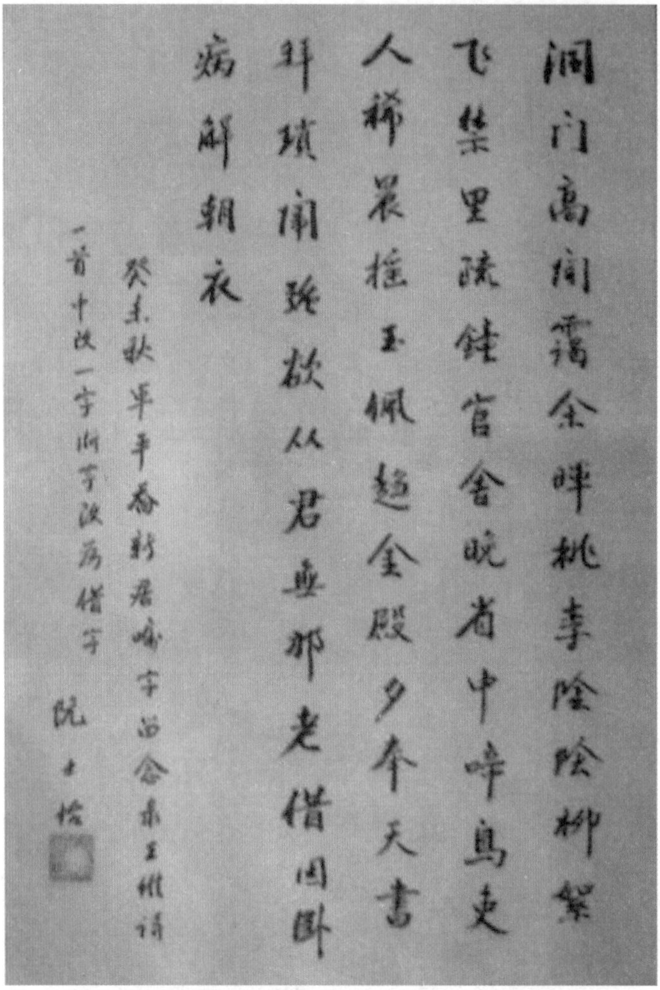

图 5-39 阮教授为祝贺弟子乔迁所题墨宝

阮教授饱读诗书，满腹经纶，偏录此摩诘《酬郭给事》一诗赠徒（见图 5-39），实有深意。阮教授晚年虽退离临床一线，却也心系岐黄，躬耕桃李，笔耕不辍，临摹此文之心境与诗人酬赠之初衷不禁暗合。其弟子步入中年，医术臻微入妙，已为一方名医，且身居高职，领导有方。阮教授为人师表，见有徒如此，倍感欢欣快慰，遂改尾联中“将”字为“借”字，其喜见薪火相传，感慨后生可畏，避路让贤、放出头地的长者之风，眼界之长远，心胸之博大，师徒之情深，皆注入这一个“借”字之中。可谓巧用之妙，可见爱才之挚，发人深省，令人动容。

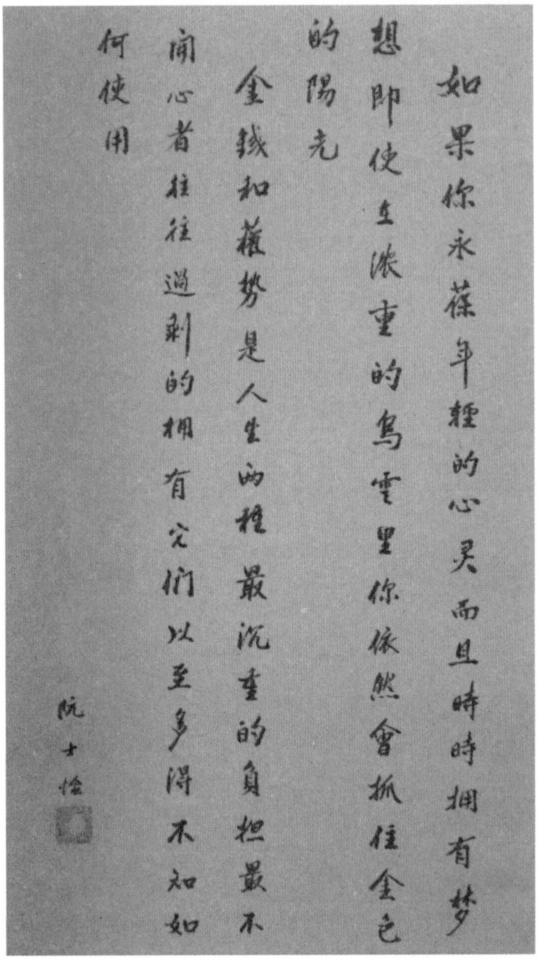

图 5-40　阮教授题写“人生感悟”赠予学生

阮教授一生教书育人，桃李无数，先后培养的十三名研究生和数十名“师带徒”医生，都已成为国内外生命科学各个研究领域的领军人物。作为中医药人才培养的辛勤耕耘者，阮教授付出了自己的心血与艰辛。阮教授将自己的人生感悟写成书法作品赠予学生（详见图 5-40），勉励弟子们永葆年轻的心态和梦想，在现实生活中要衡量好追逐名利与金钱的“度”。字里谆谆教诲，行间拳拳深情，嘱以淡泊名利，不忘初心。真是言言金石、字字珠玑。

纵观阮士怡教授数十年间的书法作品，实有一种岁月的沧桑和历史的厚重在其中。书法艺术同中医文化一样，都是中华民族的国粹、瑰宝，阮教授纵然不是一名专业的书法艺术家，但已从自己的手笔翰墨中将一位国医大师、百岁老人高洁雅致的情操、恬淡虚无的精神，以及一份淡泊宁静的心境传递给了后人，予我们共用、共享、共勉。

附　录

本书所收录的手稿，时间跨度大，内容覆盖广。从阮教授早年求学时为国为民、发奋图强，至晚年成就一代“国医大师”，各个时期代表性的手稿资料均辑于此。

阮教授素来重视知识的传承与创新，愿倾一己毕生之所学，为后辈岐黄学子开山辟路，引领更多中医人再登高峰。书中手稿内容从基础理论至科研学术，以及临床验案验方，无不真实呈现。

为使手稿内容更加清晰地呈现给大家，本篇将前文手稿文字内容悉数整理于此。鉴于有些手稿年代久远，部分笔迹难于辨识，尚有一些疏漏不妥。如有同侪不吝指正，愿闻其详。

第一篇　学问无遗力，少壮工夫老始成

图 1–1：①开口于右房；②左静脉口；③右静脉口（肺与右房相通）。

图 1–2、1–3：

Ⅰ甲状腺危象之治疗

（1）首先应先肯定甲状腺机能亢进之诊断（本病之异名）

（此处英文内容未誊录）

现在认为，诊断甲状腺机能亢进有以下三方面可确诊：① metabolic（BMR）；②血清蛋白结合碘；③碘 131 吸收率（其正常值分别为 +10 ～ –10，3 ～ 8 微克，24 小时内吸收 10% ～ 35%，有人认为 40%，自小便中排 42% ～ 50%，有人认为 60%），但小医院及我国目前情况下，要求这种条件是不够的，所以我们还应当自一般情形下诊断本病。

病因：凡使甲状腺物质需要量增加，或使之减少分泌者均能引起其增生性的变化。

年龄 30 ～ 40 岁者多，女：男 =4 ： 1，诱因与推迟月经，精神激动等有一定关系。

（此处英文内容未誊录）

精神创伤，用手挤压甲状腺过猛，或手术、感染易发生本病，手术后多在术后 18 小时后发生，放射同位素治疗后不能避免甲状腺危象的发生。

发病机制：

尚不明白，但与诱发因素有关，是否与肝病有关尚不能肯定，但与肾上腺有一定关系，如在甲状腺功能亢进的病人，服皮质激素后则 I^{131} 的吸收率降低，死亡者尸检有肾上腺出血，现考虑甲状腺危象的发生与皮质激素有一定关系。

诊断要点：

① 先决条件甲状腺功能亢进；②症状突然变化；③体温升高（39℃或 103 ℉以上）；④心率超过 130 次 / 分以上；⑤脉压加大；⑥心律不齐（心房纤维性颤或心力衰竭）；⑦肺水肿；⑧精神神经不等；⑨谵妄；⑩昏迷；⑪恶心，呕吐，肤痒。有以上情况时，即可考虑已进入危象，但不一定这些症状均俱全。

治疗问题：

病程 1 ~ 8 天，平均 3 天，如不抢救多死于早期。本病多在（后文未收录）。

图 1–4、1–5：

辨太阴病脉证并治

概说：

一、什么叫做太阴病　太阴病于伤寒过程中，表现为脾虚湿盛之证候。在条文中看不到手太阴之症状，多为足太阴脾之证候，湿盛之症状腹满而吐，食不下，下利，时腹自痛，脉缓弱，是谓之太阴病，较少阴不同，此太阴下利为机能不减，较少阴轻。

二、太阴病的性质和成因　太阴之性质典型在脾虚湿盛，因太阴主湿也，与阳明相反，成因有三：（1）寒邪直犯太阴或脾阳不振寒湿内伤，平素脾阳不振，自生寒湿，不用外来邪气即可腹满下利，消化不良；（2）由于太阳病误治转属太阴，用寒药误下所致，太阳病误汗导致脾阳虚，甘草干姜汤证；（3）由阳明病治疗失当病情恶化，为原大便秘，攻下太过转虚证，阳明病为转太阴（脾胃相表里也）。

三、太阴与其他多经之关系　（一）太阴与三阴之关系，太阴为三阴之表（太阳为三阳之表），因太阴之抗邪力强，则病情致发展到少阴与厥阴，太阴与阳明为表里关系，太阴病治疗不当阳气渐变，可由太阴病转成阳明病，即由下利转成便秘。

四、太阴病之主要症状，结合 273 条

原文：太阴之为病，腹满而吐，食不下，自利益甚，时腹自痛，若下之，必胸下结硬。

原文自利益甚之上应有话，省略，即原有自利。

分析："腹满而痛吐"，太阴病腹满为主证，与阳明病腹满不同，其为热盛，此为虚证而有湿，吐与利，在太阴病下利为常见，腹满脾运化不良则食物停滞而不下，停滞于肠胃故吐或利。有人谓腹满为脾之症状，自利为湿寒下注之现象，过胜之水湿在肠，"时腹自痛"寒湿能阻碍气血运行，故痛，时痛时止，因太阴之虚寒甚烈，所以有时得湿而疼痛缓解，若下之必胸下结硬，因有腹满为湿盛，攻下后易导致胸下结硬，即心下痞硬之意，因伤胃气也，有时腹满攻下后，更有腹胀，救治应用理中之属，总之此条为湿盛燥化不及之现象。

五、太阴病之治疗原则　治疗原则据病程。脾虚湿困，燥化不及故用温阳燥湿，温中散寒为治。太阴病有时兼表证，在温中基础上可以解表，如里寒不重亦可采用先解表，与少阴不同处，可以表里同治或先解表。少阴到下利清谷之时，虽有表证，也应先救里，以救里为主。如果太阴病非典型有里实时，如想攻下也应在温化的基础上泄实。

桂枝加芍药汤证

279 原文：本太阳病，医反下之，因而腹满时痛者，属太阴也，桂枝加芍药汤主之。大实痛者，桂枝加大黄汤主之。

本条太阳误下后转成太阴的两种变证，病理属湿盛，故为典型太阴证，因脾主腹，故将此证属太阴篇……属太阴也，“属”在有意义处一定转成太阴。

（一）病理机制：太阳病误下邪气内遏太阴之部，即遏腹部。

（二）症状：腹满时痛与提纲之时腹自痛有别，自病机上看，此为邪滞太阴之部转向腹部气血运行，肠胃气滞，脾经时阻时通，此腹满症由寒湿而来，因本汤治寒湿之药且加重芍药，故其为腹部气血运行不畅，肠胃机能受影响，所以此外应有“发热”，可引原文证明（导痰厚朴七物）。因此属湿寒故曰“属”。

（三）辨证：与提纲之腹满时痛区别：提纲为寒湿之腹满时痛，此为气机不利，彼脉缓而弱，此脉象不弱，或为弦，与小建中之区别仅差饴糖。

（四）治法：温润气血，调脾和中，宣阳止痛。

（五）配伍及加减应用：方剂为原桂枝汤加倍芍药，而起的作用不同，腹满时痛方用桂枝不效，应加芍药，向梁说桂枝为仲景群方之魁，可以合内，可以合外，能温运气血，再加芍药能使温运气血之力集中腹部，温脾胃。因芍药能（后文未收录）。

图 1–6：

惊悸吐衄下血胸满瘀血病脉证并治第十六

概说：自篇名看有五种病的脉因证治，实治为四种病，因胸痛的讨论较少，并非独立病，再归纳为二种痛，即惊悸与血证。惊悸与血证原因不同、性质不同，但因心藏神，主血，惊悸与心神有关，血证与心血有关，故舍了一篇，共十七条，惊悸三条，十四（条）为论血证。

甲、惊悸

一、成因

原文一：寸口脉动而弱，动即为惊，弱则为悸。

提示：从脉象说明惊悸的成因。

讨论：寸口脉动而弱，动与弱是脉象之一，脉数而躁，动摇不定谓之动，（寸关尺三部皆然）弱即弱而无力。惊与悸皆指症状而言，“惊”，惊悲不宁、手足失措；悸，心跳不宁。惊悸，古人多相提并论，但有区别，为不同原因引起者，惊由外界刺激引起，悸由内部原因引起的心跳不宁，“惊从外出，悸从内生”是也，二者关系密不可分。例如惊由外界刺激而使手足失措，但除此之外，还有心跳不宁，因惊则气乱，气乱机能紊乱故心跳不宁；悸由内在原因多因气血虚、心神失养所造成，病人稍运动即心跳不宁，且病人多兼有恐惧感，易受外界刺激，如影响稍大病人即为惊慌失措。但如何区别惊悸，凡暂时受外界刺激引起心跳不宁，手足失措，属惊证，如悸是由惊而悸，应针对悸进行治疗，如平日气血虚，稍事活动即心跳不宁兼恐惧感，故曰悸，亦可称惊悸是由惊而悸，应针对气血不足来治疗。

本条是说气血虚心神失养而引起的悸，又受到外界刺激而引起的惊。

两手寸关尺在弱的情况下有数躁动摇不定的现象，动缓即外界刺激而引起的惊恐不安，弱即为悸，心跳是弱脉所引起的，即气虚不足心神失养所致。

图 1–7、1–8：

15. 惊悸、怔忡

是一种症状，为病人自觉心动数疾。

性质属虚，纵有实但很少，实虚可互相转化。虚指正虚，实指邪实，虚证化实或阴虚感受外邪，或虚而又气弱血瘀，自气虚生痰，痰涎内郁日久化火，虽有邪实，病本质仍属虚证也，可为虚中挟实证。

因证治，分三型

1. 心气虚弱，神无所主

“神”者传导功能敏感谓之神，或有光色，志为神之旗，智力快亦为神之表现；心气即接受能力、防护能力，功能力量谓之气，心气虚不足，力量不足则神无所主，而人觉心慌，古人谓气足则神定，气虚则神慌。

产生诱因：忧思焦虑。

症状：大多为心跳善怒易恐，虚烦不宁，语言无力。一般的脉弦（弦则心气虚），弦数，弦而有力属实火；六脉双弦是为虚证，面色不荣。

治疗：补气安神。方用平补镇心丹，朱砂、龙齿为镇静安神。

变证：病转化如气虚生痰则用二陈汤，如痰虚化热、火热扰神用导痰汤。

2. 阴血虚耗，精不养神

血虚心失所养，神不得藏，而悸动不安，是焦虑耗伤心脾（心血），心血不足。内经有“二阳之病发心脾，有不得隐曲”，精虚则虚火上扰，（肾精不足）神少，精乱而神浮动。

症状：心悸不宁。

①血虚则舌质淡，心跳，头晕，面色苍黄，脉细弱无力。治可补气养血，用归补汤。

②精虚则舌质红，寐少，耳鸣头晕，脉细数。治可滋阴潜相火，方用天王补心丹，加紫河车、龟板胶、知母、黄柏、枸杞子、女贞子。

3. 心阳不振

原因：其发病有三：（1）胸痹；（2）水饮（心阳衰结而代）；（3）阳虚气弱易形成郁血。

本篇所说心悸，痰饮外邪所致之心悸不作重点。

（一）因阳虚气滞血瘀：阳虚为阳气虚，血运行迟慢，易致脉络郁塞致阳虚，其致脉络郁塞之原因：①气虚血滞；②患风寒湿痹转化而来，阴虚血滞而致怔忡。

症状：心跳，胸有沉重而闷，左侧胸痛，时作时止，越虚发作越多，脉虚，舌淡红。

治疗：活血逐瘀。方用活血逐瘀汤，去大黄、牛膝，加薤白、桂枝，主通心阳，推动血液。胸不痛而心跳，可补益气血，用炙甘草汤。如胸痛气短，而有喘促，或足肿、四肢发凉，如食欲欠佳，舌绛紫，舌多有裂纹，不干，脉结代或沉细是阳虚之甚而血瘀，治疗活血化瘀，方用失笑散加当归、附子、桂枝、桃仁、红花，稍加沉香以下气定喘，分两次服；阳虚而有喘咳，四肢凉，有足跗肿，喘甚用黑锡丹，阳虚血瘀而生肿，甚则睾丸亦肿，方用苓桂术甘汤，加远志、附子、沉香以温阳化水。

1. 心悸怔忡有哪些原因，怎样形成的怔忡？

2. 心阳虚与阴血虚临床表现有哪些不同？

3. 心阳虚与阴血虚的现证，你怎样治疗，都用哪些方剂，为什么？

图 1–9：图为阮士怡教授学习经络时，对穴位位置的标注。

图 1–10：图为经络表里原络穴的主治歌诀。

图 1–11：图为穴位作用及功能主治的笔记。

图 1-12、1-13：

目前所有的研究都表明从整体上看，动物的寿命是受遗传控制的，但衰老和死亡究竟是哪些因素造成的见解很不一致。

动脉粥样硬化与衰老

人们说“人老就在于动脉衰老”“心血管疾病正在成为全世界的健康问题，在发达国家中，人类有工作能力的寿命之延长主要在于防止与控制心脏与脑动脉硬化的发展及其并发症”。1945 年，PAGE 曾指出动脉硬化问题是心血管疾病的关键。

1958 年，WHO 设了一个研究小组，对下列名词的重新定义及继续使用作了决定：

“脂肪纹或点”指能与脂溶性染料选择性结合的内膜病变，肉眼所见为黄色或灰黄色。“纤维斑块”指边缘清楚，突起的内膜增厚性病变，其质地坚硬，灰色或珠白色。“纤维肿”指脂质软化占突出部位的动脉粥样硬化斑块。“复合病变”指带有更多变化的病变，例如带有血栓形成，溃疡和钙质沉着。

病理机制与病变次序：

内皮或内皮下水肿⇌脂肪沉着→纤维化，动脉粥样硬化发生率与人种及地区有关，如日本人少，但移居美国的日本第二代则发病率与美国人同。

动脉粥样硬化发生理论

“栓源说”“内论说” 1952 年 Rozifanslcy 提出发现纤维样物质与脂质经常伴随在一起。他提出了斑块形成的（后文未收录）。

图 1-14、1-15：

老年常见的精神病

中级医刊 1984.9.24

病理上发现了年老性痴呆的大脑皮层部出现广泛的瘀斑，以及大量的神经纤维元缠结。一般在老龄人口的神经衰老时脑组织仅出现少量褐斑，但不存在有神经元纤维缠结。

老年性痴呆：65 岁以上老龄人口中的以进行性智力缺损为主要临床表现，国外估计在 65 ~ 70 岁一组中本病约占 3%，而 80 岁以上一组中则占 20%，原因多为脑退行性变化，而 Alzheimers 氏病（阿尔茨海默病），少数发生在 60 岁之前，称老年前期痴呆（Presenile dementia），发病与遗传有关，有人发现本病患的脑中铅的含量多于正常人 20 ~ 30 倍，故设想发病中可能有铅的代谢异常。病理所见，呈全脑萎缩，主要有老年性褐斑（Senile pleque）以及神经元纤维缠结。

病象方面：65 岁以上，女多于男，先从记忆障碍开始，出现自私、贪婪、性格反常和不知垢洁。初期表现为情绪抑郁或多疑、妄想等常见重性精神症状）。

治疗：试用氢化麦角碱（Hydergine）每日 3 ~ 6mg，改善焦虑紧张，试用少量安定或多虑平（Doxepine）25mg，每日 2 ~ 3 次。失眠可应用硝基安定 5mg 或抗精神病药物，或用氯安定（Dalmane）每晚 15mg，抗精神病药物氟哌啶醇（Haloperidol）0.5mg，每日 3 次，或甲硫哌啶（Thioridazine）25mg，每日 3 次。不能过量或过久。

图 1–16：

柴胡三钱　当归三钱　白杭四钱　白术四钱　云苓五钱
甘草二钱　生姜钱半　薄荷一钱

慢性肝炎，早期肝硬化，肝郁脾虚的消化不良。

甘草次酸有抗利尿作用，及肾上腺皮质样作用。

甘草甜素→解毒作用。

白术（苍术醇和白术酮）：轻度降糖，利尿作用。

当归：兴奋及抑制子宫作用，以兴奋为主，有抑菌作用。

柴胡：退热，解郁，活动性肝炎。

白芍：抗菌，松弛平滑肌。

云苓：利尿镇静。

图 1–17：

止头痛：细辛，白芷，全虫，羌活，野木瓜（治多种神经痛），藁本，
天南星，附子，接骨木（镇痛次于吗啡，优于安乃近），吴萸，
郁金，荜拔，川芎。

鸡屎藤 15 ~ 30g 治胃、胆及其他止痛作用均好。

糖尿病神经痛可试用。

阿米替林 Amitriptyline，每晚 30 ~ 50mg。

氟奋乃静 Fluphenazine 0.5 ~ 1.0mg，日二、三次。

图 1–18：

保和丸：

山楂、神曲、半夏、茯苓、陈皮、连翘、莱菔子

功用：清积和胃，清热利湿

山楂 } 消食 消肉食
神曲 醒脾悦胃，除陈腐之积
莱菔子 消面积，豁痰下气

半夏 } 和胃利湿
陈皮
茯苓

连翘 散结清热

参苓白术散：

人参、白术、茯苓、甘草、山药、莲子肉、桔梗、薏苡仁、砂仁

功用：补气健脾，和胃祛湿

四君子治疗脾胃气虚的基本方剂，加山药补脾，扁豆、莲肉亦补脾，砂仁理气和胃，苡仁[①]理脾渗湿，桔梗载药上行。

理中丸：

人参、干姜、甘草、白术

功用：温中祛寒，补气健脾

干姜温中祛寒，白术健脾燥湿，人参补气益脾，甘草和中补土。

四神丸：

补骨脂、五味子、肉苁蓉、吴萸、生姜、红枣

功用：温肾暖脾，固肠止泻

补骨脂补命门之火，吴萸温中祛寒，肉豆蔻行气消食、暖胃涩肠，五味子滋阴益气、固涩止泻，生姜暖胃，大枣补土。

痛泻要方：

白术、白芍、防风、陈皮

功用：清肝补脾

白术健气补脾，白芍以清肝木，陈皮理气醒中，防风散肝舒脾。

---

① 苡仁，指薏苡仁。阮教授在做笔记或书写文章时，偶尔会使用简化、异化字替代原本繁琐的药物名称。笔者整理书稿中，为尊重阮教授的书写习惯，并力求为读者原貌呈现手稿内容，均保留原迹。敬请读者知悉。

白头翁汤：

白头翁、黄柏、黄连、秦皮

功用：清热解毒、凉血止痢

白头翁清血分之热以止毒痢

黄连、黄柏清热解毒，坚阴止痢

秦皮清肝热，止热利

芍药汤：

黄芩、芍药、黄连、大黄、槟榔、当归、木香、肉桂、甘草

图 1–19：

（动脉粥样硬化内页）

治疗：对本病国家尚无确定疗法，而其发病则十分危害人民，尤其是老年人的健康，故宜采用综合疗法。目前任何人企图试用一种二种药物消灭或治疗本病是不现实的，据此，所述病理应着重自以下三个方面入手。

1）调节神经活动　由中医辨证来讲即调节阴阳平衡，按阴阳偏盛现象给予调节，使其阴平阳秘。

2）促进正常脂质代谢。

3）调节循环功能　在血液动力学方面加强研究，保持血液循环正常。

以上三者还应以降低胆固醇，使其不致在血管壁上异常沉着为治疗上一个重要目标。

据此特制订以下治疗方针。

（一）非药物方面

尽量保持健康的神经活动与血循环功能。

1. 本病发生在脑力劳动者较多，故经常参加一定的体力劳动与活动可以对循环系统有所锻炼，可以有利于促进正常的脂肪代谢。在已有冠不全①或老年人，体力活动的强度应该按其一般体力与心脏功能状态给以制定。避免剧烈运动，散步或太极拳活动有益。

2. 合理地饮食，以帮助机体防止或纠正脂质代谢的紊乱和血液胆固醇过多。

避免食入大量肥肉、乳酪、动物奶油、蛋黄、猪肝、猪脑、猪腰、猪油、橄榄油

① “冠不全”，此处考虑乃阮教授简写以图速记。实指“冠状动脉功能不全”。

等，食物以豆油、菜籽油较为好。40 岁以上、胖人、高血压及血胆固醇过高者尤宜注意，已有病的人应基本上忌用动物性脂肪，同时多吃富于超脂物质（如胆素、蛋氨酸），含谷固醇的豆类，如豆腐、豆浆应多吃，维生素 C 多的蔬菜水果，限制富于维生素 D 的食物，避免饱食，禁止吸烟。

3. 调整脂质代谢，与降低血胆固醇的药物。目前所用的有以下药物，但其作（后文未收录）。

图 1–20、1–21 和 1–22：

最高指示

“古为今用，洋为中用”

从祖国医学“阴阳”学说谈到养阴法的临床应用

一、阴阳的基本概念

阴阳是指一些事物或现象的象征或属性。任何事物或现象都可以为纳入阴阳的范畴。水为阴，火为阳，阳为气，阴为味，兴奋为阳，抑制为阴，动为阳，静为阴，数脉为阳，迟脉为阴。这绝不是迷信，也不是一讲阴阳，就是神秘的。

阴阳是具有唯物辩证论观点的，祖国医学就是在阴阳的基础上发展来的。《内经》认为，阴阳是互相依存的，如阴在内，阳之守也，阳在外，阴之使也。阴阳又是相互斗争的，双方共处于一个统一体中，依据一定的条件向着对方转化。这正（后文未收录）。

（前文未收录）液也是由水谷化生的，而流引于关节、脑髓等处以润滑关节，补益脑髓，溉濡耳目口鼻。

津与液的区别，清而稀者为津，浊而稠者为液，津主表，液主里。一般临床上，不予严格区别。

血：

总论：是食物的精华，通过气化而形成的一种赤色物质，生化之源在于中焦脾胃。饮食入胃，化为水谷之精微，通过脾之运化，上流于肺脉，乃化为血。《灵枢·决气篇》中焦受气取汁，变化为赤，是谓血。

血循环运到脉道中，以充养全身。《素问·五脏生成论》：“肝受血而能视，足受血而能步，掌受血而能握，指受血而能摄。”

髓的来源是肾阴，髓（布）于骨腔之中，而充于脑。

以上五种体液就是祖国医学中统称为阴精，五脏六腑各有其精，但以肾精为主，更为重要。《内经》有“五脏之精合归于肾”的说法。

因病或自然衰老损及体液，最终都会导致肾阴缺乏，故中医很多疾病当以滋阴补肾为主，可以治愈，临床却也可以证实此点。

导致阴虚的原因：

（1）《内经》有“阳胜则阴病”的说法，因之阳气为阴虚的致病原因。（阳盛）情绪激动、过劳、焦虑等。朱丹溪：阳盛则耗损阴液。

（2）由于汗、吐、下等阴液过度耗失而致阴（阴虚）。

（3）阳虚不能生化津液，亦称阴阳两虚，此种情况多见于周身各个器官功能极度衰弱之故。

（4）烦劳过度，脑力过劳。

（5）热性病晚期。（早期应表邪）

（6）过服辛燥之药。

（7）慢性疾病——初为体表之阴液受煎熬，以后五脏六腑之阴液亦必耗伤。

图 1-23：

王清任活血化瘀治疗思想在临床上的应用及发展

文章对王清任的著作了解深入，分析透彻，高度概括了王清任的治疗思想应分为补气消瘀及逐瘀活血两大法则。

本文对王清任的学术思想进行了深入细致地研究，阐述了其学术源流，综合了气虚血瘀症①、活血化瘀症②的治疗思想，并对其用药剂量做出了详细分析论证。

在学习古人的基础上，作者结合现代医学参考了多种文献，对王清任的治疗法则提出了进一步的临床应用及发展远景，并对现在内科难治之证提出了治疗线索，故此并曾多次引用王氏治则为病人治疗头部外伤后遗症，疗效良好。

文章对治疗心脑血管疾病提出了很好的治疗思路，对临床治疗气虚血瘀证有较高的实用价值，可以指导临床实践，值得推荐。

希望能本着传承发展的原则应用本法。在心脑血管疾病治疗方面，总结成效，提出个人新见解、新成果则更佳。

---

① 阮教授著此文的年代较早，学术界尚未对“症”“证”和“征”进行严格区分，运用时多以个人理解和习惯为准。按现代术语标准，此处“症”应作“证”。

② 同上，此处“症”应作“证”。

图 1–24：

秦伯未的学术思想初探

天津中医　1985.2

秦伯未老中医精于《内经》，作者根据秦老的学术思想总结出三条：①继承发扬、承前启后；②尊经师古，不断创新；③著书立新，常新不俗。

据本文章可以看出作者：

①有一定的内经理论基础；

②有一定的组织著作能力；

③善于继承发挥前人的经验；

④说明作者善于学习，努力勤求古训。是一篇好文章。

图 1–25：

金元四大家

（1115 ~ 1368 年）刘完素（守真）

刘完素认为病多由火热而起，创六气皆因火化而生之说，治病多用寒凉药。

张从正（子和）治病当重祛邪，邪去正安，不可畏攻而养病，治病善用汗吐下三法，世称攻下派。

李杲（东垣）认为人以胃气为本，长于温补脾胃之法，世称补土派。

朱震亨（丹溪）认为阳常有余，阴常不足，治病多用滋阴降火之法，世称养阴派。

图 1–26：

血栓形成的条件和机制

1. 内皮细胞有抗凝作用

①屏障：完整的内皮细胞把血液中的血小板、凝血因子和有高度促凝血作用的内皮下细胞外基质分隔开。

②抗血小板聚集：内皮细胞可合成前列腺环素（PGI2）和 CO 二者均具有抑制血小板聚集作用，分泌二磷酸腺苷酶（ADP 酶）把 ADP 转变为抗血小板聚集作用的腺（后文未收录）。

图 1–27：

改善肾功能中药

五味子，抑制蛋白尿增加

降蛋白尿：防己~~，荠菜花~~①

改善功能：黄芪、大黄、当归、川芎、鱼腥草、水蛭、益母草、前胡、地龙、丹参、赤小豆、葫芦巴、黄葵、麻黄

图 1–28：

改善脑功能药

川芎、红花、赤芍、人参、党参、~~首乌~~、银杏叶、灵芝、石菖蒲、五味子、肉苁蓉、白芍、知母、山萸肉（丹参配葛根）、夏天无、黄芪~~、麻黄~~

图 1–29：

降血脂药

降胆固醇：决明子、山楂、~~首乌、~~人参、月见草、绞股兰、茵陈、女贞子、泽泻（固醇）、水蛭、水飞蓟、虎杖、徐长卿、莱菔子（降压、降脂）、牛膝、沙棘、枣仁（抗血小板聚集，抗辐射，增细胞，体液免疫）、枣仁、白术

图 1–30：

益肾健脾育心保脉法

黄芪、云苓、瓜蒌皮、桂枝、虎杖、仙灵脾、巴戟天、枸杞、刺五加、益母草、泽兰、葛根、虎杖

图 1–31：

五味子

治神经衰弱，脑力过劳，对无力型抑郁，幻觉类偏狂和紧张型精神病均效（无论何种原因致病）。

精神运动型兴奋恐怖状态忧郁，精神激惹性忧郁，明显的妄想，及幻觉无效。

图 1–32：

丹皮其抗凝功效胜于阿司匹林；

五味子功能较可拉明高；

仙灵脾治妇科病、外阴白斑、保肝、痛经等病。这些都是新发现，在临床可试用。

---

① 本书中出现此类“删除线”，均系按阮教授手稿原文内容设置，力求准确呈现手稿原貌。请读者知悉。

第二篇　临证有思辨，良药验方济苍生

图 2–1：

方中用药为：	乌药五钱	丹皮三钱	当归三钱	杭芍三钱
	生地三钱	香附三钱	五灵脂二钱	麻黄二钱
	枳壳五钱	厚朴二钱	半夏二钱	炒稻芽三钱
	焦山楂三钱	甘草五钱	犀黄丸五钱	

（其中杭芍即白芍，半夏即清半夏，甘草即生甘草）

图 2–2：

方中用药为：	金银花 30g	黄连 15g	黄芩 10g	菊花 15g
	连翘 20g	川贝 15g	麦冬 15g	前胡 10g
	枳壳 10g	厚朴 10g	杷叶 10g	桑叶 10g
	甘草 10g	白术 20g		

（其中甘草即生甘草）

图 2–3：

方中用药为：	当归 15g	杭芍 20g	生地 20g	川芎 10g
	炙鳖甲 25g	女贞子 10g	旱莲草 15g	郁金 10g
	云苓 15g	紫河车 10g	生龙齿 30g	合欢花 10g
	厚朴 10g	焦三仙 30g	砂仁 6g	

（其中杭芍即白芍）

图 2–4：

方中用药为：	杭芍 30g	黄连 15g	黄柏 10g	红藤 15g
	败酱草 15g	丹参 10g	丹皮 10g	元胡 10g
	枳壳 10g	厚朴 10g	僵蚕 15g	川楝子 10g
	甘草 10g	焦三仙 30g		

（其中杭芍即白芍，元胡即延胡索，甘草即生甘草）

图 2-5：

方中用药为：杭芍 30g　元胡 10g　厚朴 10g　枳壳 10g
白术 10g　云苓 15g　焦三仙 30g　火麻仁 10g
白蔻 6g　甘草 10g

（其中杭芍即白芍，元胡即延胡索，甘草即生甘草）

图 2-6：

方中用药为：杭芍 20g　云苓 15g　郁金 10g　丹参 20g
枳壳 10g　沉香 10g　炒莱菔子 10g　生龙齿 30g
紫石英 15g　夜交藤 30g　山萸肉 15g　炙甘草 10g
山栀 10g

（其中杭芍即白芍）

图 2-7：

方中用药为：当归 15g　生地 20g　杭芍 20g　川芎 10g
大青叶 10g　麦冬 15g　连翘 20g　郁金 10g
香附 10g　紫河车 15g　火麻仁 15g　佛手 10g
炒枣仁 30g　白叩 6g

（其中杭芍即白芍，白叩即白豆蔻）

图 2-8：

杨 ××，男，34，216703。

患者十几年来遗精，有恶寒、疲乏无力，小便频，且量多，恣情纵欲久伤肾阳，日久肾阳亦虚，证见脉沉细，腰痛头痛，为肾阳虚之徵（注：阮教授书写时，一些字词仍保留了使用繁体字的习惯，此处徵为现代的“征”）；口渴多饮，舌质红，失眠出汗，属肾阴虚。虽滑泄日久，尚无气血亏损之兆，治疗以大补肾阴兼顾肾阳。

治法：滋阴潜阳。

方药：莲子四钱　莲蓬三钱　芡实二钱　吉力三钱
龙骨五钱　牡蛎五钱　枸杞子三钱　龟板五钱
黄柏二钱　知母二钱　酸枣仁二钱　茯神五钱
金樱子二钱

（其中吉力即白疾藜，龙骨即生龙骨，牡蛎即生牡蛎）

王 ××，216.687，女 48。气血亏。

辨证：患者全身麻冷，为气血不足之象。孕产多血，气血双亏，气滞血郁，脉道运行不畅，故觉全身麻冷，白天加重是因阳虚所致；打嗝脘闷为脾胃虚弱，不能运化致气血不能充养四肢肌肤，亦为全身麻冷之因。治以补气养血。

治则：补气养血，兼温阳通络。

方剂：归脾汤加桂枝、甘草。

方药：熟地二钱　　黄芪五钱　　党参二钱　　当归二钱

茯神五钱　　远志二钱　　酸枣仁二钱　　木香二钱

龙眼肉二钱　　桂枝一钱　　甘草一钱　　生姜三片

大枣五枚

（其中芍药即白芍，甘草即生甘草）

图 2–9：

李 ×，女 31，2000.3.13 日初诊，住河东区东 12 经路。

头痛十多年，以眉棱骨部为重，痛甚即吐，一般 10 天左右犯一次，痛甚时吐，曾经脑系科诊查（–），夜眠不好，时痛甚，每次服止痛片。现胃脘不适，舌红苔白，脉沉涩。

予天宁胶囊壹瓶。

2000.5.20 复诊，痛时服三粒即可，优于一般止痛片。

图 2–10：

患者初诊时症见胃部不适，反酸，纳少，形体消瘦，少气懒言。行胃镜检查提示，慢性浅表性胃炎、萎缩性胃炎，中度肠化。

1999 年 3 月 15 日方：杭芍 30g　　半夏 10g　　厚朴 10g　　黄芩 15g

丹参 20g　　郁金 10g　　元胡 10g　　黄芪 20g

吴萸 3g　　夏枯草 10g　　枳壳 10g　　甘草 10g

（其中杭芍即白芍，元胡即延胡索，甘草即生甘草）

图 2–11：

1999 年 3 月 19 日方：寄生 20g　　云苓 15g　　丹参 10g　　黄芩 15g

莪术 10g　　半夏 10g　　枳壳 10g　　厚朴 10g

大贝 15g　　煅牡蛎 25g　　大腹皮 15g　　白蔻 8g

（其中半夏即法半夏，大贝即浙贝母，白蔻即白豆蔻）

图 2–12：

1999 年 3 月 25 日方：	杭芍 30g	半夏 10g	枳壳 10g	黄芩 15g
	丹参 15g	大贝 15g	海螵蛸 30g	吴萸 3g
	厚朴 10g	陈皮 10g	甘草 10g	川芎 6g

（其中杭芍即白芍，半夏即法半夏，大贝即浙贝母，甘草即生甘草）

图 2–13：

1999 年 4 月 2 日方：	云苓 15g	元胡 10g	杭芍 30g	枳壳 10g
	黄芩 15g	寄生 20g	丹参 15g	白术 10g
	大贝 15g	海螵蛸 30g	沉香 10g	甘草 10g

（其中元胡即延胡索，杭芍即白芍，大贝即浙贝母，甘草即生甘草）

图 2–14：

1999 年 4 月 9 日方：	云苓 15g	半夏 10g	元胡 10g	郁金 10g
	黄芩 15g	丹参 20g	木香 10g	远志 10g
	杭芍 20g	大腹皮 10g	炒莱菔子 10	白术 10g
	白蔻 6g			

（其中半夏即法半夏，元胡即延胡索，杭芍即白芍，白蔻即白豆蔻）

图 2–15：

1999 年 4 月 23 日方：	黄芪 20g	云苓 15g	丹参 15g	元胡 10g
	半夏 10g	黄芩 15g	枳壳 10g	吴萸 3g
	白术 10g	佩兰 10g	杭芍 20g	甘草 6g

（其中元胡即延胡索，杭芍即白芍，甘草即生甘草）

图 2–16：

1999 年 5 月 7 日方：	云苓 15g	半夏 10g	黄芩 15g	丹参 15g
	元胡 10g	郁金 10g	杭芍 30g	吴萸 5g
	黄连 10g	柿蒂 15g	炒莱菔子 10g	川楝子 10g
	甘草 6g			

（其中半夏即法半夏，元胡即延胡索，杭芍即白芍，甘草即生甘草）

图 2–17：

1999 年 5 月 13 日方：杭芍 30g　元胡 10g　黄芩 15g　郁金 10g
半夏 10g　柿蒂 15g　丹参 10g　厚朴 10g
神曲 15g　女贞子 10g　山萸肉 15g

（其中杭芍即白芍，元胡即延胡索，半夏即法半夏）

图 2–18：

1999 年 5 月 31 日方：云苓 15g　黄芩 15g　郁金 10g　半夏 10g
丹参 10g　枳壳 10g　女贞子 10g　炒莱菔子 10g
吴萸 3g　山萸肉 15g　白术 15g　白蔻 6g

（其中半夏即法半夏，杭芍即白芍，白蔻即白豆蔻）

图 2–19 ~ 2–22：

图为该白血病患者的一般情况介绍：

患者女性，29 岁（为列宁后代，米高扬之儿媳）。

体质虚弱，素来常住院修养，平素性格愉快，于 1957 年 7 月初自觉衰弱无力、盗汗、眩晕、心悸，于 7 月中旬体温升至 38.3℃。化验结果：WBC34000，原核细胞 22%，platelet 降至 190000。

确诊为急性白血病（骨髓性？）

由 7 月 23 日晚病势日趋恶化，造血机能有衰竭情况，至八月五日，白血球已降至一千多，而血母细胞却占 50.5%，网状细胞又占去了 20%，相对的是有中性白血球和淋巴球严重缺损。

患者精神萎靡，面色苍白，肝脾均肿大约二、三横指，颈部、腋下、鼠溪等淋巴腺均肿大，小腹左及脐上均有如手掌大之肿物各一块。

经苏联专家确诊，并经米高扬副主席座谈确定采用中药治疗，于八月七日下午开始服第一次中药，此后每日服药二次。

为了能够详细记录患者的治疗进展，阮教授用表格形式列出患者每一次实验室检查结果。（详见表 2-1）

（表 2-1）

	治疗初八月七日	八月十二日	八月十八日	八月廿六日
RBC	2060000	3210000	3620000	4330000
Hb	57%	60%	66%	80%
platelet	30000	63000	113000	240000
WBC	1100	1000	2500	4600
lymph（%）	2%	5（%）	11%	22.5%
pionormplate	39%	7.5	1%	0
Reticulo	17%	20	10%	1%

诊疗摘记：八月七日患者口苦，舌苔黄腻，疲倦无力，盗汗消瘦，脉弦而微数。颈部腋下鼠蹊淋巴如核桃大，微硬，疼痛拒按，腹部可触及有 5cm 宽 10cm 长的肿物，肝大一指半脾大三指，BP：170/110mmHg。

处方：升麻三钱，鳖甲五钱，青蒿一两，生地五钱，麦冬五钱，五味子二钱；水煎服，200mL，一日二次分服。

八月十日服上方三剂，患者已无盗汗，食欲、睡眠均较前好，惟心悸次数较多（今日月经）。血液检查：RBC：321 万，PLT：2.4 万，Hb：57%，WBC：1000，lymph（%）：5%，此较治初虽有少减，但速度比较不吃中药前慢了，故于原方加茯苓一两二钱，麦冬七钱，枣仁四钱。煎服。

八月十五日，服前药心悸即愈（十三日因腹泻服六君子汤调理一日，泻即愈），患者精神较前有进步，锁骨及腋下淋巴肿已近消失，压之无痛，腹部肿物同前，BP：140/91mmHg。

RBC：362 万，PLT：11.2 万，Hb：66%，WBC：1500，lymph（%）：21%，pson：1%，Reticul：9.5%。

和苏联大夫交换意见，他认为病情平静下来了。今日处方如前，八月十九日，病人情绪好，情况好转，她说现在可以下地走走，但仍无力眩晕，食欲小便均好。

RBC：374 万，PLT：11.3 万，Hb：70%，WBC：2500，lymph（%）：21%。

因病情好转，故将处方减量，着重调理：升麻三钱，鳖甲二钱，青蒿三钱，当归七钱，苡仁三钱，麦冬三钱，红参二钱，五味子一钱，白术二钱，神曲二钱，杜仲三钱，萆薢三钱，石斛三钱。

八月二十六日，患者近来日渐好转，已可以外出行动，不太倦怠了。心脉、体温均正常，惟二十一日检查血小板曾超出正常范围43万，我们认为是才输血的反应，苏联大夫也认为病是好转了，肝脾均已缩小，腹部压痛亦减弱。

八月廿八日检查证明患者已无白血病之特徵[①]，苏联大夫说你们可以安心回国了，病人是好转了。

处方主导思想

按维护心脏、补血、解毒、消肿的方向，而这一患者全身淋巴肿大已很明显，所以第一期治疗就把解毒消肿、控制发展做为主要目的，处方中升麻、鳖甲佐加青蒿即为此而设；补血强壮为辅，处方中之生地、人参、五味、麦冬即为此目的；第三期以强壮补血为主，控制病毒为辅的方法。

使用方剂之根据

一、我曾用于肝硬化患者中，凡有血沉太速、发热、流血、中毒倾向的贫血者，多人证明很平稳而控制作用。

二、再生障碍贫血我曾采用类似本方的药，证明对患者体力的增长、症状改变有显著作用的经验。

由以上经验本方无毒。

图2–23：

全　蝎：祛风镇痉，入汤剂，8分～1钱8分，蝎尾3～5分。

蝎毒素与毒蛇成分中之神经毒类似，对呼吸中枢有麻痹作用，有镇静作用。

蜈　蚣：攻毒散结，用治瘰疬溃烂，内服5分～1.5钱，或1～3条。

本品含有与蜂毒相似的组织胶样物质及溶血蛋白质，抗TB杆菌，镇静、抗痉厥作用，治肿痛用量宜大。

润燥药

甜桔梗：（荠尾）治疗糖尿病。

沙　参：北沙参养阴润肺之力大，南沙参清肺祛痰之力强。

---

① 徵，应为“征”。此处系保留了阮教授的书写习惯。

百　合：清心安神，为神经衰弱滋补药。

龙脷叶：润肺止咳。

蜂　蜜：治溃疡病有效，为结核、肝炎之辅助剂。

祛痰药

温化寒痰

半　夏：镇静咳嗽中枢，解除支气管痉挛，使支气管分泌物减少。

常用于急性支气管炎、慢性胃炎、神经性呕吐、妊娠呕吐。用量 2 ~ 4 钱。

天南星：原名虎掌。生南星多作外用，消痈止痛；制南星无毒力缓，多内服，孕妇忌用。

抗惊厥作用，可用于厥痛，抽搐及破伤风。

白芥子：1 ~ 2 钱，散结止痛。

皂　角：5 分 ~ 1.5 钱。祛痰开窍；有抗菌作用（大肠、绿脓、痢疾、伤寒）；对大白鼠离体子宫有兴奋作用；有溶血作用。

图 2–24：

马齿苋：对功能性子宫出血、产后电吸后之出血，能收缩子宫，孕妇忌用。

20 钱（含生药量 2 ~ 4 钱）比 0.2mg 的麦角新碱强 4 ~ 6 倍，相当于 10μ 垂体后叶（素）。

荷　叶：清热解暑止血，能直接扩张血管，引起中度降压。

犀角地黄汤、清营汤，可以试治 DIC。

附　子：有强心作用，多用可治心脏及呼吸麻痹（阿托品可解其毒）；

对神经有麻痹作用；

对实验动物有消关节肿胀作用，一克量等于 3mg 醋酸强的松。

肉　桂：1）止胃肠寒性痉挛；2）抑制异常发酵；3）扩张血管。

吴茱萸：收缩子宫作用；可研末醋调敷两足心治疗高血压。

丁　香：公丁香为花蕾力优，母丁香为果实力弱。有抗菌作用（除 TB[①]外）、有促进胃蠕动之效，使胃液分泌，能祛蛔。

小茴香：治寒疝，开胃（1 ~ 2 钱）。

① TB，结核分枝杆菌（tabercle bacilli），简称结核杆菌。

治睾丸鞘膜积液。方法：用小茴香五钱，食盐小量，共炒焦，研末，用鸭蛋2个合煎为饼，每晚用酒送服。4天为一疗程，停2天再服第二疗程。

细　辛：治口糜性口炎，对呼吸中枢有麻痹作用。

高良姜：对TB、炭疽杆菌、枯草杆菌有抑制作用。

毕澄茄：对阿米巴及菌痢有效；治晕船，（有人以豆豉姜做本药用）。

豆豉姜：（山萸柑，山鸡椒）3 ~ 5钱可治晕。

图2–25：

（前文未收录）5 ~ 7粒捣烂，于Malaria（疟疾）发作前2小时开水冲服有良好效果。

郁　金：为草本植物姜黄的块根。行气解郁；活血祛瘀；

清心凉血：用于惊痫癫狂、痰热蒙蔽心窍，常配半夏、南星、菖蒲等同用；

使胆囊收缩，有利胆作用，对泥沙状结石有较好的溶化作用，大量应用能增加血浆蛋白，纠正蛋白倒置，治胆石症有效。

元　胡：月经过多者忌用，止痛镇静。

甘　松：镇静、镇痛作用，可用于忆病[①]、神经衰弱，止胃肠痉挛痛。

七叶莲：（假荔枝，鸭脚莲）止痛要药，又可用于风湿痹痛。用量：3钱 ~ 1两。

毛　蒟：用量3钱 ~ 5钱。

止痛比七叶莲快，比杜冷丁弱，有催眠镇静作用。

槐　花：含有破坏红血球作用，尤以果实为多；

降低毛细血管脆性，增强其抵抗力，有止血降压作用，可用防治高血压引起的脑血管破裂出血。

地　榆：有广谱抗菌作用，但高压后效减；

缩短出血时间，对小血管出血有止血作用；兼有降压作用；

治烧伤，对溃疡面。

地榆一两，配地胆头[②]　或白花蛇舌草治肠伤寒有效。

---

① “忆病”，为阮教授书写时笔误，应为现在所说的“癔病”，即西医中的“分离转换性障碍”。

② 地胆头，即地胆草。

茅　根：含钾量多，白茅花能缩短出血和凝血时间，并能降低血管通透性。

大　蓟：与小蓟性味功能相同，但力较弱。近来用治淋巴肉瘤、淋巴性白血病。

图 2–26：

可抗心律失常的中药：福寿草、万年青、茵陈、檀香、灵芝、水菖蒲。可治房性早搏及阵发性房颤的中药：寄生、鹿衔草、附子、元胡、山楂。

肾炎病人：血浆 cAmp 高，治疗有效则下降。

图 2–27：

室颤是最危险的心律失常，心脏病病人如发生室颤，则当即出现血压下降，出汗、口唇紫绀，脉随心跳消失，应立即送往医院抢救。不可争取有效治疗机会者则应尽快在患者心前区胸骨体上急速拳击 2 ~ 3 次，若仍无心跳，则应进行心脏按压并口对口人工呼吸，从而抢救病人。故有器质性心脏病者出现室性早搏应及时医治或住院治疗，因为在家中发生室性早搏后，有效的抢救机会甚少。

中医早在《内经》就有记载：“治病必求于本”，患有早搏的病人应尽早地区别系正常人的早搏或是没有器质性改变的早搏，找出原因，并正确诊治，以使早搏得以消失或减少危险心律失常的发生。

图 2–28：

内膜：

（1）内皮层：单层扁平细胞，表面光滑；

（2）内皮下层：位于内皮层的外周，为疏松结缔组织所形成，含有细微胶原纤维、弹性纤维及纤维细胞组成；

（3）内弹性膜：为一薄层弹性纤维所形成的膜，膜有许多小孔称窓[②] 膜。

中膜：比较厚，主要含有 20 ~ 40 层平滑肌，呈环形或螺旋形排列。平滑肌之间夹有弹性纤维、胶原纤维及成纤维细胞。

外膜：与中膜厚度相等，主要成分为结缔组织。纤维多呈纵行，有时会有散置的纵行平滑肌束和弹性纤维，最外有一外弹性膜，与中膜分界，营养血管包含在外膜中，另外有淋巴管和丰富的神经分布。（重点：这层有滋养血管）

---

② 窓（chuāng），同“窗”。指十分小的开口。

图 2–29：

动脉粥样硬化

Ⅰ. 动脉的一般结构：动脉血管的结构除了内膜和结缔组织以外，主要成分中还有平滑肌和弹性纤维，一般分为三层：即中、内、外膜。这三层膜的厚度与组织成分的比例，则因动脉的大小与性质而有差别。动脉一般分为大、中、小三种类型。这三种动脉的大小和结构是相互移行的，其间并无明显的分界。接近心脏的大动脉，主要是为心室输出血液的。血管壁一般具有比较丰富的弹性纤维，可以适应比较强大的血压，并维持连续而均速的血流。距离心脏较远的动脉弹性纤维则逐渐减少，平滑肌则相对增多。肌肉收缩可以推动血液流动，加速运行，小动脉则随着弹性变小，结构逐渐变为简单，管壁多薄，平滑肌和结缔组织则减少，并无毛细血管相移行。

（一）中动脉：可作为动脉的典型例子，以说明动脉管壁组织结构的特点。除大动脉以外，凡在解剖上能为肉眼所分辨而管径约为 2 毫米以上的动脉，大都属于中动脉，包括肱骨下动脉，肱 A（动脉），颈 A，腋 A，腹腔动脉，肠系膜动脉，肾动脉及其分支等，这类动脉的中膜会有比较丰富的平滑肌，所以又称为肌性动脉。管壁组织具有典型的结构三层。

1. 内膜：为三层中最薄的一层。因其组织成分的不同，又可区分为三层，即：

（1）内皮层：为单层扁平细胞所形成，位于管壁的最内层，表面光滑，可以减少血流的阻力，在固定切片中细胞核并向管腔中突出。

（2）内皮下层：位于内皮层的外周，为一薄层疏松结缔组织所形成，含有细微胶原纤维、弹性纤维及纤维细胞等成分。这层对于内皮和深层组织有联系作用，当内皮细胞（后文未收录）。

图 2–30：

2. 中膜：比例最厚，主要成分为弹性纤维的窗膜，约有 50 ~ 60 层，呈螺旋状排列。在弹性网孔中，会有平滑肌细胞，胶原纤维及网状纤维，平滑肌细胞的数量比例很少，有时呈扁平分散形状。

3. 外膜：比中膜薄，由疏松结缔组织所组成，大多为胶原纤维，其中含有纵行的弹性纤维。但外膜弹性膜则不如中动脉的血管发达，这层亦会有小血管、淋巴结、神经及少量平滑肌细胞。

（三）小动脉：动脉管壁直径在 2 毫米以下的，均可列入小动脉，但其管腔及管壁组织与较小的中动脉之间的改变，只是血管移行而没有明显的分界线。小动脉的结构比较简单，一般管径在 60 微米以上的小动脉，三层组织比较完整。在内膜层中除内皮细胞外，已具有内弹性膜，在中膜含有 2 层以上的平滑肌（环行），外膜除含有普通结缔组织外，亦含有少量弹性纤维。更小的动脉亦称为细动脉，在内皮之外只有一层平滑肌和少量纤维组织。在接近毛细管的小动脉，亦称为毛细血管的动脉，只在内皮细胞的外周有些分散而环行的平滑肌。

小动脉亦有神经的分布，而且对于小动脉的收缩和舒张有调节作用。

人随着正气的变化，动脉壁亦发生变化，成人期后动脉有移向退化现象，内膜增厚，中膜的弹性纤维逐渐变性，弹力减弱，脂肪侵入，容易引起脂质沉积，使动脉硬化。

脑动脉、脑膜动脉和肺动脉的中膜与外膜均不发达以致管壁很薄。

图 2–31 ~ 2–37：

循环系的简要解剖及生理

古人对循环系统最早的认识是心与脉及经脉。《难经》有心脏解剖的雏形，清朝王清任的《医林改错》对人体脏腑的论述，并绘有“改正脏腑图”，纠正前人在脏腑记载上的一些不符之处。但中医有中医自己的理论，这种理论来源于实践，故对古人关于心脏脉道的生理功能及病理的简述如下。

心居五脏之首，它的功能古人认为除主血脉循环之外，并为情志思维活动的中枢，如《素问·灵兰秘典论》说：“心者君主之官也，神明出焉，如主明则下安，主不明则十二官危”，说明五脏六腑在心功能正常的情况下进行统一协调的生理活动，才能精神饱满，身体健康；如果心发生了病变，其他脏腑的活动也就受到影响，病情重者可出现神志失常，甚至危及生命。所以，《灵枢·邪客》论：“心者，五脏六腑之大主也，精神之所舍也，其脏坚固，邪不能容也，容之则心伤，心伤则神去，神去则死矣。”故人体心在五脏六腑中认为处在很重要的地位。

脉为血液的通路，心与血脉密切相关。在推动血液的循环、运行方面，心与脉是相互合作的，心起主导作用，血营养周身的作用，但必须依赖心脉的活动才能运到全身。古人早也有此认识，如“心主身之血脉”“气血皆源于心”等记载，可见心与脉密切相关。脉的功用主要有以下两个方面：①约束和促进气血，使之循行一定脉道和一定方向运行；②运载饮食物的精华以营养全身。

图为对心脏结构及部位的详细介绍，具体如下：

至于血脉的生理中医认为，血脉的运行，依赖于气，所谓“脉为血府，以气为本”。气行则血行，气寒则血凝，血病多由气，气病必及血。因此，脉的搏动不但可以反映出脉中气血的多少，运行的迟缓，也可以反映出气血之间的关系是否正常；气的多少，运行的迟缓又与内脏活动有关，所以中医诊断疾病的主要方法之一是诊脉，也叫切脉，用来可以推断病理变化。

以上是有关中医心脉的生理功能及相互关系，为了使大家对以下疾病了解更清楚一些，我将现代医学对心与脉的生理及相互关系简述如下。

心脏，心脏位于胸中稍偏左侧，心尖搏动约在左锁骨中线约一公分，如人的手掌大小。内部划分为四个腔室，外通主动脉、肺动脉及上下腔静脉及肺静脉。有人谓“七孔三毛”是与现在心脏的形状有些相似。四个腔室即右心房、左心房、右心室、左心室。在心房与心室之间有房室瓣，左心房与左心室由二尖瓣相通，右心房与右心室由三尖瓣相通。正常情况下，心房之间、心室之间有间隔分开，互不相通，分别称为房间隔及室间隔。

血液流动的方向，右心房由上下腔静脉接受从身体各处回流的血，经三尖瓣入右心室。右心室收缩时将血液经肺动脉瓣流向两侧肺脏，由左至右形成很多分支，到肺泡则形成毛细血管。在这里，放出二氧化碳，吸入氧气，两肺毛细血管由小到大形成肺静脉，经肺静脉瓣将血液流入左心房，由左心房再经二尖瓣流入左心室。左心室收缩将血由左心室经主动脉瓣流向主动脉，主动脉再分成由大到小的动脉血管，血液运行毛细血管，这些毛细血管分支运行全身多个器官，如心、脑、肝、肾、大小肠、脾、胃，及肌肉等所有组织，在这里使养料输送多种组织，以此川流不息，中医谓“经脉之相阳，属端”。

什么是心室扩大？正常人两心房的肌肉较薄，其中血液的压力也低，左右心室却具有较厚的肌肉壁，特别是左心室，其重量约为右心的三倍，厚度约为右心室的二倍，所以左心室承受的压力最大。当心脏有病时，如风湿性心脏病、高血压性心脏病、心肌病，常见左心扩大；如患肺源性心脏病时右室常见扩大，所以心脏扩大常为心脏病的表现症状之一。但在肥胖人的心脏常因心脏受腹腔压力上挤，而心脏表示横位，也可为左心扩大，不为病态。

心脏的生理功能：

1）心脏的自动节律性　心脏具有自动产生节律性兴奋和收缩的能力，如将侵犯心脏的神经切断，甚至将动物的心脏摘出体外。在适当的环境下在一定的时间内进行有节律的舒缩活动，这种舒缩活动称为心肌的自动节律性。在正常情况下，心脏舒缩功能受传导系统的支配，心房肌与心室肌无自动性。但当传导系统功能异常降低，或心肌本身受到其他一些刺激，其本身自律组织的自律性异常升高时也可产生异位起搏点。我们常见的早跳，或间歇脉，就是在心房、房室交界区或心室，有异位起搏点所致，这可能是功能性也可能是病理性。没有心脏病的人发生的早搏多为功能性，有了这种现象应至医院检查，以便给予适当治疗。如为功能性早搏，不要过分紧张，因早搏可以发生在过度精神紧张、胃肠功能不良及吸烟等情况下。

2）心脏兴奋的传导　心脏本身有一种特殊传导组织，这种组织称为传导系统。这种传导组织起在右心房的窦房结，先是心跳起步点，由此处发生自律兴奋性，经心房传至房室分界处的房室节、房室束，左右束支及与心室肌相连的蒲氏纤维，如右图红线所示。

普通心肌纤维也有传导性，但比较起来，心脏的特殊传导组织的传导性非常高，故心脏的兴奋传导主要是由特殊传导系统完成的。

3）心肌收缩的特性　心肌当受到刺激后，发生收缩，收缩后有一阶段的休止期，此时期称为不应期。不应期后又发生收缩，保持交替地收缩与舒张活动，这样一缩一舒的活动完成心脏泵血的功能。这种收缩舒张活动迅速传遍心房心室多部，这种活动在全心是协调的。若有在发生房室传导阻滞后，心房与心室可以各自持自己的节律活动。

4）心动周期和心率　心脏不停地进行收缩和舒张活动，这种活动称为心搏，俗称心跳，每次心搏包括心房和心室的一缩一舒。~~左右心房和心室的活动基本是一致的，~~因心房和心室并不同时舒张和收缩，所以一个完整的心动周期，实际上包括心房收缩、心房舒张、心室收缩和心室舒张。由于心脏的机能主要决定于心室，通常所谓心脏收缩期和舒张期都特指心的收缩与舒张。

心率：心脏每分钟跳动的次数称为心搏频率，简称心率。在安静状态下，正常成年人的心率平均每分钟约为 75 次。一般少于每分钟 60 次称心动过缓，大于每分钟 100 次称心动过速。一般而言，老年人心率稍增快。如老年人心率明显减慢多为传导系统功能不全所致。

5）供应心肌的血液　心脏的功能是泵血到全身。以供给多脏腑四肢百骸的营养。但心肌本身也需要血液，供应心肌的血管称冠状动脉，其起始于主动脉根部，分左右冠状动脉。在正常心肌上有多次分支，然后在心肌中形成极为丰富的毛细血管网。如果在任何一支分冠状动脉发生阻塞，亦称心肌梗塞。健康的心脏在冠状动脉小分支间有许多很细小的小血管联络其间，这种小血管在急性心肌梗塞时不起作用，如果冠状动脉堵塞进行得缓慢，这种联络小分支之间的血管可以扩大和新生，能起到代偿作用。

心肌因不停地进行节律性的舒缩活动，因而不断地消耗能量。这种能量全靠心肌有氧代谢过程提供。心肌耗氧量特别多，在全身多组织中居第一位，这种氧都来自于冠状动脉，靠冠状血流来供应。人在安静时，每分钟经冠状动脉的血流量约为 250 毫升，强烈运动时冠脉血流量可增加 4 ～ 5 倍，所以“生命在于运动”这句话的确应有正确的理解。老年人的冠脉都有不同程度的硬化，硬化的冠脉供血量已经减少，如果加强运动，则心肌需血量更多，所以老年人要做力所能及的活动。

循环系统的老化：

60 ～ 70 岁的老年人心搏出量与 20 ～ 30 岁的人相比，约减少 30 ～ 40%，一次搏出血量减少。正常成人每分钟搏出量约 50 ～ 70 毫升，安静时每分钟心搏数亦减少。心率快、高血压病、静脉回流受阻以及甲状腺功能亢进病均可增加老年人心脏的负担，而且一般来说，老年人的心脏对此种负担的代偿能力降低，所以老年人应避免剧烈活动。

老年人除了心脏功能减退外，血管的老化最主要的是动脉硬化。动脉因年龄增加所致的老年性退行性变化与病理过程的粥样硬化常合并在一起，而从理论上固然可以区别，但实际上多难以区别。主动脉硬化可使主动脉内腔变窄；粥样硬化内有血栓病变时可使内腔狭窄，这种官腔狭窄可以引起脏器缺血性甚至坏死性病变，如心肌梗塞、脑梗塞等。

因年龄改变而引起的血管系统的生理改变，主要是血管弹性降低及血流分布减少。主动脉的弹性降低，收缩期血压势必下降，从而加重心脏的负担。此种高血压通常收缩压高舒张压低，称为收缩期高血压。因此种高血压常见于老年人，故又称为老年性高血压。一般所谓高血压危象，收缩压及舒张压均同时增高，这种高血压不能用年龄增高而应用动脉弹性减低来解释，这种血压增高的原因是由于外周血管的阻力加大所致。这种外周血管阻力加大的原因很多，现在尚无一致意见。

老年人因血管的变化血流分布情况不同，脑动脉、冠状动脉一般程度减少，而肾脏和肝脏血流减少较明显。

图 2–38、2–39：

患者，丛XX，男，71岁，退休工人

就诊日期1992年8月12日

主诉：阵发性心前区疼痛，憋气伴头晕。

现病史：患者于四天前于饭后突发心前区疼痛，约一分钟后缓解，患者并未重视，约于5小时后又发作心区痛，伴憋气，背痛，恶心、呕吐，历时4小时不缓解，遂急赴附近医院作心电图示：Ⅱ、Ⅲ、avF、ST段抬高1.5mV，V5、T波倒置，诊为急性下壁心梗。

既往有高血（压）病史，体胖。

辨证：患者年迈体胖，平日饮食不慎导致脾虚生痰，痹阻心脉，又加肾气虚衰，肾虚不能鼓五脏之阳，致心阳不振，使气血运行不畅而胸痛不止，脉弦紧，舌红，苔白腻。

治则：益肾健脾，化痰止痛。

方药：炙鳖甲 $_{30g}$	海藻 $_{10g}$	枯草 $_{10g}$	首乌 $_{20g}$
云苓 $_{15g}$	丹参 $_{20g}$	薤白 $_{10g}$	山萸肉 $_{15g}$
巴戟天 $_{10g}$	女贞子 $_{15g}$	砂仁 $_{6g}$	

（其中枯草即夏枯草，首乌即制首乌，云苓即茯苓）

三剂，水煎服，日2次

8月15日二诊：患者服药胸痛次数减少，活动后仍诱发胸痛。

原方加紫石英15g，七剂。

8月22日复诊：患者心区痛已止。唯有时仍感憋气、头晕。脉弦，舌红，苔薄白。

原方加生石决明，七剂。

共诊治两个月，患者疼痛消退，可做一般活动，共治两个疗程（三个月为一疗程）。

患者恢复良好，心电图复查除遗留下壁心梗外，其他图形正常。

图 2–40、2–41：

（前文未收录）容形寒肢冷，稍微大体力活动即感心悸、气短，体力衰减，舌质淡红，苔白，脉沉弱。

诊断：心阳不振（心悸）（西医病毒性心肌炎）。

现症：患者自幼久病损伤心阳，心失温养，故常感心悸不安，心阳衰退，不能温煦肢体，故而现上述诸症。

一诊：予党参 $_{10g}$，黄芪 $_{20g}$，麦冬 $_{15g}$，丹参 $_{15g}$，首乌 $_{20g}$，鹿含草 $_{15g}$，功劳叶 $_{15g}$，枸杞 $_{15g}$，牛蒡子 $_{10g}$，炙甘草 $_{10g}$。七剂。

（其中黄芪即生黄芪，首乌即炙首乌）

二诊：服药自述体力渐佳，纳可，夜寐好，心悸减。

三诊：继原方加减，服药三个月，自述心悸消失，体力大增，能照常工作，并结婚。一年后随访，育一子，身体无恙。

按：病毒性心肌炎发生于小儿机会很多，有廿余种病均可现心肌炎，但大多数均处于潜伏状态而不发心肌炎症状。以后当身体遇冷、发热、缺氧、细菌感染、极度疲劳、精神创伤、手术、长期应用激素等原因，可使机体抵抗力下降，而促使发病。成人扩张性心肌病、病毒感染等即为一主因。

图 2–42 ~ 2–45：

天宁胶囊治疗头痛 30 例小结

头痛是一种常见证，几乎每一个人一生中都患过轻重不等的头痛。有人调查 4634 个健康人中有 18% 曾因头痛而就诊，其中以偏头痛为多见，女性与男性患病率比值约 2.6 ~ 4.1∶1。

中医自《内经·素问·五脏生成篇》就有“是以头痛癫疾，下虚上实”的记载，可见本证在我国很早就存在。中医内科也早有文章论述，一般分为外感、内伤两大类。两大类中又有辨证分型。

天宁胶囊系本市老中医临床几十年治疗头痛的经验方，疗效显著。该方现经国家药物研究院精制提取后制成胶囊剂，自 2000 年 7 月开始给多种不同头痛患者（因脑系或其特殊病的兼症除外）服用，共 30 例，现将结果小结如下：

一）一般统计：

（1）年龄：30 例中年龄自 15 岁到 68 岁分布如下（见表 2–2）：

表 2–2

年龄	15 ~ 20	20 ~ 30	30 ~ 40	40 ~ 50	50 以上
例数	2	4	14	9	1

表明头痛多发于 30 ~ 50 岁。

（2）性别：男 9 例，女 21 例。

女性显著多于男（性），与多家报告相同。

二）病种分类：

（1）外感风热头痛 1 例：因近期无外感流行，且治外感病多兼有治头痛药味，故来做重点观察。

（2）偏头痛 17 例：女性 15 例，部位右或左，亦有左右交替发病，痛时均服用止痛片 1 ~ 2 日可缓解，有的伴有恶心。但常用有副作用，如胃脘烧灼、胀满、纳少等。男性 2 例。

（3）肝阳头痛 3 例：均伴有高血压症，平均为 180/100mmHg。男 2 例，女 1 例。

（4）妇女经期头痛 6 例：有 6 例妇女于月经来前一天或当天患较重头痛，均需服用止痛西药，6 例病人均有初潮经血量少、色暗、舌暗红、苔白或薄黄、脉弦等瘀血现象。

（5）紧张性头痛 2 例：2 例均像中学生，因作业时间过长突发前额疼痛，不欲睁眼，恶心，当予天宁胶囊 3 粒服后约一小时头痛缓解，脉弦。

（6）顽固性头痛 1 例：患者男性，58 岁，司法工作者，2 年前无诱因情况下发生两侧颞部痛，为持续性，缓解时亦有隐痛。舌暗红，苔白，脉弦数。予天宁胶囊两瓶服后痛见轻，但不彻底。

三）给药方法：一般头痛发作服 3 粒。30 例中，经随访大都服 1 ~ 2 次头痛即止，生效时间最短为 20 分钟。

四）疗效：经随访（复诊及电话随访），30 例中除顽固性头痛 1 例效果不明显外，余 29 例中 21 例服药一次痛止，8 例服药 2 ~ 3 次，头痛完全缓解。

五）小结：

（1）头痛为多发病，亦为常见病，女性发病较多，年龄多在 30 ~ 50 岁。

（2）经以上 30 例分析来看，病因以瘀血头痛证为主。大部分病人均有舌暗红或瘀斑，阳亢和紧张性头痛也与血瘀有关，尤其经期头痛 6 例很明显是瘀血经行不畅所致，故认为“天宁胶囊”以主治瘀血型头痛为主，亦适用于偏头痛及紧张性头痛。胶囊服用方便，未发任何副作用。

（3）现市场治头痛中成药尚不多见，适于开发以利广大患者，前景很好。

图 2–46 ~ 2–52：

中药治疗绝经前后诸证 58 例小结

妇女在绝经期前后，出现与绝经期有关的一些证候如：烦躁易怒，心悸胸闷，腰背疼痛，头晕目眩，五心烦热，情志失常，潮红汗出，夜眠多梦等多种症状。这些症状轻重不一，参差出现，持续时间短者一年半载，长者可迁延数年，甚至有人持续到 60 岁以上。患者虽非器质性病变，但自觉症状十分严重，可以说全身都感病痛，甚至可影响生活和工作。本证属妇女生理过程，因各人家庭环境不同，个性差异等因素，表现临床症状不尽一样，轻症病人可安然过度此时期，多数病人则症状较重痛苦不堪，甚至有轻生思想。我国有 13 亿人口，女性占半数以上，约有半数发生较重或重度本证，即约有 3.25 亿女同志已经过、正在或未来患本病。

本证属妇科病，因其症状多变类似内科病，故患者基本就诊于内科。在五十余年的临床工作中，接诊本证很多，不下数千例，多用谷维素、维生素 B_1 及一些镇静药或对症治疗，根本不能解决问题。至于妇科治疗多用一些雌激素制剂，效果也不确切且副作用较大。中医是中国古文化的瑰宝，自《金匮要略》中记载的“脏躁证”与本病相似，以后历代妇科医家又不断总结发展，认为发病病机为妇女年届七七，任脉虚，太冲脉衰少，天癸竭，即肾阴亏损，冲任失荣而发病。肾虚肝盛，用补益肾阴及平肝潜阳之剂标本兼治，患者多症状大减，并可缩短病程。过去对本病重视不够，经几十年经验，体会到医生以解除病人痛苦为本职，国家又大力提出重视妇女健康，对此精神折磨妇女之证，应予深入研究以解除病人痛苦。虽经门诊治疗本证多例，但因重视不够，资料多不完整，兹将近三年来记录较全的本证患者小结 58 例如下（详见表 2–3 ~ 2–6）：

表 2–3 发病年龄

年龄（岁）	35 ~ 39	40 ~ 55	56 ~ 60	60 以上
	1	39	16	2

表 2–3 示本病发生于 40 ~ 60 岁占大多数，39 岁以前、60 岁以上也有少数人发病。60 以上发病的两例，实际已绝经三年，后期仍可发病。

表 2–4 职业

脑力劳动	体力劳动	无职业
37 例	18 例	3 例

表 2–4 示脑力劳动发病较高，经验中脑力劳动者表现症状较重。

表 2–5 月经情况

月经紊乱期（提前、错后、量少）	月经正常	停经后
45 例	5 例	8 例

除上述 2 例 60 以上患者停经后发病外，有 6 例于 60 岁以前停经后发病，说明本病发病时间不一定在月经紊乱期。

本病患者多有头晕目眩，心悸气短症状，经检查多数患者有血压增高及心电图改变，有的病人误以为冠心病施治。

（1）血压：58 例中有 34 例有中度血压升高，34 例中仅 3 例有高血压家族史，58 例过去全部未发现高血压。此 34 例高血压多发生在绝经前后诸证同时，血压多为中度升高，经治疗有疗效，但有时波动。

（2）心电图：在本病发生时患者来诊主诉我有“冠心病”，经查 58 例中有 38 例心电图确有 ST–T 改变，且多为 12 导联同时均有异常。32 例中有 8 例做了心得安试验，结果 T 波直立，ST 水平基线，并有一例做了冠脉造影，心电图基本正常，证实冠脉无狭窄现象。有些患者心肌缺血系内分泌失调所致，治疗后明显好转，但年龄较大者恢复较慢。

治疗方法：应用“绝经宁”（暂名）汤剂，每日一剂，分二次服用。

疗程：服药后每七天一小结，一个月为一疗程，共治疗两个疗程。患者服药七天后症状均见减轻，或消失；两个疗程后，病人症状可基本消失，仅睡眠好转率稍差。

治疗结果：

表 2-6 治疗结果

证状体征													
		烦躁易怒	心悸胸闷	腰背疼痛	五心烦热汗出	头晕目眩	夜寐多梦	舌		脉		血压升高	心电图异常
								舌红苔白	舌红苔黄	弦细	细弱		
治疗前例数		56	52	54	48	49	58	47	11	44	14	34	32
治疗后	第一周	32	28	31	26	30	42	43	15	48	10		
	第二周	25	20	24	21	18	34	48	10	42	16		
	第三周	16	11	22	18	16	28	54	4	47	11		
	第四周	15	10	14	10	8	12	47	11	46	12	20	18
	第八周	4	5	5	2	3	10	52	6	51	7	12	14
	有效率	92.86%	90.38%	90.74%	95.83%	93.88%	82.76%					64.7%	56.25%

图 2-53、2-54：

用中医药基础理论阐述“胸痹病”的病因病机、治法与方解

胸痹之证为现在多发病，不但病势严重，且还年轻化，其病因病机为本虚标实。本虚尤以肾脾两脏虚寒为主；标实则为痰阻血瘀。中医有“肾为先天之本，脾为后天之本”的理论，肾的精气是构成人体的基本物质，也是人生长发育及功能活动的物质基础。《素问·金匮其言论》说：“夫精者，生之本也。”肾的精气又有“先天之精”和“后天之精”。先天之精为与生俱来，“后天之精”是出生以后来自摄入的饮食物，通过脾胃运化功能而生成的水谷精微。“先天之精”与“后天之精”一来源虽有异，但因均归于肾，二者相互依存、相互为用。“先天之精”有赖于“后天之精”的不断濡养，“后天之精”又依赖于“先天之精”的活力资助，二者相辅相成。肾虚精气不足，则会影响脾的运化。脾主运化水谷，能将饮食物化为精微，或将水谷精微“灌溉四肢”和布散至全身。脾运化水谷精微功能旺盛，才能为机体化生精、气、血、津、液提供足够的养料；另一方面，脾还有运化水液的功能，能将吸收的水液转输和布散，即脾对被吸收的水谷精微中多余水分及时转输至肺和肾，通过肺和肾的气化功能化为汗和尿排出体外。如果脾虚运化水湿的功能减弱，而产生湿、饮、痰等病理产物。《素问·至真要大论》说：“诸湿肿满，皆属于脾”。这就是脾虚生湿生痰的

机理。人日常生活多有饮食无度，过食甘肥，或劳倦伤脾，脾失运输、消磨之职皆可积湿生痰，热郁化火，炼液为痰，痰阻脉络日久则致胸痹之证突发。故本方以益肾健脾，推迟脾肾衰退，为治胸痹之本。但本病毕竟发自中年以后为多，人过四十阴气自丰，肾气渐衰，肾阳衰，则不能鼓舞心脉之阳，肾阴不足可引起心阴内耗，心阴、心阳弱可使气血运行不畅，故加用涤痰散结、活血止痛之品以治其标。

因此治疗胸痹之证本法重在标本兼治。肾气充实、脾气健运，水谷精微之气化饮化痰，生理现象推迟，已经为痰浊瘀血阻塞之脉络，得涤痰散结、活血之剂后，得复通利，胸痹之证可达到标本兼治之效。

图 2–55、2–56：

谈中西医结合问题

中西医结合全国已风行，但中西医结合的来龙去脉我却不十分明白，我的有关知识许多只是在报纸上看到的，并未看到中央正式提出中西医结合。自历届的《政府工作报告》中有关卫生部提到“中西医结合”，我僅[1] 知二条：1. 团结中西医；2.1954 年毛主席的中医政策。

那么中西医结合，西医学习中医又是怎样提出来的呢？据我所知，是卫生部门向中央请示，毛主席批示：全国各省市可以有二、三个高级的西医学习中医。这样全国可以出几个高明的中西结合的理论家。但非正式文件。以后至 1954 年全国都办（大城市）西医离职学习中医及中西医结合学会，学会得到国家的支持。

我是来本市以后走上学习中医之路的。很长时间，人们（包括卫生局）都叫我是西学中的医生，凡要什么社会活动，如政协、人大、科协的活动都要老中医参加。

但中西医如何结合，怎样结合，结合后的中医是什么样，到现在我也不明白。中医、西医学术思想、内容完全不同，中医主要讲阴阳、气血（后文未收录）。

图 2–57：

治病必求本

阮士怡　2014.10.30

---

① 僅，应为“仅”。此处保留了阮教授的书写习惯。

第三篇　实践出真知，古方须赖科技兴

图 3-1、3-2：

一、冠状动脉机能不全的中医辨证论治 10 年规划

二、题目来源及提出根据

根据卫生部十年科研规划列表，说明本题执行单位，并结合本院过去对本病治疗上有一定疗效，故在此基础上继续研究。

三、人力组织：在党组织及院长领导下，以内科为主，与综合科共同组织一定人力来完成本题的研究任务。

四、研究方法及内容：

（Ⅰ）首先由西医确定诊断，凡属冠状动脉粥样硬化而致、冠状动脉机能不全者为研究对象，分组治疗观察：

①组早期冠状动脉粥样硬化患者；

②组有典型心绞痛患者；

③组心肌梗死。

（Ⅱ）选择好病人之后，再以祖国医学辨证分型，按一定处方加减施治；

（Ⅲ）在临床上取得一定疗效后，再结合疾病诊断，具体分析、确定处方中的单味药之疗效；

（Ⅳ）初步探求动脉粥样硬化发生原因与脂质代谢的关系，对大脑皮层活动的影响及血液动力学的关系；

（Ⅴ）对各组病人进行临床疗效观察。

五、进度：1963–1965 年　对以上四组病人各收集 20~30 例临床总结疗效。

1966–1967 年　在上述成果的基础上做动物试验，造成动物的人工动脉硬化，给动物服药后，对血管观察是否发生动脉硬化。

1968–1972 年　对动脉硬化发生机制做初步探讨并找出其起效的原因。

六、1963 年具体工作

第一季度：健全组织，设计专科病历，收集文献以后开展门诊；

第二、三季度：在诊治中提出几个有效方剂做成丸药；

第四季度：总结20例进行小结，为下一项工作打下基础。

七、提出要求

1）西医对心血管疾病有一定的治疗作用；

2）心电图及彩超机可一台；

3）充实化验工作；

4）与医学院生理、病理生理学科协助；

5）1963年一般研究需300元；

6）保证中药的供应。

图3–3 ~ 3–5：

项目名称：中医中药“益肾健脾”、“软坚散结法”防治冠心病

申请者：阮士怡

工作单位：天津中医学院第一附属医院

通讯地址：同上

电话：22. 0843

电报挂号：

申请日期：1987.4

一、本研究项目的科学依据和意义（包括科学意义和应用前景，国内外研究概况水平和发展趋势、学术思想，立论依据，特色或创新之处，主要参考文献目录和出处）

动脉粥样硬化是导致心脑血管血液循环障碍的主要原因，是目前危害中老年人身体健康的主要疾病，国内外虽然用了很多人力物力进行抗动脉粥样硬化的研究，但没有突破性进展。

我们卅多年来应用中医中药进行对冠心病的研究取得了初步成果，1981年曾做过一次鉴定，在此基础上我们又深入应用中医理论认为脾肾虚损，痰湿阻络是造成动脉粥样硬化的原因。动脉粥样硬化不仅是冠心病的致病因素，也是脑血管意外、肾动脉硬化等疾病的原因。多年的实践经验，我们认为解决或推迟动脉粥样硬化不仅可以防治心脑肾病变的发生，且可使全身各系统血液循环旺盛不衰，而使脏腑功能推迟衰退，即从研究防治冠心病着手，进而研究推迟动脉粥样硬化的中药有效方剂，最终目的使人类少生疾病而达到健康长寿的目的，这一科研工作符合我国卫生工作四大方针

的第一条“预防为主”。

中医理论认为脾主运化水谷精微，其原动力在肾。水谷精微循行全身而使人精力充沛，以营各种生机，但若脾肾虚损，精微物质则会变成水饮，水饮停聚日久又变成痰，痰湿阻塞脉络而使气血运行不畅，气血不行则可导致全身生机衰减而生病，进一步致成早衰。据此，我们应用“益肾健脾”以治本，“涤痰软坚”以治标，可以达到使动脉管壁维持弹性，内膜光滑，同时改善微循环。我们认为这是一个防治或推迟动脉粥样硬化的好方法，国内外目前尚无此种提法。

二、研究内容和预期成果（说明研究项目的具体内容并明确重点解决的科学问题，预期成果和提供的形式。如系理论成果，应写明在理论上解决哪些问题及其科学意义；如系应用性成果或基础性资料，应写明其应用前景）

运用中医心肾相连，脾肾相关的理论为指导思想，充分利用现代检查仪器和实验手段，解决脏腑“供”与“需”的问题。人体多个脏腑需要血液以供营养及清除废物，而供血则主要依靠动脉弹性不衰与内膜光滑及微循环保持正常形态，良好运行。

本课题其具体内容包括：

1. 益肾健脾，软坚散结方药推迟动脉粥样硬化的动物实验研究。

2. 益肾健脾，软坚散结方药防治冠心病临床及实验研究。

以上各题分别在三年内完成并写出总结，争取鉴定。

预期达到：

1. 在防治冠心病方面开辟新的途径，取得突破性进展，并进一步研究抗老防衰的中药制剂。

2. 制出对冠心病标本兼治的中成药，不论从疗效及治疗手段上均优于现有西药。

图 3–6：

国内外研究概况、水平及发展趋势：

目前国外对老年医学的研究工作日新月异。美国比较重视基础方面的研究；英国则以临床研究工作为优势；日本的老年医学研究工作虽起步较晚，但近年来发展十分迅速，已从一般临床研究发展到分子水平的研究。现在世界各国比较重视基础学科研究工作，其研究范围从基因遗传、细胞结构，分子化学到老年人流行病学调查、长寿与致病因素分析，老年病预防。从基础和临床两个方面研究衰老的指标、老人退行性变以及严重危及老人生命与健康的多发病，如心血管病等。探索衰老的表现规律、原因和本质。目前在国内关于老年病的研究较以前有了较大的发展，很多研究机构采用了众多的研究方法：如人体神经系统脂褐素沉积在老年人中的观察，老年人微量元素的变化及与长寿的关系。血浆肾素活性－血管紧张素Ⅱ－醛固酮系统在老年人中的变化水平，血浆过氧化脂质、单胺氧化酶的测定，以及睾酮、雌二醇等在老年人中的变化的研究都取得了一些成果。

中医药学对于防病抗衰的研究有着几千年的历史，古代医家在长期的生活实践中对老年医学提出了很多理论。很多的实验研究证明，中医药在抗老防衰方面有着明显的效果，（阮教授批注：对老年人的健康保健有着明显的疗效，）如对人体免疫系统的调节和稳定、对人体脂质代谢的调节等，是我国研究老年医学必经的一条捷径，也是我国为世界医学做贡献的一个重要方面，有着广阔的前景和研究领域。

（阮教授批注：这样补肾，涤痰软坚散结的中药治疗对改善动脉硬化的病理变化，降低血小板聚集性，增强动脉内膜的抵抗力，有着积极的治疗作用。）随着这一研究的深入，必将对人类的长寿和健康做出极大的贡献。

图 3–7：

研究进展及早期达到的结果和阶段性成果：

1986 年 8 月 ~ 1987 年 12 月在临床观察基础上，做出益肾健脾、软坚散结法治疗冠心病 200 例临床总结，并对脾虚、肾虚、脾肾两虚的证候表现，相互演变规律及相互联系进行探讨，在此基础上制定出诊断、疗效判定标准。

第六页

本课题研究在原有临床疗效的基础上，先分型总结病历制成固定方药：

1）使用血脂、血流变等检测方法证实疗效；

2）应用鼠或兔做分组实验，证实中药对推迟动脉硬化的病理改变；

3）在以上的基础上再用内分泌、前列腺素、单胺氧化酶、脂褐素等指标检测效果。

最终达到推迟人类动脉粥样硬化，保持微循环良好，不但达到对老年人祛病延年的目的，希望能在内科疾病治疗领域内能开拓新局面。

图 3–8 ~ 3–10：

中药降血脂研究成果简介

血脂是人体生活必需物质。中医谓“亢则害，承乃治”，故血脂过量或不谐调皆可成为使人百病藂[1]生的“动脉粥样硬化”“脂肪肝及脂质异常沉积等症”。本人从事心脑血管病研究卅余年，因此对血脂的代谢亦为研究的一项内容。目前世界多国及国内对血脂的研究已成为一项医学重要内容，高血脂及脂质代谢紊乱者，发病率日多。目前西药降脂药虽多但副作用甚大，中药降脂成药少且疗效尚不够理想。本人单纯用中药降脂及调节脂质代谢取得较好、先进成果，效优于西药且无副作用。现将研究成果阐述如下：

（一）临床方面

1. 早于（20 世纪）80 年代初本人在研究中药防治冠心病时，即将血脂列为一项指标，采用人血：共 62 例。其结果如表 3–1：

表 3–1 $\overline{x}$ ± 标准差

项目	治疗前 n=62	治疗后 n=62	P 值
HDL	43.05 ± 2.51	51.93 ± 2.15	P<0.01
CHO	249.6 ± 7.5	183 ± 2.22	P<0.01
H/T	0.7 ± 0.01	0.34 ± 0.01	P<0.01

2.1987 年 中药防治冠心病成果鉴定，其中血脂部分采用人血（本课题获市三级科技成果奖），结果如表 3–2：

表 3–2 $\overline{x} \pm s$

项目 / 分组	总例数	Cho mg/dl	HDL–c mg/dl	HDL–c/Cho
	200	289 ± 13.2	61.4 ± 5.6	0.21 ± 0.07
	200	238 ± 15.7	69.3 ± 2.8	0.29 ± 0.08
P 值		P<0.01	P<0.05	P<0.01

（二）动物实验方面

1.1988 年我们在临床方面取得中药降脂成果的同时又做了动物实验，动物应用大白鼠，其结果如下：

P11：实验检查结果抄到 P12 表 17（王学美）

2. 以上系造模动物实验结果。以后我们又采用大鼠自然老化观察其外观、生化、病理形态学改变，共用大鼠 250 只，分组喂养 18 个月，其中脂质变化简录部分如下

① 藂，应作“丛”。此处保留阮教授书写习惯。

表（此处表格未收录）:（本课题荣获市科技二等奖成果奖）

~~自 P3,2 打印但不打 2 字~~从“血清”LPO 的代谢物…开始到 4 页终了。

3. 另外我又做了一组动物实验可以显著提高 HDL-c 和 APoA 的含量，说明扶正中药有调理血脂的作用，能消除动脉粥样硬化的形成（有病理形态学标本）。

（三）细胞培养

在本市我们首先创造了细胞培养，通过用兔主动脉平滑肌细胞培养观察对血脂变化，简述结果如下：中药可以显著降低 SUC 内 LPO 含量（P27 ~ P28），从而预防 AS 发生和发展。

以上系本人数十年来科研工作中涉及中药对降脂及调节脂质的作用的简介。证实中药降脂及调节脂质代谢有良好的作用，口服中药降脂效果佳、持久、方便、无副作用。

方法：从略。

服法：每日三次或二次；每次 6 片。

疗程：以一个月为一疗程，可连服 2 ~ 3 个疗程。

图 3-11：

中医“祛腐生肌法治疗溃疡疾患的研究”

文章叙述了“祛腐”及“生肌”的内治法与外治法。临床部分所述过简，也无临床资料，似显空洞。

实验部分设计合理有一定的科学性，条理明确能说明问题，应用动物实验阐述了中医“煨脓长肉”的科学性，这部分是一篇有较高价值的文章。

图 3-12：

骨髓细胞的形态检查步骤：

Ⅰ：骨髓涂片的检查　只在低倍镜下看，内容：

①取材，涂片及染色高含？？（此处原稿难以辨识，故以问号占位表示）则为三好片，如不正常，可能有误差。②成熟红细胞与有核细胞大致比例，有核细胞增生情况分五级。a）增生程度活跃，每 1000 成熟细胞有 238.6 ~ 521.07 有核细胞，平均数为 351.96，即 1 ∶ 2.85，即 2.85 红细胞有一个有核细胞；b）有核细胞增生明显活跃，43.78 ~ 230.77/1000 红细胞，平均为 114.51，1 ∶ 8.77；c）增生活跃 21.53 ~ 63.67/1000 红细胞，平均为 35.54，1 ∶ 28.5；d）有核细胞增生减低，

7.41 ~ 19.61，平均为 10.53，1 ∶ 100；e）重度减低，1.96–7.41，平均值为 4.85，1 ∶ 250（每 250 成熟红细胞有一个有核细胞），以上数字有时可以大概一看就定下来是否骨髓增生情况。③计算全片巨核细胞数目，在低倍镜下看到巨核细胞时即用油镜来看其成熟情况。④注意有无体积较大的特殊细胞，（高雪化尼门匹克及其他属细胞）以后用油镜做细胞分数。粒细胞与单核细胞多在两边及尾部。淋巴细胞在中及头部，故数体尾交界处，由上向下，由下向上，应五百个细胞，在计数中应注意以下几点：a）粒细胞在骨髓中所占的比例，各阶段所占比例的关系有无形态异常，胞浆与核内有无空腔及中毒性颗粒及汉氏小体。b）红细胞系统比例关系，各阶段的比例关系有无巨幼红细胞，成熟红细胞大小、形态有无变形，中心核染区如何加大或小，有无 H 氏小体①，或多嗜形红细胞，靶形红细胞等。c）淋巴与多核细胞系统，有无形态异常，各阶段比例。d）其他浆细胞，网状细胞，组织嗜碱及酸细胞、内皮细胞、吞噬细胞，其形态的比例等。e）血小板多少及其形态，用油镜时可估计血小板每 3 ~ 4 个视野未见血小板即为减低，正常每视野有血小板 1 ~ 2 个。每次都有（后文未收录）。

图 3–13：

等状，染色质不清楚，急性淋巴性白血病此种细胞较多。

分析细胞时注意事项：

（I）每个细胞必须根据体积的大小、核与浆的比例、核的形状、核内染色质的结构、核仁有无胞浆的颜色及其颗粒；

（II）各系统中原始阶段形态上较正常相似，不易辨别，可以自其以下的来找以决定其归属，晚期较易鉴别。

（III）髓细胞发育为连续不断者，其在移行范围应在以下的范围内。

（IV）病理情况下，浆与核发育不平衡，故失其原有形状，正常与病理如有难控制者可划入分类不明的系统中去。

（V）染色条件不易固定，在不同的涂片或偏酸或偏碱，应根据同一片来作比较。巨大血小板呈椭圆形，与红血球大小差不多，或较大色稍嗜酸性，有嗜酸性颗粒。

---

① H 氏小体：即 H– 丁氏小体，为细胞核残留物，表现为在成熟或晚幼红细胞胞浆内有一至数个染成深紫红色的小圆点，大小不一。

图 3–14：

贫血

定义：凡是有下述指征称为贫血：①红细胞数目减少；②单位容积血液内血红蛋白含量减少。

正常人体血液为体重的 1/13–1/15，或 83 ~ 85ml/kg。真正贫血应和稀血症加以区别，如在乳腺消退和肿胀期均可有稀血症。

贫血时，血总量可能正常、增多或减少，但当真性贫血时红细胞总量减少的。

生理：贫血时组织产生缺氧，即组织的氧饥饿，此时有以下几方面是需要注意的：①贫血发展的速度；②贫血的程度；③机体对这种情况的适应和速度，均有意义。

但贫血的程度和病人之间不相一致，这是因为代偿机制起到了作用，从而保证了组织对氧的生理性需求。

神经系及心血管系统对贫血的代偿性起到主要作用。当贫血时，因缺氧致使未完全氧化的代谢产物进入血流，这种物质影响血液循环的中枢调节作用，以及影响心脏的神经肌肉装置，而使心跳加快、血流加速，可增加几倍，此外，血管痉挛和组织中的贮备血液进入血流（主要是皮下组织的血液）。

在轻度贫血时，血栓红细胞的生理活动性和毛细血管壁对血液中氧气通透性的提高，就称代偿组织的缺氧，原因是当贫血时红细胞的细胞膜发生变化（胆固醇和卵磷脂的比值由正常的 0.9 降低到 0.6），因而膜的通透性增加。

但在重度贫血及心血管循环障碍的时候机体就会产生氧饥饿。

缺氧的证候：呼吸困难，心悸和心前区不适，活动后加重，脉微，苍白，而眩晕。

图 3–15：

（前文未收录）及学院、医院多次评为科研先进个人获奖金奖状，并晋级且是本市第一个获中医奖金者（集体、本人系课题负责人），也是本市第一个做成科研成果者。我所研究的课题曾被国内专家评为国际领先水平，实际经权威机构随机搜索此项科研成果，查了七十多国家、地区，3500 种先例，380 万篇文章无相同内容，此项成果也曾到国外交流并获奖，现经常有不同国际来信邀请参加学术会议。

本人已近耄耋之年，年老力衰，因此退居二线，科研工作不得不中止进行，我所建立的实验室做了细胞培养是本市第一家。

但我并不因此而放弃我的本职工作，现我仍从力所能及的以下三方面：（一）中老年人的保健与医疗工作。（二）如何提高中华民族（身体）素质的工作。（三）因我国特殊条件造成的关系与今后更多的人口组成所带来的保健问题。我现已从实验室中走出来，但我进入了更广阔的世界中。我除了每周仍保持一定的门诊工作外，现对上述三方面或做实际工作或做文字宣传，也是老有所为，老有所乐，所谓助人为乐。

在我读小学时，常听到外国人称中国人为“东亚病夫”。解放后，强大的中华人民共和国站起来了，洗刷了过去的耻辱。但是一个国家一个民族想自立于世界强国之林，超出各国民族之上，必需有健强的体魄及智商高的脑力。现在世界各国均已注意到这一点而且努力践行，很多国家人民体重提高均在迅速增长，并且注重人民智商提高。在此，我仅按科学观点提出一个要我们重视，并且今后应提到政府意识日程上来，即人类大脑发育自怀孕三个月开始至今后两年，幼儿大脑神经细胞完全发育成熟。

图 3–16：

图为补肾抗衰方的组成，具体如下：

龟板 20g	鹿角胶 10g	云苓 15g	菖蒲 8g
丹参 20g	首乌 20g	~~菟丝子 10g~~	杜仲 15g
枯草 15g	海藻 15g	~~川芎 10g~~	~~陈皮 10g~~
砂仁 6g	寄生 15g	~~昆布 15g~~	仙灵脾 6g

共 189 克，为二日量，点 4 片，约 100 片

图 3–17：

四、补肾抗衰片

药物组成：寄生、炙鳖甲、赤芍、杜仲、枯草、人参、仙灵脾、首乌、云苓等。

功能主治：本药有抗衰老作用，益肾健脾以治本，涤痰散结以治标，标本兼顾，可以达到抗老防衰的目的。

内容：本药完全用中草药制成，临床给 600 多例老年前期及老年期服用后，不论内分泌指标、抗氧化指标及降血脂等指标检测均较现有抗衰老的中西药为优。经动物实验亦证明本药有防止衰老的作用。

图 3–18：

益肾近寿片（冲剂、胶囊剂均可）即在原“补肾抗衰片”的基础上又有改进，疗效更优。

健康长寿已是现在世界各国人们注意的大事，多国医学工作者及卫生领导部门均已非常重视。本人从事中西医结合五十余年，对此问题研究有个人见解。多个近卅年的采用中西医结合的方法研究健康长寿问题，稍有成就，经国际随机检索及专家鉴定，为国际领先水平。

长寿必须有健康的体魄，若不健康，徒言长寿无益。故本研究主要是在健康的基础上长寿，才能达到个人所顾及取得高度社会效益，经济效益高于社会效益之中。本药若开发得当，其经济效益不但限于国内，可望进展到世界各国，详情从略。

主要研究方略：以中药理论及基础，人生（后文未收录）。

图 3–19：

（前文未收录）治疗 2 个月为一疗程，每个病人观察 2 ~ 3 个疗程，治疗期间有临床合并证并用其他中西药品及不满疗程病历则剔除。

服药期间未发现毒副作用，少数病人初服有便溏，服久（约七天后）不用矫正自能适应。

（五）治疗结果：523 例分为肾虚组、脾虚组、脾肾两虚组，治疗疗效观察按积分值计（此处从略积分法）。治疗结果见表 3–3。

表 3–3

证型	N（例数）	治疗前	治疗后	P 值
肾虚	204	11.94 ± 1.72	7.01 ± 1.34	P<0.01
脾虚	185	11.18 ± 2.79	7.50 ± 2.15	P<0.01
脾肾两虚	134	20.92 ± 6.25	17.81 ± 4.80	P<0.01

数值以积分值计，由表可看出以肾虚及脾肾双（后文未收录）。

图 3–20、3–21：

一、降脂软脉一号

药物组成：寄生、云苓、首乌、枯草、仙灵脾、赤芍、冬虫草等。

功能主治："益肾健脾，涤痰散结"治疗胸痹证（防治动脉硬化，改善微循环等，有防治冠心病、中风等心脑血管病之效）。

内容：动脉硬化是随增龄而发生的一种病理变化，是导致冠心病、脑梗塞等动脉病变的主要原因。世界上由动脉硬化引起的疾病占所有疾病之首位，危害人体健康，缩短寿命，但目前世界各国所有的中西药物多为扩张血管，降低心肌耗氧量等治标的办法，还不能从根本上解决动脉硬化问题。本药经临床应用及动物实验证明，能改善已经硬化的动脉，使之管腔由狭窄变再通，恢复血管弹性，改善微循环，使新陈代谢逐渐恢复，是一种防治动脉硬化的有效药物。

本药并能降低血脂，减轻血粘度，也可达到减肥的目的。

图 3–22：

三、降脂软脉三号

药物组成：茵陈、赤芍、枯草、炙鳖甲、白茅根、车前草、旱莲草、沉香等。

功能主治：心悸不安，胸闷气短。主治多种心律不齐（以早搏为主）及室上性阵发性心动过速等证。

内容：早搏是多见的心律不齐证，现在发病率较高，其病因多系窦房结或房室结因供血不足或心肌炎后遗症所致。现在虽有 β－受体阻滞剂、膜抑制剂等西药，但对心率慢患者多不适用。本药对多种早搏不但效果好，且不减慢心率。

图 3–23 ～ 3–25：

养胎益智健脾冲剂（暂名）可行性报告

（一）前言

计划生育已列为我国国策，每对夫妇只生一个孩子，因此相应的优生优育也就间接地成为我国的国策。今年第三次全国优生学大会，国家领导人为大会题词，可见国家对优生问题已看得十分重要了。

至于青年夫妇更是望子成龙，希望自己的孩子聪颖健壮，于是百般设法从多方面想提高自己孩子的智力与体力。但自己的孩子“是龙是凤”早在胎儿期与生后一年内就已定型，以后的增加营养与药物补品全是徒劳无功，于智力毫无补益。

中医对优生自古就有很多宝贵经验，惜未被后人给予足够的重视。如《千金方》中所谓“胎气”是指胎儿在母体内所受的精气，人由胚胎以至形成，皆赖胎气而逐渐生长，离开母体之后，生长发育正常与否，也与胎气禀受有关。如禀受充足，则气血调和，精神充沛，发育正常形体健壮；若生后智力体力发育均不健全，皆与禀受先天之胎气有关。此外还有什么年龄结婚，男大于女，什么季节生的小孩聪明等众多记载，这些理论有的已为现代科学证实。近来国内外医学科学家均认为人的智力高低，主要在于妊娠期营养的充足与否。

经过胚胎学家的研究，妇女妊娠后第三个月，胎儿大脑细胞开始分化，到生后一年大脑细胞数目分化完成，质与量均已定型，生后二年再给婴儿以任何营养物质或任何补品，也不会增加大脑细胞的数目，或增高其质量。换言之，即不能再使婴儿智商提高。古人有“从小看大，三岁知老”的谚语，不无道理。所以我们要想提高儿童智商，必须从妇女妊娠期开始给孕妇以足够的营养与胎儿大脑发育的必需物质。（营养物质）。

现在我国弱智儿童估计已近千万，近来测试智商的标准，140 以上为天才，139 ~ 120 为非常优越，119 ~ 110 为优越，109 ~ 90 为一般，89 以下为边缘，不足 70 则为愚蠢了。现在哪个青年夫妇不愿生一个智商在 120 以上的孩子呢？

提高人类素质（包括智力与体力）已不仅是个人的事，而是对中华民族繁荣昌盛有迫切的现实意义和深远的历史影响，也是中华民族今后能否与世界强国并列，共同向自然界斗争的一件大事。提高今后中华民族素质决不能等闲视之。

根据以上理论与事实，我们创制了本冲剂，用以提高儿童智力与体力。这是一种科学、现实的、具有重大意义，从根本上提高儿童智商的创举。

我们重在社会效益，在社会效益中得到更大的经济效益。

（五）具体内容

本冲剂共分三种类型；

I）第一种适合于妊娠开始到三个月。

此时妊妇多易患恶阻（恶心、食欲不振、偏食等）及流产。现在妊娠先兆流产患者甚多，此时方剂以固冲任理脾胃为主。

II）第二种适合于妊娠后 3、4 个月到出生。

此期妊妇的胎儿生长最快，平均每日增长 10g 左右，也是大脑发育的主要阶段。

此期方剂以充实胎儿大脑发育，体力健壮，增加抵抗力类药物为主，小儿，中医谓为稚阴稚阳之体，最易患病，于妊娠即予药物预防，生后可少患病，即使患病亦较轻。

III）第三种适合于哺乳母亲服用。

现在提倡母乳喂养，母乳喂养好处甚多，在此不多做解释，是尽人皆知之事。此时方剂适合于婴儿生后 10 ~ 12 个月，母亲服用。

此期方剂除在第二期方剂稍有加减外，另增加防止乳汁（后文未收录）。

图 3–26：

抗 A.S. 1 号

炙鳖甲 先煎 20g	丹参 25g	山萸肉 15g

图 3–27：

抗 A.S. 2 号

寄生 20g	西红花 2g	海藻 10g

图 3–28：

胸痹病 1 号方

白人参 5g	丹参 15g	川芎 8g	海藻 8g
枯草 6g	元胡 8g	山萸肉 10g	白术 8g
薤白 8g	冰片 0.3g	补骨脂 8g	女贞子 8g

以上为一日量。

图 3–29：

胸痹病 2 号方

炙鳖甲 12g	丹参 15g	川芎 8g	沉香 10g
贝母 15g	海藻 8g	枯草 8g	白术 6g
白芷 6g	黄芪 15g	巴戟天 8g	冰片 0.5g

以上为一日量。

图 3–30：

炙鳖甲 12g	丹参 20g	川芎 8g	海藻 8g
枯草 8g	元胡 8g	白芷 6g	枸杞 8g
黄芪 12g	巴戟天 8g	山萸肉 10g	冰片 0.5g

以上为一日量。

图 3–31：

心脑宁

西洋参 6g	寄生 15g	川芎 6g	海藻 6g
枯草 8g	银杏叶甙 100mg	冰片 0.03g	

以上为一日量。

图 3–32：

心脑宁（暂名）

西洋参 5g	寄生 15g	云苓 10g	川芎 6g
海藻 6g	枯草 8g	银杏叶甙 40mg	冰片 0.02g

以上为一日量。

图 3–33：

心脑宁

西洋参 5g	寄生 15g	茯苓 10g	川芎 6g
海藻 6g	枯草 8g	银杏叶 6g	梅片① 0.02g
元胡 6g	（银杏叶苷 40mg）		

图 3–34：

结核第二方

天冬三钱	麦冬三钱	百部三钱	茯苓一钱
夏枯草四钱	马鞭草四钱	白芨二钱	山药一钱
阿胶块二钱	三七五分	枳实三钱	桔梗一钱
炙草二钱	沙参三钱	生地一钱	

七剂，每日一剂

图 3–35：

报防病中心：

山楂 1000g	决明子 750g	昆布 500g	红花 500g
桑叶 500g	白果 200g	黄豆粉 1000g	脱脂奶粉 200g
蛋白质 20g	植脂末② ?g		

图 3–36：

降脂方：

人参 6g	云苓 10g	泽泻 25g	海藻洗 10g
肉苁蓉 10g	金樱子 10g	绞股蓝 20g	首乌 20g
女贞子 10g	共九味 121g		

---

① 梅片，即冰片。

图 3–37：

降脂方：

海藻 10g	山楂 15g	决明子 15g	银杏叶 6g
泽泻 20g	首乌 20g	酸枣仁 20g	

图 3–38：

消食退热糖浆临床质量标准

处方：

柴胡 100g	黄芩 150g	丹皮 50g	知母 100g
青蒿 150g	荆芥穗 50g	槟榔 100g	厚朴 100g
大黄 50g	水牛角 150g		

图 3–39：

增强免疫功能

一号：

黄芪 10g　　女贞子 5g

增强身体免疫力、体弱老人、患者及免疫力低下者，为一次量，日服 1 ～ 2 次。

二号方：

西洋参 4g　　仙灵脾 5g

为一次量，日服一次。

应用：增强体弱多病者体质，均可应用。

图 3–40：

健胃降脂饮品：

乌梅 1	云苓 5g	海藻 4g
白蔻 2 粒	半夏 3g	枸杞子 5g
佛手打碎 1.0g	苏梗 3g	首乌 4g
陈皮 1g	丁香 2g	山萸肉 4g
冰糖 2 粒	肉豆蔻 2.5g	茯苓 3g
红枣少许	砂仁 1g	仙灵脾 3g
小茴香 1.5g	女贞子 3g	泽泻 5g

图 3-41a：

（一）抗凝一号：

水蛭 2g　　三七 3g

为一次量。

功能：高粘血症，高凝状态均可应。

应用：心梗、冠心病及脑血栓形成，血栓阻塞性脉管炎等均可应用。每日一包。

抗凝二号：

蒺藜草 6g　　黄芩 6g

为一次量。

功能：治疗同上。

图 3-41b：

水蛭 1g　　姜黄 6g　抗凝粉

①水蛭 0.5g　　姜黄 9g　为粉剂，日二包冲服

②苦参 6g　　虫草 1g　抗心律失常一号，日二次。

甘松 3g　　当归 6g

③止喘 1 号　　沉香 4g　葶苈子 4g　2 次 / 日

2 号　　白芥子 3g　黄芩 6g

④增强免疫功能

1 号　黄芪 10g　　女贞子 5g

2 号　人参 5g　　仙灵脾 8g

图 3-41c：

5. 提高应激能力

灵芝 6g　　菟丝子 8g

6. 抗疲劳药

西洋参 5g　　五味子 6g　　五加皮 5g

7. 抗衰老药

首乌 10g　　补骨脂 8g

8. 止血粉

三七 1.5g　炒地榆 10g　为粉末

图 3–42：阮士怡教授为学生授方现场合影

图 3–43：

防治冠心病方（益肾健脾育心保脉）

黄芪 20g	沙苑子 10g	杜仲 12g	枸杞 15g
女贞子 20g	覆盆子 10g	仙灵脾 10g	刺五加 15g
绞股蓝 10g	肉苁蓉 10g	鹿含草 10g	川芎 10g

图 3–44：

治慢性心衰

党参 15g	杜仲 15g	桂枝 6g	巴戟天 10g
瓜蒌皮 20g	泽泻 25g	枸杞 15g	石菖蒲 10g
丹参 15g	绞股蓝 10g	防己 8g	

图 3–45：

治老年抑郁症

柴胡 10g	山栀 10g	香附 10g	百合 30g
党参 30g	知母 10g	巴戟天 10g	合欢皮 15g
枳壳 10g	泽兰 6g	郁金 10g	

图 3–46：

治糖尿病

沙参 20g	玉竹 15g	石斛 15g	荔枝核 25g
葛根 15g	黄芩 10g	益母草 20g	枯草 10g
山萸肉 10g	蚕砂 10g	翻白草 20g	

第四篇　躬耕育桃李，传道授业师德尚

图 4-1、4-2：图为阮教授曾用过的投影胶片。

图 4-3 ~ 4-9：

诸位同学，过去已经有许多医家给你们讲了许多先进的完善的经验。我已经有较长时间没有接触到新的科学信息，今天我们就是随便谈谈，如何研究中医的理论，怎样看待古人的经验，个人对医学科研的认识：落后性、困难性。

（一）正确认识继承与发扬的关系

继承是发扬的基础，发扬是继承的目的。两者的关系首先是继承，继承有书本上文献的继承，这点你们都是读研究生的，当然没有问题。再就是活的继承（没有认真的继承发扬就没有基础，就是一句空话）就是继承导师的经验或其他发表的文章。你们已经具备两方面的继承，那再就是发扬了。

如何发扬？我认为中西医结合就是发扬。以中医理论为基础，以现代科学为手段，中医参考西医的成果。党中央规定中医、西医、中西医结合三套马车，后来不提中西医结合了，认为医学科学界只有中医、西医，实际中西医结合就属于中医范畴，未来中西医结合就是发扬中医。应用现代科学手段证实中医理论提高中医，就是发现新的问题，新的治疗方法，新的预防方法等，使人们健康长寿。当大夫研究医学纵然很困难很复杂，但目的却很简单。

你们学习了很多年中医，中医几千年积累了很多宝贵经验及理论，其中大半是使人类健康长寿的方法，可惜我们却忽略这一点。举例来说“正气存内、邪不可干”“邪之所凑，其气必虚”“治病必求其本”“见肝之病当先实脾”，学过中医的再熟悉不过的话，可是我们没有照办。因为我们没有听古人的话，发展中医方面的成果不多，所以在治疗上成果很小，现在多注重中药的作用，单味药或复方对病的治疗效果，而对中医理论发扬得不多。如以心脑血管疾病为例，近百年来西医发明很多种药治疗疾病，到头来这种病还是居发病率里死亡率首位。近几十年发现的治心脑血管病的中药不下百种，而在我国的发病率由第二位上升到第一位，并且年轻化，据 1997 年统计，我国心脑血管病死亡占总死亡数 39.4%，近年来媒体上宣传的老药、中成药多种，我们细想这些药起了什么作用。可想而知这些药究竟起了什么作用，个人认为市场热销的几种药是浪费，既浪费了药源，又让病人浪费了人民币，更主要的是误了病人。药如此，外用器械更不用说了，我真不明白它们起到了什么作用，为何起作用。

众所公认，冠心病（胸痹）认为 A（动脉）硬化是致病因素，这点我不否认。而将致 A 硬化的原因大半归罪血脂，近来年对血脂影响动脉硬化的原因研究，连篇累牍甚至出了很多专著，认为血脂是致 A 硬化的罪魁祸首。那人们是否可以不要血脂，没有血脂可不可以？血脂是人生七大营养要素之一，名列第三，我们日常生活中可不可以完全除外血脂？肯定地说是不可能的。为什么血脂不正常？脂的生理功能：①供给热量；②类脂质供给细胞结构原料；③保护和固定重要器官；④必需脂肪酸是细胞的组成成分，对线粒体和细胞膜特别重要；⑤防止照射对皮肤的损害；⑥缺乏必需脂肪酸可引发湿疹，生长停滞，生殖机能障碍，血尿脂肪肝；⑦脂溶性维生素 A、D、E 等。血脂的代谢在体内涉及胃、肝、胆、胰、小肠等脏腑。哪一个脏腑出现病变都会影响血脂的代谢。

因为大多数人都认为血脂代谢紊乱是致 A 硬化的原因，于是外国人发明了很多降脂药为 HMG-CoA 还原酶抑制剂，他汀类药（洛伐他汀、塞伐他汀）、苯氧芬酸类降脂药，吉非贝齐（诺横），氯贝特（安妥明）及烟酸类药。其副作用大于治疗作用，很多人服药后肝脏出了问题，或肌肉出了问题、胃肠道反应也很厉害，最主要的结果既有这么多降脂调脂药，外国人也没有能用降脂药阻止动脉硬化，发病仍上升。外国人的发明治冠心病从降脂上下工夫，可以说是失效了，可我们回顾了中医古籍对此早有记载，早于外国人很多年，而且是辩证的，不是他们那种机械式的，只见树木不见森林的局限性。可是中医胸痹心痛中讲得很明白：“木郁之发，病胃脘当心而痛”，又说因纵恣厚味，喜好辛酸，恣饮热冷煎煿，故胃脘疼痛。古人可能对心痛、胃痛分不太清。古人提得很明确，胸痹的原因与饮食有关。我们研究降脂，即中药可以降脂、降糖，纵有成效，也弄不清脂是怎么降下来的。古人已说得很明白，若想脂肪代谢不紊乱，不过是可以少吃或调节有关脏腑功能，血脂是否可以平衡，胰、肝和肠一个脏腑有问题，就可影响血脂，我们应研究血脂高……（后文未收录）。中医讲平衡，阴平阳秘，精神乃治。你们不要只在降脂下工夫，看病人对脂质代谢有的脏腑是有病，如见肝之病当先实脾，不要单纯按照外国人说的。

我们不是反对外国的先进技术。我们可以借用这种先进技术，不要忘了中医的正确理论，我们要用这种先进的技术研究中医的正确理论。

此外“正气存内，邪不可干”“治病必求其本”是治疗胸痹的原则。

我们都知道冠心病是冠状A狭窄了血流不畅，从而使乳酸聚集、不能排泄而致心绞痛。20世纪70年代我国许多学者使用了“活血化瘀”方法做了不少工作，也取得了许多成果，但这些研究还是沿袭了外国人的毛病，机械的、局部的、不看整体。活血化瘀能使血管疏通了，也帮助侧支循环的建立。但是为什么有的冠脉还会发生狭窄？血脂为什么会破坏血管壁？为什么有的血管会发病，有的血管发病少？哲学上有句话，“内因是变化的根据，外因是变化的条件”。他们忽略了“内因”！正像把冠心病发病完全归罪于血脂一样，血脂侵犯血管壁是外因（比如吸烟、情绪紧张也都是外因），内因则因中医讲阴平阳秘、阴阳平衡使血管自身抵抗力提高，即该法研究使血管内层抵抗力增加，中层保持弹性良好。纵使血脂稍有紊乱也不发病或少发病，对其他的疾病也是一样。我们发展中医应从古人总结的宝贵经验中找问题，解决问题，以弥补自己的不足。

如何保护正气，你可以试用人参、黄芪、丹参、白术甚至枸杞子，增强免疫功能的仙灵脾、旱莲草、首乌、补骨脂等药作实验，看哪个药能对内膜有保护作用，或对中弹性纤维有延长寿命作用。

从治疗上我再提点个人看法，可能会伤害人，不过这仅是个人的想法，百家争鸣，如有异议可以讨论。

先从西医治疗本病讲：内服药不过是扩冠药，只能解决一时冠脉痉挛，而止痛，不论药起什么名字，其基本的成分不外神经酯类及单硝酸类、β受体阻断剂、钙拮抗剂。不论理论如何，结果不外解痉、降低心肌耗氧量等。这些都还是治标不治本的药物，也解决不了冠脉狭窄的问题。至于现在的外科手术治疗支架也好、搭桥也好，也是弊大于利。

所以我们应是从中医的理论，强调内因为主。保持阴阳平衡，使全身五脏六腑处于相对稳定的状态，如何顾护正气、祛除邪气，着手从根本上进行研究。至于中医现在市售的治疗冠心病的药，我不便对其做出评价。

好了，说到这里，误了你们学习时间，仅供参考，再见。

鉴于降脂方法不能解决该病的发展，我们就想到了“正气存内、邪不可干”古训。如能设法保护血管内膜的抗力增加，不怕外邪侵犯，内膜是第一道防线，一旦内膜受损，中层的弹性纤维也将受到损害，进入血管腔内，使血管发生狭窄，形成心肌梗塞或中风。

病理学家也发现，血管内膜受血脂侵犯处多在血流分岔处或血管狭窄处、血管内膜最易受损害的地方，临床上也见到血脂不高发生心脑血管病，小孩及年轻人血脂高也很少发病，所以保护血管的内膜不受损伤十分重要。

个人认为所以想彻底解决 A 硬化，降低心脑血管的发病率，就要研究如何顾护正气，应把内因放在首位，这也是古人说的治病必求于本。治病必求其本这句话在医学科研中非常重要，可以说我们没照古人说的做，外国人也忽视了这一点，不但本病如此，其他如肾炎只知降尿蛋白、减少血球，忘了治疗其久病的病灶。我今天主要就是讲这一句话，这是指导医学进步的一个永远不变的真理，不论你现在研究的生物学的、基因学的也好，你如不从根本解决问题，空中楼阁，究竟存在不住。

我们可以深入一步，研究如何保护动脉内膜，不要固执在降这一途径。

方法：饲动物以高胆固醇饲料，有的加入人参或黄芪、白术、首乌、白蒺藜、枸杞、淫羊藿、补骨脂、女贞子、刺五加等药。甚至现在新的发现的绞股兰、银杏叶。

看哪个药可以保护血管内膜。

图 4–10：

总论

第一章 老化的概念

第一节 老化的定义及老化的若干特点

“老化”是一种自然规律，研究老年化问题是近九十年才兴起的，国外早有老年科的设置，国内近十几年来对老年的健康也十分重视。各医院纷纷建设老年病科，出版界出了许多专门讲长寿的刊物。很多人以为医学科学使人长寿，实际（上）老人的存活并非全靠医学。老年人口比例的增加，除了老年疾病的发病以外，更主要的是儿童时期的致命疾病得到控制。此外经济条件如居住、饮食、劳动及卫生的改善，社会制度与国家经济的发达，对老年人的长寿同样重要。我们讲防老，不是保命哲学，而是要延长老年人老而不衰、老而不病的倾向，使老年人健康地活下去。现在世界各国，65 岁以上的老人比例相差甚多，非洲国家最低约为 3%，美国及英国在 10% 以上。世界上以英国对老年人健康注意得最早。

讨论老化的定义离不开时间的概念，所以有人谓“老化”是随着时间的进展而出现的变化或过程。有人强调说，这种变化是进行性不可逆的过程，但由于科学的发展，对这句非常悲观的论点还有待商榷。如老年妇女的子宫血管因发生玻璃样变而闭塞时，如给予求偶素①就可能重新疏通并恢复其功能，高血压性肾病时出现的视网膜病变，可用降压药物及限盐疗法而改善。实验动物动脉壁的脂（后文未收录）。

图 4–11：

尽量做到使进餐时精神畅快，这样可以提高消化吸收率。

老年人就餐时间应固定，注意蛋白质、脂肪及糖类的配伍，多吃新鲜蔬菜，宜吃容易消化的食物，晚餐勿进食过多，尤其不能进食不易消化的食物。如果热量不足睡前可喝点牛奶、吃些饼干及不太甜的点心，个人饮食习惯要照顾，如不合理可以慢慢给予纠正。勿食过冷过热食物，因冷热刺激都对胃不利，保持大便通畅，有便秘应多吃纤维多的蔬菜。注意，水分应足量，每餐可佐以汤或稀粥。老年人因肾动脉硬化，夜间小便量较多，因而会使老年人因厌烦夜间排尿次数增多而控制饮水，尤其有前列腺增生的老年男性，更有控制饮水的情况。更值得注意的是有轻度发热或腹泄，即引起脱水状态，但多数人当时却无口渴感觉。具体可能还要专门讲述。

杂粮：各种含氨基酸不同，不能单用一二种粮食，人体蛋白需要量，吃什么东西好，各种主要谷物含蛋白。

第二节

下边简述一下老年人的护理情况。

“人生七十古来稀”这句话现已不适用了。随着社会的进化，科学的发展，70 岁是很普通的年龄。故首先应了解老年人心理，不应抱有日落西山的思想，应经常鼓舞老人抱有长寿的信心。但毕竟老年人具有其生理特点，抵抗力减退，容易受自然环境影响，特别是不耐畏热与寒冷，对新环境适应能力降低，对世事有畏难情绪，故应注意到这些老年人的特点。

思想问题：积极活动衰老慢，和谐生活寿命长。

图 4–12 ~ 4–14：

近来亦有人试用了高压氧疗法，每日二次，每次 50 分钟，也较好的疗（效），值

① 求偶素，即人造求偶素，别名乙底酚，主要成份为己烯雌酚。用于卵巢功能不全或垂体功能异常引起的各种疾病，如闭经、功能性子宫出血、绝经期综合征等。

得今后进一步观察。总之老年性痴呆是由多种因素引起的，因此治疗上也应考虑到多方途径等，除药物疗法外还应注重生活疗法和肢体活动等。

第五节　阿尔茨海默氏病（Alzheimer）

这是一种初老期进行性痴呆的一种病变。本病不但危害患者本人，且给家属带来很大麻烦。这种病有越来越多的趋势，患者首先是智力逐渐丢失。现在对本病已看作是本世纪的疾病，故有人称之为世纪病。本病在美国发生较多，一般发生在 65 岁以上的老年人，因为发病率日趋高涨，在美国据说每年的研究费用达 4000 万美元。在其本国初步统计有 350 万人患有本病。本病在我国也不少见，它也包括在祖国医学“癫”的范围内。本病病因纵然现在尚不十分清楚，但研究人员正越来越快地找出若干线索。1976 年美国三所实验室的科学家们同时发现阿尔茨海默氏病患者明显缺乏一种合成乙酰胆碱的酶。乙酰胆碱是大脑中的一种化学成分，或是一种神经传递物质，其作用是在两个神经细胞之间传递“脉冲”。最近又有人认为是海马状突起的障碍，海马状突起是大脑皮层下的一层神经组织，其作用是处理新的信息，并把它存入大脑的记忆库去。据说如果海马状突起的输入和输出功能受阻，大脑就不能释放新的记忆，他们认为这是对早期病人为何丧失某些记忆力的最佳解释。也有人认为本病与遗传有关，总之这种病不是由一种原因，而是由很多种因素引起的。

病因：祖国医学认为痰生怪病，又谓无痰不作癫，故本病发生与痰郁湿阻有一定关系。脾为生痰之源，肺为贮痰之器，故本病的治疗应从脾肺着手。

症状：本病有阶段性可分早中晚三期，病为进行性。早期的记忆力障碍和非特异的轻度阶段变化为特征，历时约 2 ～ 3 年。除间歇的健忘外，还有判断力降低。多数患者能察觉自己精神活动能力降低，因而偏于忧郁状态；病每进行则出现失语、失认，进而空间及地点定向力丧失，分不清位置，有时找不到厕所，这一时期可持续 4 ～ 6 年；晚期严重痴呆丧失语言功能，不能准确回答问话，四肢屈曲僵硬，有时成为“植物人”，通常为期 1 ～ 2 年。本病虽有持续存活达 20 年的，大致 6 ～ 8 年即死亡。

治疗：本病目前虽无很好治疗方法，中医应用豁痰开窍、软坚散结方法会取得较好疗效。

第六节　脑血管硬化性痴呆

人到了 50 岁以上脑血管硬化逐渐明显，因而由其造成的脑血管病与冠心病恶性肿瘤相差不多。多国统计数字虽不完全一致，但三者不相上下。日本 1970 年脑血管病的死亡率是 176.5/10 万，有人统计其发病率约为 250/10 万，此数字显示高于肿瘤。近年来由于应用 CT 检查比较普遍，对于脑动脉硬化性痴呆检出率也逐渐增高。

原因：脑血管硬化性痴呆，是由于脑动脉粥样硬化，或其他类型的动脉硬化引起的脑内动脉的狭窄造成。长期脑血管供血不足致使脑组织缺氧，天长日久，脑细胞逐渐萎缩而减少。造成脑动脉粥样硬化的原因，目前公认的原因是与血脂增高、吸烟、寒冷及精神因素有关。除此之外血粘度的增加、血小板凝聚力的增大也都与动脉硬化有关。最近研究指出，血液中高密度脂蛋白与胆固醇量呈负相关。祖国医学认为，脑血管性痴呆还是与脾肾有关。

症状：初期症状有头痛、头沉、麻木感及记忆力低下，此外还有睡眠障碍和心悸、胃肠功能紊乱、食欲不振等现象。疲乏、注意力不能集中、没有耐性和情绪不好，类似轻度神经衰弱或植物神经功能紊乱症状，进而易激动健忘、智力减退、发音障碍。病再进行则出现痴呆现象，以致思维、理解、回想记忆等智力全面下降，这种痴呆所表现的神经、精神症状不完全一致。因其侵犯脑（后文未收录）。

图 4–15：图为阮教授关于“泄泻”的教学笔记。

图 4–16：泄泻

图 4–17、4–18：

（前文未收录）谷的这个过程。故不论内外因素扰乱了这种平衡就会发生病态。大小肠经过阑尾互相联结，小肠受胃中水谷，进行消化和分别清浊的过程。清者为津液经吸收后转输多部，终则停于膀胱；浊者为糟粕，通过阑尾，下注大肠。大肠接受由小肠下注的糟粕，吸收其中水分，使之变化为成形的粪便，排出体外。如小肠不能分清泌浊，大肠不能吸收水分，均会致腹泻出现，久于肝肾功能受损亦可损及脾的运化而致泄。常见致泻的原因有以下几种：

一、六淫之邪

六淫之中的寒暑湿热最能使人发生泄泻，其中尤以湿邪为著。《难经》谓：“湿多成五泄。”又有“无湿不成泄”之说。若因雨湿过多，或坐卧湿地，汗出入水，则寒湿内侵，湿困脾土而致泻（如有外感则有表证）。若于里热之际，湿热熏蒸，邪热不退亦可导致泄泻。

二、饮食不慎

饮食过量，积滞内停，或恣食生冷甘肥，影响脾胃运化功能，或进食腐烂不洁食物，伤及脾胃，均可形成泄泻。

三、情志失调

忧思恼怒、肝气郁结、肝气乘脾、脾失运化，而致泄泻。若平素体虚湿胜之人，如积怒时挟食易造成腹泻。

四、脾胃痉挛

素体虚弱，病后体弱，或生活调控失常，均可导致脾胃虚寒。脾的运化全赖阳气内充，如阳气不足、脾气下陷，便成泄泻。

五、肾阳不足

脾的阳气，依赖肾阳之助，如命火衰微，则脾阳受其影响，不能腐熟水谷，因而引起泄泻。如张景岳说："肾为胃之关，开窍于二阴。所以二便之开闭多属肾脏之所主。今肾中阳气不足，则命门火衰，而阴寒极盛之时，则令人洞泄不止也。"

图 4–19：图为阮教授关于"肠炎"的教学笔记。

图 4–20：

肠炎

一、概说

肠炎包括在祖国医学泄泻病中。泄泻证候群中有肠炎，也有其他原因所致的腹泄。

本病古代称为泄，有洞泄、濡泄、注泄等名称。本证大便稀薄、次数增多、腹痛或不痛，与痢疾有别。如何梦瑶氏云："泄泻之证，水谷或化或不化，腹痛或不痛，并无努责，亦无脓血及里急后重，唯觉目困倦耳，故与痢疾异。"

本病主要病变在于脾胃与大小肠，盖胃为水谷之海，脾主运化，小肠主消化吸收、分别清浊，清者经吸收后转输各部，浊者通过阑门，下注大肠，由大肠排出体外。如一旦五脏失职，则能导致腹泄。

二、病因：致成肠炎的原因虽多，但总的不除外感与内伤。中医认为外感六淫之邪皆能致病。《内经》谓："暴注下迫，皆属于热"，《难经》也有"湿多成五泄之说"，所以外感风寒，暑月酷热熏蒸，或久生湿地都能令人作泄，这说明外感为致病之源。此外生冷硬物或吃不洁饮食亦为肠炎常见之外因。

内伤七情常为肠炎发病的内因，由于先天禀赋或体质素弱，脾胃功能不佳，或由肝气横逆，肝病传脾，影响脾的（后文未收录）。

图 4–21：

痢疾

一、概说：

痢疾是以发热、腹痛、里急后重、脓血便为主证的一种肠道传染病，多见于春秋季节。

痢疾古名“肠澼”“滞下”，汉代统称“下”，隋唐以后特有“赤痢”“白痢”“赤白痢”之称。金元时代即知本病有传染性，称为“时疫痢”，如《丹溪心法》：“时疫作痢，一方一家之内，上下传染相似”。

本病多因外感时邪，与内伤饮食所致。外感时邪尤以湿热为常见致病之源。

二、病因：

分内因和外因二种。

（1）外因：外感六淫之邪都能诱发痢疾，六淫中尤以暑湿为主，如古人记载有“酷热之毒蓄积成痢”，但亦有由避热贪凉而引起痢疾的。此外，不注意饮食卫生也是致病的原因。如内伤生冷，硬物体积皆可作痢。这些病因是古人在实践中总结而来的。

（2）内因：古人对痢疾的发生不但看到了外因，同时也很注意内因。凡患痢疾的病人大多先有脾胃虚弱（中医所说脾胃有时是指这两个脏腑，有时则泛指整个消化系统及其功能）。如果脏腑功能有损害，就使外邪容易侵入。反之虽有暑湿之邪也不致病。故古人所谓“精神内守，邪不可干”就是这个意思。

三、病理：

暑湿之邪侵犯不健康的肠胃，因湿热郁蒸，致肠胃之气血阻（后文未收录）。

图 4–22：

胃炎

《内经》称胃为仓廪之官。

一、概说：“胃居中焦，禀冲和之气，多气多血，是水谷之海，为三阳之总司，五脏六腑、十二经脉皆受气于此。”胃炎一证，在祖国医学中多属于呕吐、胃痛之中。主要表现以恶心呕吐及胃脘胀满不适，间或疼痛为主要症状。单纯胃炎较少见，多与肠炎并发。

本病多由饮食不慎、情志失调，或感受外邪所引起，按病人表现症状不同可分为虚证及实证。实证多为邪气犯胃，虚证多因胃阳不振或胃阴不足所引起。实证符合于急性胃炎，虚证符合于慢性胃炎。

二、病因：风寒暑湿之邪侵犯胃腑，或饮食失于调节、贪食生冷油腻，或因胃火上冲，或以痰饮水邪聚于胃中，皆能令人发生恶心呕吐、胃脘不适，造成胃炎。

真阳不足，火不生土，致脾胃虚寒或长期过食刺激性食物，致脾胃不能运化水谷，胃失其和降之性，造成食后恶心欲吐、胃脘隐痛、嗳气吞酸等，亦能致成胃炎。

三、病理：外邪侵犯胃腑，胃失和降之常，水谷反而上逆，发生呕吐。或久居湿地，或当风取凉，外邪扰动于胃，胃不安，脾气亦停滞，~~久清浊不分，~~致中焦为之痞塞不通，发生呕吐、胃脘疼痛等症状。为恣（后文未收录）。

图 4-23 ~ 4-27：

中西医结合老年病的治疗学

目录

第五节　老年人肺结核

第六节　老年人肺癌

第三章　老年人循环系统疾病（中西医结合治疗）

第一节　老年人动脉粥样硬化

第二节　老年人动脉粥样硬化性心脏病

第三节　老年人高血压

第四节　老年人心律失常

第五节　老年人慢性心衰

第六节　老年人的心肌炎

第四章　老年人消化系统疾病

第一节　老年人慢性胃炎

第二节　老年人消化性溃疡

第三节　老年人反流性食管炎

第四节　老年人肝硬化

第五节　老年人胃癌

第六节　老年人便秘

第七节　老年人慢性结肠炎

第五章　老年人泌尿系统疾患

第一节　老年人泌尿系感染

第二节　老年人慢性肾功能不全

第三节　老年人急性肾功能不全

第四节　梗阻性肾病

第六章　老年人内分泌及代谢性疾病

第一节　糖尿病

第二节　脂质代谢异常

第三节　老年人骨质疏松症

第七章　老年人神经系统疾病

第一节　老年人脑梗塞

第二节　老年人脑出血

第三节　蛛网膜下腔出血

第三节[①]　一时性脑缺血发作

第四节　老年性痴呆

第五节　老年人失眠症

第六节　帕金森氏综合征

第八章　老年人的精神卫生

第一节　老年人的心理保健

第二节　老年人的精神疾病

第三节　老年人疑病综合征

第四节　幻觉妄想状态

第五节　老年人性格异常（3）

第九章　老年人妇科常见妇科疾病

第一节　老年人阴道炎

第二节　老年人子宫脱垂

第十章　老年人运动系统疾病

第一节　骨质疏松症

第二节　膝关节病

第三节　肩周炎

第四节　腰椎疾病

图 4–28：

书名：实用中医学

主编：天津中医学院内科教授阮士怡

主要内容：按中医证名、分型、分证论治

特点：1）分型尽量符合目前客观现实，如心悸一证下分数型，如心血瘀阻型（符合风心病）、水气凌心型（符合肺心病）、七情内扰型（符合神经衰弱的自觉心悸）、阴虚阳亢型（符合高血压心脏病）、胸阳痹阻型（符合慢性冠心病）、真心痛（符合严重冠心病心绞痛）等、心阳暴脱型（符合心肌梗塞）。

① 此处似为阮教授对目录进行修改时的笔误。为尽量保持原貌呈现手稿，故在此未做更改。敬请读者知悉。

再如胃脘痛：伤食型（急性胃炎）、食滞型（慢性胃炎）。

图 4–29：

1. 应用中医药理论对适应证、病因病机　　不充实

已补充

2. 方解中西药理论部分均删除，并补充了一部分中药方解。

3. 标本兼治已有人提过此处修改（原系 80 年代我们鉴定益气养阴法 651 丸时提的，因条目删去，文献未对年限才提出的）。

4. 预防为主一直是个人治疗胸痹证多年的体会。同样内科病也是这样，内科病很多已治不好（晚期）。个人体会今后主要在预防上，在修改的病因病机上可以详细答复、说明此点（速效救心丸在最近的广告上不是也有“犯病再吃，不如早吃不犯的宣传”）。

5. 现冠心病之事在补充的病因病机中已做补充，原来未说明白。

6. 李院长所提 4、5 两项也做了修改（病因病机原来写得太简单故有此误）。

图 4–30：

8. 疗程：背景材料原系以防为主，故疗程较长。现在治标亦甚重要，药味与原有改变，故缩短。

银杏叶是一种药，现在的医院不论中西的医院，胸科、一中心等，对冠心病病人除给中、西药外，都以舒血宁。2000 版药典又根据银杏叶记载，认为能治冠心病，故所述啰嗦，已修改。

9. 养心舒是暂名。

10. 21 号材料已按新要求修改。

图 4–31：

1）是否分型

2）年龄、组织病变的关系

3）男、女病变的关系

4）痰与 AS 的关系

5）内因与外因的关系

6）涤痰的方法不宜过多，因为防老，不应伤正

7）弹力纤维与胶原纤维的关系

8）平滑肌细胞增多

9）方法与结论，“痰结”方面多做探讨，在中医方面的理论提高，“无痰表现有无痰”，无痰的如何处理

都以痰浊为患，这是我们的看法，广义的痰

10）添加指标，超氧化物歧化酶

内皮 ＞
心肌

11）单味药与合剂（复方）的作用

12）痰浊凝结，唯再在中医理论上多结合

图 4–32 ~ 4–38：图为阮士怡教授对论文的修改记录

图 4–39：

小张：

你好。脱离临床已近 10 年，人也老了，写不出什么有内容的东西。今将稿子送于你可用则用，不可用则不要勉强，勉强发表了也会贻笑大方！

为能刊登，请你再三修改，不妥之处再电话商量，总之不要丢了脸。

审稿费我可以出，太多了拿不出，少数还是可以的。

一切费心，我对你不会客气。

此致

诊祺

阮士怡

05.3.23

如需简历你手头没有材料，编写可也。

第五篇　妙手著文章，初心不知老将至

图 5-1：

“老糊涂”能减轻或者预防吗？（的形成原因）

阮士怡

老糊涂是老年人常说的口头语，也常被年青人认为是必然的现象。确实人到老年一般生理功能都在衰退，大脑也不例外，所以老年人常有记忆力减退，说话啰嗦，做事丢三落四，甚至常有手里拿着眼镜找眼镜的笑话。这些都是大脑退化的表现，形成老糊涂的原因。现在要想给老年人“平反”，摘掉老糊涂的帽子是有可能的。首先要了解一点形成老糊涂的一些生理常识，其次要讲防治方法。

一首先谈一点与大脑衰退有关的（后文未收录）。

图 5-2：

“老糊涂”能减轻或预防吗?

天津中医学院一附院教授阮士怡

老糊涂形成的原因：

老糊涂形成的原因很多，可以分以下几方面，第一本质的改变，人到中年大脑容量减少，随着年龄增加出现脑容量的变化，人脑容量自 60 岁以后逐渐减少，老年人的脑容量较 30 岁年轻人可减少 50 ~ 150 克。

第一，神经细胞数量的减少，据国外报道，自 40 岁以后脑细胞数可将减少，80 岁以上神经细胞消失约 18%，但因大脑细胞数减少程度不同，各人表现大脑退化现象也不一致，个人差异也很大，所以也有人衰老而不糊涂，也有因脑退化部位不同“老糊涂”的表现也不一致。

第二是血液循环的减少。人的五脏六腑以及脑内的骨脉等组织（有）赖血液循环以供给营养、氧气、排泄废物。血液循环旺盛，即中医所谓气血充沛则五脏得养。实际（上），人的是否老化全靠血管供血功能好坏，所以维持或推迟动脉硬化可使大脑保持充分的营养或旺盛。

图 5-3：

血液循环，人体的血液循环主要有三部分：一是心脏的泵功能；二是动脉管壁的弹性；三是微循环。这三部分组织担负着人体五脏六腑细胞的营养、代谢及物质和氧气的交换，大脑更不例外。老年人的以上三种组织常会因为高血脂、动脉硬化、高血压和糖尿病等因素而发生故障。大脑因此得不到足够的氧和营养物质，使脑组织处于相对缺氧状态，于是影响脑细胞合成各种酶的数量和神经传递信息的速度。这是老年人记忆力衰退的根本原因。所以患有以上疾患的必须积极治疗。

图 5–4、5–5：

衰老（老糊涂）“自疗”法

阮士怡

上次谈到衰老是自然规律，人老了记忆力也会随大脑退化而加重。但任何事都不是绝对的，衰老的大脑经过“自疗”还是会有所改变，甚至变化甚大。请老人们注意以下几点，您还会年轻起来。

一、防止心理老化。人的寿命究竟活多大现在还没有定论，人都是病死的，很少有老死的，有八九十岁的人还耳聪目明，记忆力不减。防止大脑老化，首先请注意不要自己认为老了的颓废思想，应该消除心理衰老因素，尽管脑的老化是客观存（在）的，现在的医学家正在为推迟大脑老化做研究工作且已有成就。老年同志仍请你们振作起来。您，不会老的。

二、“用进废退”这是大家都知道的道理。大脑有一特点本身有兴奋、抑制两种过程，一件想不起了，过了一会儿又想得很清楚。经常坚持学习、读报、看书，或绘画写字持之以恒，不予中断，能强化自己的记忆力、理解力、分析力等。但时间不宜过长，以免大脑过劳而抑制过程治疗，那时脑子就又不好用了。

三、经常与青年人在一起活动。人老了自己认为思想不及青年人，于是多数老人找老人聚会，老人到了一起多说些沮丧类的话，就越显得有“日落西山”之感，常和年轻人在一起活动谈话甚至嬉戏，这样会使你大脑“焕发青春”。

图 5–6 ~ 5–8：

（4）老年胃食管返流病

胃食管返流病一般称返流性食管炎，是指胃内容物通过松弛的食管下括约肌进入食管下端的一种现象。我国食管返流病发生率约为人群的 12.5%，老年人未见增多，但老年人患食管返流病合并食管炎、食管狭窄等显著增多。

病因：食管裂孔疝是发病原因之一。过去曾有人反对此说，直至 20 世纪 70 ~ 80

年代特确认食管裂孔疝因老年身体退行性变化，或便秘、肥胖致腹压增高，压力使食管返流增多，大量返流食物引起食管容量清除障碍，胃酸分泌增多。老年人胃酸分泌并不增加，但少数疾病如胃泌素瘤，致大量胃酸分泌，引起反流。此外老年人胃排空迟缓，消化功能紊乱，也是致返流性食管炎的原因。浓茶吸烟，高脂血症也易引发本病。

临床症状：胃烧灼感是本病的典型症状，可每天发作也可每周发作，常在食后弯腰、运动、平卧时诱发或加重。有时伴有反胃呈酸苦味，也可引起口咽、喉、气管等食道外的组织损害。病人常诉有咳喘，当病变加重时有食管溃疡，病人常诉咽下疼痛或咽下困难等症状。本病除老年人，多有青壮年也易发生本病，不过老年人因合并食管狭窄增多，易被误诊为贲门其他病变。

治疗：西医治疗：口服制酸剂或 H_2 受体拮抗剂，如雷尼替丁，尼扎替丁，或奥美拉唑，泮托拉唑等；也可服用吗丁啉、胃复安等胃肠动力剂使胃排空加快。

中医治疗：此属热证，吞酸并有心烦、咽干、口苦等症，方用左金丸加味。如属寒证，吞酸，脘腹胀满，嗳气频繁，可用吴茱萸汤加味。

注意事项：

每餐后稍稍散步或如平卧应抬高床头，可促进胃排空，可减少食管反流。饭后不应立即食降低食管下括约肌的食物和药物。食物有富含脂肪的食物，巧克力、酒类等；药物有抗胆碱能药如新斯的明，钙离通道阻滞剂如硝苯地平类、茶碱类及硝酸类制剂；直接刺激食管黏膜的食物和药物有柑橘类水果、番茄类制品、咖啡等。生活中避免上述因素，吸烟亦（后文未收录）。

图 5–9、5–10：

②（或不用）

老年人急性心肌梗死

急性心肌梗死也不是老年人所独有，中年患者逐渐增加，是心脏病中最凶险的一种。有时猝不及防即可发病，抢救及时获救率虽逐渐增加，但死于家中者仍时有发现。但老年人的急性心肌梗死发病率仍较一般成人高。

心肌梗死是冠状动脉持久或完全中断引起心肌不可逆性组织损害而成，绝大多数患者存在冠状动脉主支严重粥样硬化以致血管腔狭窄，在此基础上发生粥样斑块破裂、出血导致血栓形成，是急性心肌梗死的最主要原因。气候变化（11 ~ 1 月和

3 ~ 4 月)、严重心律失常、过度体力劳动或情绪激动、饮食等是诱发因素。

临床表现：老年人急性心梗多缺乏典型症状，因老人痛阈降低或有大脑萎缩或其它脑病等，故其胸痛多表现不正常，如痛的部位、持续时间、对药物敏感性。无痛性急性心梗是老年人的重要特征，据统计 65 岁以上老年人无痛型急性心梗约占 20% ~ 30%。

老年人如有阵发短暂性胸痛、憋气等症状，应怀疑有心梗外，如无痛而突然有呼吸困难、出冷汗、面色苍白、疲乏、虚弱、恶心、呕吐、心悸等症状时，应怀疑到急性心梗的可能，应该到医院检查确诊。

治疗

西医治疗：应到医院做相应的检查治疗。

中医治疗：中医对心梗尚缺乏治疗经验，仍以西医抢救为主，中医可辅助治疗。

图 5–11 ~ 5–16：

老人老化有若干特点：

(一)形态学方面

身体从 30 ~ 90(岁)人逐渐变矮，身高减少程度男子为 2.25%，女子为 2.5%，体重就不一样，老年人一般是增加一些。

人老了，身体各脏腑细胞数都减少，伴随着出现基础代谢量下降，多种功能减退，储备能力降低，适应能力减弱。

老年人各脏器因年龄不同，都有不同程度的损害与功能降低。但个人各脏器的衰老程度各异，尤其老年人代谢功能降低，所以对药物的代谢速度缓慢，因而容易发生蓄积(尤以肝肾功能不良者更应注意)，如较成人用药量，给老年就相对的多了。有人主张从 60 岁前后开始，每增加一岁药用量应减少 6%。

对老年人药物剂量问题：

对老年人用药其有效量与中毒量较青年人相接近，所以用药除考虑其治疗作用外，也应想到其用药对多脏器的副作用。有人说可以这样认为，没有任何危险的药是不存在的。所以老年人用要慎重，种类不要太多，重复功能的应减少，药效低有数量即可。

下面先讨论一点人们常用药的剂量。

①维生素类

维生素 A：2000 国际单位，不超 3500(国际单位)。过多(则)厌食、易激动、骨痛、肢端动作受限制、头发疏、肝大、皮痒等。

维生素 D：300 ~ 400 国际单位。过多（则）恶心、呕吐、腹泻、头痛、嗜睡、易在组织内堆积，由于身体大量钙从骨中转入其他组织反而使骨脱钙。

维生素 E：抗氧化作用，每日 100 ~ 200mg。

维生素 B_1：每日 2mg，即足

维生素 B_2：1.5mg。

维生素 B_6：一般不缺乏。

维生素 B_{12}：1 ~ 3 微克。

维生素 C：80mg/ 日，过量产生草酸尿。

钙：每日 600 ~ 800mg/ 日。

钠：每日 4 ~ 11g，正常 6g 为合适量。

钾：每日 2 ~ 3g，一般不缺。

铁：12.0mg/ 日。

锌：12 ~ 16mg/ 日，一般饮食不缺。

总之这些营养的平衡膳食即是遇有特殊情况再予补充，如糖尿病患者予一些 V、C、B_1。

常用的治疗药物：

例如高血压，心脑血管病，糖尿病人等，且有人需长期服药。

高血压（降压药）：

利血平不与酒精同用。

甲苯多巴不与利血平同用。

卡托普利：开博通，甲巯丙脯酸，可与利尿剂合用（血管紧张素转换酶抑制剂）。

硝普钠：血管抑制剂，不可与甲苯多巴同用。

尼群地平：钙拮抗剂，血管扩张，常用降压效果不够可加利尿类和普利类。

抗心绞痛药：

三酸甘油酯

硝酸异山梨酯（消心痛）不宜饮酒。

单硝酸异山梨酯（长效心痛治）作用 8 小时以上。

硝苯地平（心痛定）（利心平），钙离子拮抗剂，降血压快，抗心绞痛。

合心类，地尔硫卓（钙离子拮抗剂），除上述作用外，减慢心率，（降低）心肌耗氧量，亦用于高血压及心律失常。

以上用一种有效，不用两种，现在都多种同用不好。

抗心律失常剂：

①安博律定：室性、室上性心律失常，预防室性心动过速，100 ~ 200mg/ 日，之后减少。

②安心律（防心律）：适用于各种室性心律失常，400 ~ 600mg，每日三~四次。

③乙吗噻嗪（莫雷西嗪）：适于早期用，同苯噻嗪类衍生物，200 ~ 300mg/ 日。

④心律平（普罗帕酮）：广普高效膜抑制剂，抗心律失常药，各种心律失常，110mg，每日 2 ~ 6 次。

⑤心得安类（氯酰心安）：为 β 受体阻滞剂，治心律失常，降压及抗心绞痛作用，近来常用。12.5 ~ 25mg/ 日。

⑥倍他乐克：为 β 受体阻滞剂，减慢房室传导，心律减慢作用，降压，治心绞痛，口服 12.5 ~ 25mg（1/4 片 ~ 半片）。

⑦特兰新（溴苯胺托西酸盐）：肾上腺素能神经阻滞作用，副作用大者少用。

⑧胺碘酮：室性心动过速，心绞痛，频发性心律失常，均较安全。开始 200mg，3 次 / 日，后改为 100mg，2 ~ 3 次 / 日。

⑨维拉帕米，异博定，人工合成，罂粟碱类衍生物，减慢心律，心衰，传导阻滞，降血压等用。40 ~ 80mg，3 次 / 日。

这几种病人对其疗效不等，有人有效，有人无效，（无效）可选用轮换，不宜几种都用。

降糖药：

双胍类：①降糖灵，减少血糖，消化道吸收，抑制胰高血糖素的释放。

甲磺吡脲，达美康：（格列齐特），降糖，抑血小板粘附，改善微循环，降脂，降糖作用。80mg，2 次 / 日。

以上这些药是常用药，但都有副作用，尤其对肝肾，故用药前应查自己的肝肾功能如何，用药中也要注意其副作用的发生，不要中医所说的“治一经，损一经”。

最后，我国有这些病的老人们还是用一些真正有效而有一定科学性，有临床真正缓解的中药好一些，中药起效慢是其缺点，但能标本兼治，中药较西药常用且副作用少。

自古老人用药不可种类太多，营养药用一段停一段，治疗药应从最小量开始，能不用则不用，能晚用尽量晚用。 不太清楚的我们有时间再详细交换意见。

图 5-17 ~ 5-20：

不可忽视的小儿病毒性心肌炎

阮士怡

心肌炎可由多种原因致病，但病毒性心肌炎是小儿时期常见的由各种病毒引起的心肌急性或慢性炎症，近年来发（病）率逐渐增加，也常见于成年人。

现已知有数十种病毒感染可引起心肌炎，其中以上呼吸道和肠道感染的各种病毒最为常见。如柯萨奇、流行性感冒、埃可病毒。其他脊髓灰质炎、腮腺炎、风疹、水痘、传染性肝炎等多种病毒均可引起心肌炎。儿童由柯萨奇病毒感染的心肌炎约占半数以上。

小儿患病毒性心肌炎的机会很多，一般多处于潜伏期而不发病，患儿亦无症状。但当其机体遇到发烧、缺氧、剧烈运动、上呼吸道感染、过度疲劳、精神创伤、营养不良，及不正确用药使小儿机体抵抗力降低，给病毒繁殖增速机会，促使发病。尤其当扁桃体或咽部受到链球菌感染，能使静止的病毒活动起来。几乎没有一个孩子没有患过扁桃体炎或咽炎，所以现在病毒性心肌炎患儿增多是应予重视，要早期防治并重。

经常患上呼吸道感染或咽炎的儿童如出现精神不振、疲乏无力、面色苍白、多汗，或诉头晕、胸闷、心悸气短等症状时，应及时就医。

心肌炎的预后。大多数急性病毒性心肌炎，经过正确及时治疗后能痊愈，重症病例由于心肌损害或反复发作，预后较差，少数病儿在急性期可因严重心律失常、急性心衰，或心源性休克而不治。值得注意的是，急性心肌炎患儿经过治疗数月后，病情稳定，误认为痊愈，但仍可复发或遗留心脏扩大、心律失常、心功能减退，或心电图变化，此种变化可持续较长时间。

治疗。急性期最好住院治疗。首先消除发病因素，控制病灶；其次为休息，减少一切能增加心脏负荷的行为（包括脑力劳动）。进高热量、多维生素、蛋白质好消化食物，量不宜过多。如营养不足，每日可用四餐。休息时间在症状消失后再休息一个月，以后逐渐增加活动量，此时期至少要三个月。至于用药，因本病尚无针对性较高的药物，且病急慢性不同，最好（后文未收录）。

图 5-21：图为《津沽中医名家学术要略》约稿函

图 5-22 ~ 5-27：

简述我的学术思想更新进程

阮士怡

对近十年来治疗冠心病的经验与心脑血管的治疗更新我学术见解。

上世纪 80 年代，我以“益肾健脾、软坚散结”法治疗心脑血管病（以冠心病为主）。当时确收到一定疗效，但目前心脑血管病的发病率仍呈上升趋势且年轻化。感到自己过去的治疗思想有更新的必要，于是在实践中反复阅读了《内经》及古代有关治疗本病的资料，深刻领会到古人“不治已病治未病”“治病必求其本”两句话的含义。认为两者均与心血管有关，又参改了现代医学生理、病理有关篇章，重要的是，从神农本草经与现代中药的理论，对治疗心脑血管有效的中药在临床辨证选择应用，有关的药味辨证应用。

肾脾为人生先后天之本，心脉畅通灌注全身五脏六腑及所有组织，才能祛病，进而达到治未病及治病必求其本的含义。

《内经》所记载，女子七七，男子七八，节气衰老现象。

~~古代女子七七，男子七八就出现衰老现象，参考现代医学，此为心血不足所致，按现代医学，心脏细胞 50 岁左右即开始逐见缓慢的衰减，逐见出现衰老现象，心脉心血。~~

据古文记载，男子七八，女子七七逐渐出现衰老。衰微是心血不足所致，据现代生理研究记载，心脏医学记载，心肌细胞生来数量一定，损伤后不会再生，自 30 岁左右即开始逐渐衰减，不过进行很慢，开始人类尚无不适感觉，以后即现发白、疲劳无力等体征。可见心对人生的重要，在实践中也证实此点。于是重新改变了治疗方针，对治疗心脑血管病应治中有防，防中有治，以防为主。于是改变过去的学术思想为“益肾健脾、育心保脉”。

多年来多半在基层实践（后文未收录）。

（前文未收录）脉络是使血液畅通脏腑及各细胞组织的通路，输送氧料及排出废物。发病多在内膜，因年龄关系或血管内膜受损伤及其运行血液的功能。如果健康之肾、脾、心受损，势必发病。正如《内经》所述“正气存内、邪不可干”。所以，本病的发生率，防止心血管的清除及保护心及脉络的早衰，才能减少、又推迟本病的发展。

几千年前的中医有很多养生防病，近年的记载的中药，现代中药药理研究，也研究出保血管内膜、促心肌细胞推迟凋亡衰减的多种中药。经十数年临床辨证施治与应用，发现了不可思议的效果。（后文未收录）

（前文未收录）对这种危（害）人们健康占第一位疾病，急需改变过去以治疗为主的思想。于1998年退休（已81岁），离开大医院，仍念念不忘如何能使这种发病率、致残率不再上下波动，呈下降趋势，于是下基层更改，从根本应用中医药，改变治疗方向。

近几年来对本病的研究多仍以治为主，迄今未能收到控制本病的发展。

于是从深刻思考了《内经》“不治已病治未病”“治病必求其本”有关理论，从《神农本草经》到《本草纲目》，有关有养生作用的药来反复推敲挑选。并参考了现代医学生理病理，改变了有关本病发生发展的篇章。

80年代的益肾健脾、软坚散结，以治为主的思想改为益肾健脾、育心保脉，以防为主的方针。经近十年来的临床治疗经验，区别是减少以消灭心脑血管发病率。

诚如《内经》所述心为“君主之官”，五脏中占重要地位，但两肾之真气，兴健之使运，始能执行任务。

图5–28：

论健康与长寿

市场上有关这款产品不下数十种，媒体上这种论述更是每日必登，但名目繁多。人们的保健意识也日益提高，此款产品更是目不暇接。保健品、各类保健器械，甚至一种器械可治百病的宣传，弄得人无所适从，误区日渐增多。似此浪费物力人力，甚至反而有伤健康之举，必须尽快更正。

图5–29：

发展中医

阮士怡　2017年4月18日

图5–30：

云淡风晴近午天，傍花随柳过干川。时人不识余心乐，朱雀桥边野草花，乌衣巷口夕阳斜。旧时王谢堂前燕，飞入寻常百姓家。山围故国周遭在，潮打空城寂寞回。

淮水东边旧时月，夜深还过女墙来。百亩庭中半是苔，桃花净尽菜花开。种桃道士归何处，前度刘郎今又来。章句惭非第一流，世间才子暗陪游。吴宫只叹芙蓉死，边月空悲芦管秋。任向洛阳称傲吏，苦教河上领诸侯。石渠甘对图书老，关外安公安稳不。十年磨一剑，霜刃未曾试。今日把示君，谁有不平事？闽国扬帆去，蟾蜍亏复团。秋风生渭水，落叶满长安。此地聚会夕，当时雷雨寒。兰桡殊未返，消息海云端。

图 5-31：

学海无涯苦作舟，书林有限勤为静（书山有路勤为径）。天地元黄，宇宙洪荒，辰宿列张，静江，学海无边苦作舟，做舟车穿。在血栓形成的过程中，首先是血小板粘附在内皮细胞损伤后裸露的胶原表面，血小板被胶原激活，血小板使血小板发生膨胀变形，随后释出血小板颗粒，再从颗粒中释放出 ADP、血栓素、A2 5-nt 及血小板第六因子等物质。

图 5-32：

清晨帘幕卷轻霜，呵手试梅妆。都缘自有离恨，故画作远山长。思往事，惜流芳，易成伤。拟歌先敛，欲笑还颦，最断人肠。（欧阳修《诉衷情》）庭院深深深几许，杨柳堆烟，帘幕无重数。玉勒雕鞍游冶处，楼高不见章台路。雨横风狂三月暮，门掩黄昏，无计留春住。泪眼问花花不语，乱红飞过秋千去。（欧阳修《蝶恋花》）别后不知君远近。触目凄凉多少闷。渐行渐远渐无书，水阔鱼沉何处问。夜深风竹敲秋韵。万叶千声皆是恨。故欹单枕梦中寻，梦又不成灯又烬。（欧阳修《玉楼春》）今夜鄜州月，闺中只独看。遥怜小儿女，未解忆长安。

香雾云鬟湿，清辉玉臂寒。何时倚虚幌，双照泪痕干。（杜甫《夜月》）国破山河在，城春草木深。感时花溅泪，恨别鸟惊心。烽火连三月，家书抵万金。（杜甫《春望》）凉风起天末（杜甫《天末怀李白》）粉墙低，梅花照眼，依然旧风味。露痕轻缀，疑净洗铅华，无限佳丽。去年胜赏曾孤倚，冰盘同宴喜。更可惜、雪中高树，香篝熏素被。今年对花最匆匆，相逢似有恨，依依愁悴。吟望久，青苔上、旋看飞坠。相将见、翠丸荐酒，人正在、空江烟浪里。但梦想、一枝潇洒，黄昏斜照水。（周邦彦《花犯 梅花》）香冷金猊，被翻红浪，起来人未梳头。任宝奁闲掩，日上帘钩。生怕闲愁暗恨，多少事、欲说还休。今年瘦，非干病酒，不是悲秋。休休，者回去也，千万遍阳关，也是则难留。念武陵春晚，云锁重楼。（李清照《凤凰台上忆吹箫》）芙蓉落尽天涵水，日暮沧波起。背飞双燕贴云寒。独向小楼东畔、倚阑看。浮

生只合尊前老。雪满长安道。故人早晚上高台。赠我江南春色、一枝梅。（舒亶《虞美人·寄公度》）小雨纤纤（朱服《渔家傲》）

图 5–33：

裁剪冰绡，轻叠数重，淡着燕脂匀注。新样靓妆，艳溢香融，羞杀蕊珠宫女。易得凋零，更多少无情风雨。哀筝一弄湘江曲。声声写尽湘波绿。纤指十三弦。细将幽恨传。当筵秋水慢。玉柱斜飞雁。弹到断肠时。春山眉黛低。（赵佶《燕山亭·北行见杏花》）红笺小字。说尽平生意。鸿雁在云鱼在水。惆怅此情难寄。斜阳独倚西楼。遥山恰对帘钩。人面不知何处，绿波依旧东流。（晏殊《清平乐·红笺小字》）金风细细。叶叶梧桐坠。绿酒初尝人易醉。一枕小窗浓睡。紫薇朱槿花残。斜阳却照阑干。双燕欲归时节，银屏昨夜微寒。（晏殊《清平乐·金风细细》）裁剪冰绡，轻叠数重，淡着燕脂匀注。新样靓妆，艳溢香融，羞杀蕊珠宫女。易得凋零，更多少无情风雨。愁苦！问院落凄凉，几番春暮？凭寄离恨重重，这双燕何曾，会人言语？天遥地远，万水千山，知他故宫何处？怎不思量，除梦里有时曾去。无据，和梦也新来不做。（赵佶《燕山亭·北行见杏花》）城上风光莺语乱，城下烟波春拍岸。绿杨芳草几时休，泪眼愁肠先已断。情怀渐觉成衰晚，鸾镜朱颜惊暗换，昔年多病厌芳尊，今日芳尊惟恐浅。（钱惟演《木兰花·城上风光莺语乱》）碧云天，黄花地（黄叶地）。秋色连波，波上寒烟翠。山映斜阳天接水。芳草无情，更在斜阳外。黯乡魂，追旅思。夜夜除非，好梦留人睡。明月楼高（范仲淹《渔家傲》）

图 5–34：

义山诗两首　二零零三年春日初九

昨夜星辰昨夜风，画楼西畔桂堂东。身无彩凤双飞翼，心有灵犀一点通。隔座送钩春酒暖，分曹射覆蜡灯红。嗟余听鼓应官去，走马兰台类转蓬。（李义山《无题》）上帝深宫闭九阍，巫咸不下问衔冤。广陵别后春涛隔，溢浦书来秋雨翻。只有安仁能作诔，何曾宋玉解招魂。平生风义兼师友，不敢同君哭寝门。（李义山《哭刘蕡》）

图 5–35：

曾于青史见遗文，今日飘蓬过此坟。词客有灵应识我，霸才无主独怜君。石麟埋没藏春草，铜雀荒凉对暮云。莫怪临风倍惆怅，欲将书剑学从军。（温庭筠《过陈琳墓》）晨起动征铎，客行悲故乡。鸡声茅店月，人迹板桥霜。槲叶落山路，枳花明驿墙。因思杜陵梦，凫雁满回塘。（温庭筠《商山早行》）冰簟银床梦不成，碧天如水夜云轻。 雁声远过潇湘去，十二楼中月自明。（温庭筠《瑶瑟怨》）昨夜星辰昨夜风，画楼西畔桂堂东。身无彩凤双飞翼，心有灵犀一点自明（通）。（李商隐《无题》）

图 5–36：

凫雁满回塘。（温庭筠《商山早行》）深居俯夹城，春去夏犹清。天意怜幽草，人间重晚晴。并添高阁迥，微注小窗明。越鸟巢干后，归飞体更轻。（李商隐《晚晴》）从来系日乏长绳，水去云回恨不胜。欲就麻姑买沧海，一杯春露冷如冰。（李商隐《谒山》）宣室求贤访逐臣，贾生才调更无伦。可怜夜半虚前席，不问苍生问鬼神。（李商隐《贾生》）凤尾香罗薄几重，碧文圆顶夜深缝。扇裁月魄羞难掩，车走雷声语未通。曾是寂寥金烬暗，断无消息石榴红。斑骓只系垂杨岸，何处西南任好风。（李商隐《无题》）君问归期未有期，巴山夜雨涨秋池。何当共剪西窗烛，却话巴山夜雨时。（李商隐《夜雨寄北》）猿鸟犹疑夜畏简书，风云常为护储胥。徒令

图 5–37：

烈日炎炎过罗湖，异国他乡五周游。
一桥之隔两地殊，创业维艰优复忧。
熙来往攘人声沸，自由世界人心诈。
官贾士卒名利图，鸟翔鱼跃任游浮。

图 5–38：

人生的三个时代

人生廿岁到四十岁为马时代，精力充沛，脑筋灵活，追求事业积极，工作旭日东升，朝气蓬勃，天马行空，前途无限；四十岁到六十岁为狗时代，阳光灿烂，惠及万物，忠诚待人、忠诚事业、忠诚家庭，犬马之诚，岂人可比？狗比人更忠诚；到了六十岁以上为猴时代，形体日衰，耳目不聪，动作迟缓，日薄西山，老态龙钟，人皆恶之。然猿鹤虫沙，岂愚者所能识耳？

乙酉年初夜不成寐偶成

图 5–39：

洞门高阁霭余辉，桃李阴阴柳絮飞。
禁里疏钟官舍晚，省中啼鸟吏人稀。
晨摇玉佩趋金殿，夕奉天书拜琐闱。

强欲从君无那老，借因卧病解朝衣。（王维《酬郭给事》）

一首中改一“将”字为“借”字

阮士怡

图 5–40：

如果你永葆年轻的心灵，而且时时拥有梦想，即使在浓重的乌云里你依然会抓住金色的阳光。

金钱和权势是人生两种最沉重的负担，最不开心者往往过剩的拥有它们，以至多得不知如何使用。

后　记

《手稿集》经过大家的集体努力，终于要面世了。本书的出版对于中医药界来说，是一桩意义深远的事情。有心治学者，定会从中收获诸多裨益。

收集本书资料时，编者们曾多次到阮士怡教授家中拜访。先生为人慈祥，宽和谦逊，从不曾有疾言厉色；治学严谨，勤思多悟，为弟子和学生传道授业，堪称一代儒医，令人由衷地崇拜。

在整理过程中，编者们发现手稿的内容惊人得丰富。手稿的纸张来源不一，大小不同，用笔也不相同。从字迹看有毛笔、钢笔、中性笔、圆珠笔、铅笔，也从侧面反映了不同时代的特定背景。而且手稿年代的跨度很大，最早有 1940 年先生在北京大学求学时的教材和笔记，那时候他风华正茂；最新的手稿是他在今年撰写的文章和题词，此时先生已进入期颐之年，加上患有目疾，手稿上的字迹略显散乱和细弱，时断时续，不复有青年时代的潇洒流畅，但是认真细致的习惯始终未变。从现存的手稿来看，阮士怡教授在从医的七十余年中，读书和做笔记的习惯从未中断。

有些遗憾的是，由于年代久远，先生的许多手稿几经搬腾，已经遗失；有的手稿未能很好保存，已经字迹模糊、纸张破损；还有的手稿纸张发黄，甚至已经薄软到拿不起来的地步，连字迹已经很难辨识了，故此部分资料没有编入本书。

最后，感谢“国医大师阮士怡传承工作室”全体成员对本手稿集的整理和编纂。感谢阮士怡教授家属阮玮莉女士、天津中医药大学第一附属医院和阮教授的弟子们为本书提供了丰富的资料。感谢在书稿编撰过程中给予指导意见的同行专家（吴仕骥、罗根海、范英昌、杜武勋、王化良、王竹瑛、徐宗佩、冯辉等）。

书中难免存在疏漏、不当之处。欢迎广大读者不吝赐教，批评指正。

编者

2018 年 3 月

图书在版编目（CIP）数据

国医大师阮士怡手稿集 / 张军平主编. -- 北京：华夏出版社，2018.5
（全国名老中医传承系列丛书）
ISBN 978-7-5080-9423-6

Ⅰ. ①国… Ⅱ. ①张… Ⅲ. ①心脏血管疾病－中医临床－经验－中国－现代 Ⅳ. ①R259.4

中国版本图书馆 CIP 数据核字（2018）第 012679 号

国医大师阮士怡手稿集

主　　编　张军平
责任编辑　梁学超　颜世俊

出版发行　华夏出版社
经　　销　新华书店
印　　刷　三河市万龙印装有限公司
装　　订　三河市万龙印装有限公司
版　　次　2018 年 5 月北京第 1 版
　　　　　2018 年 5 月北京第 1 次印刷
开　　本　787×1092　1/16 开
印　　张　17.5
字　　数　290 千字
定　　价　119.00 元

华夏出版社　地址：北京市东直门外香河园北里 4 号　邮编：100028
　　　　　　　网址：www.hxph.com.cn　电话：（010）64663331（转）
若发现本版图书有印装质量问题，请与我社营销中心联系调换。